La nueva Dieta de Atkins para tu nuevo ser

La dieta definitiva para perder peso y sentirse bien

ERIC C. WESTMAN
STEPHEN D. PHINNEY
JEFF S. VOLEK

La nueva Dieta de Atkins para tu nuevo ser

La dieta definitiva para perder peso
y sentirse bien

Grijalbo

La nueva Dieta de Atkins para tu nuevo ser
La dieta definitiva para perder peso y sentirse bien

Título original: *The New Atkins Diet for a New You*

Primera edición: enero, 2011
Primera edición para Estados Unidos: septiembre, 2011

Copyright © 2010, Atkins Nutritionals, Inc.
All Rights Reserved. Todos los derechos reservados
Publicado bajo acuerdo con Simon & Schuster, Inc.

D. R. © 2011, por la traducción: Rubén Heredia Vázquez y Claudia Arteaga

D. R. © 2011, derechos de edición mundiales en lengua castellana:
    Random House Mondadori, S. A. de C. V.
    Av. Homero núm. 544, col. Chapultepec Morales,
    Delegación Miguel Hidalgo, 11570, México, D. F.

www.rhmx.com.mx

Comentarios sobre la edición y el contenido de este libro a:
megustaleer@rhmx.com.mx

ISBN 978-030-788-294-3

Impreso en México / *Printed in Mexico*

Distributed by Random House Inc.

El desaparecido doctor ROBERT ATKINS estableció los principios nutrimentales que constituyen la esencia de la dieta que lleva su nombre. Este pensador tan novedoso trabajó sin descanso para ayudar a la gente a entender cómo mejorar su salud al practicar estos principios. Cada año, las investigaciones independientes vuelven a confirmar la sabiduría de sus ideas. Es un orgullo continuar con el legado del doctor Atkins mientras exploramos nuevas fronteras dentro de la alimentación baja en carbohidratos.

Índice

Prefacio 11
Introducción. 15

PRIMERA PARTE

POR QUÉ FUNCIONA: ES CUESTIÓN DE NUTRICIÓN

1. Conócete 25
2. El camino por delante 41
3. Los carbohidratos correctos en las cantidades correctas . . . 61
4. El poder de las proteínas 77
5. Conoce a tu nueva amiga: la grasa 91

SEGUNDA PARTE

QUÉ COMER: CÓMO ADAPTAR ATKINS A TUS NECESIDADES Y METAS

6. Atkins para ti: personalízala 113
7. Bienvenido a la fase 1, Inducción 139
8. Avance a la fase 2, Pérdida de peso continua 189
9. En la recta final: Preconservación 235
10. Manténte esbelto: Conservación permanente 265

TERCERA PARTE

COMER FUERA, COMER EN CASA: ATKINS EN EL MUNDO REAL

11. Alimentos bajos en carbohidratos en la comida rápida
y los restaurantes 299
12. Recetas y planes de alimentos 311

CUARTA PARTE

UNA DIETA PERMANENTE: LA CIENCIA DE LA BUENA SALUD

13. El síndrome metabólico y la salud cardiovascular 397
14. Cómo controlar la diabetes, la enfermedad bravucona 423

Agradecimientos 441
Glosario 445
Notas 451
Acerca de los autores 469

Prefacio

> A menudo, lo que en una generación parece el colmo del absurdo en otra se vuelve la cima de la sabiduría.
>
> JOHN STUART MILL

¿Cuándo un tratamiento que antes se consideraba alternativo se convierte en convencional? ¿Es acaso cuando miles de personas con sobrepeso adelgazan y controlan mejor su diabetes mediante un régimen de alimentos bajos en carbohidratos? ¿Se necesitan años con una epidemia de obesidad derivada de un estilo de vida que depende cada vez más de alimentos ricos en carbohidratos y procesados? Quizá, pero para que los médicos decidan recomendar a sus pacientes una dieta baja en carbohidratos en lugar de una baja en grasas, todo se reduce a una cosa: *ciencia*.

Los libros, artículos periodísticos y páginas de internet son maneras fantásticas de compartir nueva información; sin embargo, la mejor manera de cambiar mentalidades a gran escala es hacer investigación. Cuando varios estudios consecutivos arrojan resultados idénticos y sorprendentes, los médicos empiezan a percatarse de que lo que antes consideraban injustificado ahora está comprobado por la ciencia.

En mi trabajo como neurólogo pediátrico en el centro de atención del Hospital Johns Hopkins para niños con convulsiones no controladas, he tenido el placer de presenciar una revolución similar en el pensamiento durante los últimos 15 años. La dieta cetógena, similar a un régimen bajo en carbohidratos, fue creada en 1921 como un tratamiento para la epilepsia. Antes de los años noventa, incluso en las escuelas de medicina más importantes de los Estados Unidos, a este enfoque alimentario se le consideraba "vudú", desagradable y menos efectivo que los medicamentos. Hoy, este tratamiento se usa y acepta en todo el mundo. Ahora, es raro que se le vea con escepticismo y casi todos los médicos reconocen la efectividad de la dieta cetógena. Pero ¿cómo es que la manera de percibir este tratamiento sufrió un cambio tan radical en tan sólo una década y media? ¿Acaso ocurrió gracias a las conferencias en juntas nacionales, grupos de apoyo para padres y la televisión? Por supuesto, todo esto ayudó pero, insisto, lo más importante fue que la investigación y las pruebas científicas duras convirtieron a los incrédulos en defensores.

En *La nueva Dieta de Atkins para tu nuevo ser* descubrirás cómo, de manera similar y en el mismo tiempo, la ciencia ha transformado la Dieta de Atkins, antes considerada una mera "moda", en un tratamiento establecido, médicamente válido, seguro y efectivo. Este libro también ofrece toda una variedad de nuevos consejos y percepciones sobre cómo practicar la Dieta de Atkins correctamente e incluye numerosas simplificaciones, lo cual ha hecho que personas de todo el mundo obtengan los beneficios de un estilo de vida bajo en carbohidratos con más facilidad que nunca. Como lo verás, el libro que tienes en tus manos es mucho más que un típico manual de dietas. Los doctores Eric Westman, Jeff S. Volek y Stephen D. Phinney no sólo han resumido los cientos de estudios publicados en las principales gacetas médicas, sino que han escrito varios de ellos. En más de 150 artículos, estos tres expertos internacionales en el uso de las dietas bajas en carbohidratos para combatir la obesidad, la elevación del colesterol y la diabetes tipo 2 han estado a la cabeza en demostrar cómo un régimen bajo en carbohidratos es superior a uno bajo en grasa.

Como miembro del Atkins Science Advisory Board, he admirado el trabajo de estos tres médicos y científicos. Ha sido de gran ayuda poder contar con el generoso consejo de todos ellos, como tú mismo podrás hacerlo mediante este libro. El sentido común que infunde su enfoque para iniciar y mantener una dieta baja en carbohidratos es evidente en todo el libro y sus vastos conocimientos son particularmente notables en la cuarta parte, "Una dieta permanente: la ciencia de la buena salud". Sé que a menudo pediré a mis pacientes que consulten esa sección.

Es triste que el doctor Robert C. Atkins no haya vivido para ver su dieta validada tanto en investigaciones científicas como en este nuevo libro, el cual basa gran parte de sus recomendaciones en dichas investigaciones. Muchas de sus ideas, sus observaciones personales basadas en miles de pacientes y su filosofía, todas las cuales aparecen en *Dr. Atkins Diet Revolution* y sus otros libros, se han visto validadas en este volumen, con la ciencia como sustento. Cuando se publicó la primera edición de *Diet Revolution* en 1972, la idea de un régimen bajo en carbohidratos no era aceptada por los médicos y tampoco creían que prevalecería. Mientras el doctor Atkins vivió, su enfoque alimentario fue objeto del escepticismo y la incredulidad de buena parte de la comunidad nutriológica. Quizá no haya mayor homenaje a su memoria que el hecho de que hoy, en general, eso ya no ocurre.

Yo auguro tiempos emocionantes por venir para la Dieta de Atkins. En mi campo de la neurología, los investigadores estudian la aplicación de dietas bajas en carbohidratos para la epilepsia en adultos, así como para la enfermedad de Alzheimer, el autismo, tumores cerebrales y la esclerosis lateral amiotrófica (ELA). Hay evidencias publicadas por el doctor Westman y otros de que estas dietas ayudan en casos no sólo de obesidad y diabetes tipo 2, sino quizá también de esquizofrenia, síndrome del ovario poliquístico, síndrome del intestino irritable, narcolepsia y reflujo gastroesofágico. Es obvio que cada vez hay más evidencias de que las dietas

bajas en carbohidratos son buenas para algo más que tu cintura.
Yo tengo la esperanza personal de que la Dieta de Atkins llegue a
convertirse en una herramienta aceptada para combatir la creciente endemia de la obesidad infantil. Con su nuevo contenido y su
firme fundamento en la investigación, *La nueva Dieta de Atkins
para tu nuevo ser* también permitirá a los investigadores usarlo
como una "biblia" para realizar protocolos correctos en estudios
sobre alimentación baja en carbohidratos.

Yo te exhorto a usar este libro no sólo como una guía para un
estilo de vida más saludable, sino como una referencia científica en
tu librero. Es posible que tus amigos y familiares te cuestionen por
seguir la Dieta de Atkins, y quizá incluso algunos médicos que no
han leído las últimas investigaciones intenten desalentarte de usar
este enfoque. Aunque los resultados que tendrás en tu apariencia
y tus pruebas de laboratorio quizá los haga cambiar de opinión
en pocas semanas, o quizá incluso antes, por favor permite que
este libro te ayude a iluminarlos. Los doctores Phinney, Volek
y Westman sugieren al inicio del capítulo 13 que "quizá desees
compartir estos capítulos con tu médico". No podría estar más de
acuerdo. Asegúrate de señalar las más de cien referencias del final.

Y vuelvo a preguntar: ¿cuándo un tratamiento considerado
como una mera "moda" científica se convierte en un hecho
aceptado? ¿Cuándo la "revolución dietética" de un hombre se
convierte en el método principal para las personas comprome-
tidas con tener un estilo de vida más saludable? La respuesta
es... *ahora*. Disfruta de todos los consejos, planes alimentarios,
recetas, historias de éxito y —lo más importante— ciencia que
este libro ofrece a nuestra generación y a la de nuestros hijos.

DOCTOR ERIC H. KOSSOFF,
Director médico, Ketogenic Diet Center
Departamentos de Neurología y Pediatría
Hospital Johns Hopkins
Baltimore, Maryland

Introducción

Bienvenido a la nueva Dieta de Atkins

Tú tienes muchas cosas que hacer. Entre cumplir con tu trabajo, atender a tu familia y otras actividades, es probable que tengas muchas responsabilidades y compromisos, y poco tiempo. Así que lo último que necesitas es un plan alimentario complicado o absorbente. Al contrario, quieres una manera de comer que sea fácil de seguir y que te permita adelgazar rápido, mantenerte esbelto, mejorar ciertos problemas de salud y elevar tu energía.

Atkins es el programa que has estado buscando.

Quizá ya hayas oído sobre la Dieta de Atkins. Quizá incluso ya la hayas probado. Si es así, este libro te mostrará una nueva manera de seguir el estilo de vida Atkins con más sencillez y efectividad de lo que ha ofrecido cualquier otro libro. Hola de nuevo. Te encantará esta actualización de Atkins.

O quizá eres nuevo en el programa Atkins. Lee y descubrirás por qué el estilo de vida Atkins es la clave no sólo de un cuerpo más esbelto, sino de una vida más saludable. Seguir la Dieta de Atkins no sólo es más fácil que nunca, sino que cada vez más investigadores han realizado experimentos recientes para entender mejor el impacto que la restricción de carbohidratos tiene en la salud. Durante los últimos años se han publicado más de 50 estudios básicos y aplicados que, además de validar la seguridad y efectividad de la Dieta de Atkins, también proporcionan nuevas percepciones sobre las maneras de optimizar el estilo de vida Atkins.

Te diremos cómo los alimentos correctos te ayudarán a cuidar tu peso, elevar tu energía y, en general, hacerte sentir mejor. Conocerás todo lo que necesitas para controlar tu peso ahora y durante toda tu vida. También entenderás que:

- El exceso de peso y la mala salud son dos caras de la misma moneda.
- La calidad de los alimentos que comes influye en tu calidad de vida.
- Atkins es una manera de comer para toda la vida, no una dieta rápida para perder peso.
- La actividad es la pareja natural de una dieta saludable.

Antes de contarte más sobre *La nueva Dieta de Atkins para tu nuevo ser,* establezcamos la lógica de un estilo de vida bajo en carbohidratos.

ACABA CON LA EPIDEMIA DE OBESIDAD

Aquí tienes una trivia rápida. Cuando se les come en grandes cantidades, ¿qué macronutrimentos elevan tus niveles de grasas saturadas y triglicéridos en la sangre: las proteínas, las grasas o los carbohidratos? Quizá te sientas tentado a responder "las grasas". Pero la respuesta correcta es "los carbohidratos". Segunda pregunta: ¿Cuál de los tres *reduce* tus niveles de colesterol LAD ("bueno")? De nuevo, la respuesta es los carbohidratos.

En las cuatro últimas décadas, el porcentaje de sobrepeso en los adultos y niños estadounidenses se ha disparado. Como lo recalcó una vez Albert Einstein: "Locura es hacer lo mismo una y otra vez, pero esperar resultados distintos". En este periodo de tiempo, las instituciones médicas y nutriológicas establecidas nos han dicho que sigamos la pirámide alimentaria del Departamento de Agricultura de los Estados Unidos (USDA por sus siglas en inglés); reduzcamos las calorías, evitemos la grasa y nos concentremos en comer alimentos ricos en carbohidratos. Los estadounidenses hoy consumen menos grasas saturadas que hace 40 años, pero han sustituido esas calorías —y añadido otras 200 al día— con carbohidratos. Es claro que algo está muy mal en nuestra manera de comer.

¿Acaso nuestra población ha adelgazado? ¡Todo lo contrario! Hoy, más del 65 por ciento de los estadounidenses adultos tienen sobrepeso. De manera similar, la prevalencia de la diabetes tipo 2 se ha elevado a niveles estratosféricos. ¿Formas parte de esta pesadilla estadística o estás en riesgo de ello? Si es así, este libro proporciona las herramientas para escapar a ese destino. Pero no basta con sólo leer las palabras, pues también debes hacerte realmente responsable de tu salud. Remodelar tus hábitos alimentarios —como hacer cualquier gran cambio en la vida— requiere compromiso. Pero si en verdad estás listo para cambiar tus viejos hábitos por otros nuevos, tu recompensa será el surgimiento de una persona más esbelta, sana, sensual y vigorosa: ¡tu nuevo ser!

La nueva Dieta de Atkins para tu nuevo ser dejará claro que seguir la Dieta de Atkins no es sólo cuestión de comer carne de res, tocino y mantequilla. Más bien implica encontrar cuántos carbohidratos puedes tolerar y hacer buenas elecciones entre los carbohidratos, proteínas y grasas que consumas. En relación con los carbohidratos, eso significa una amplia variedad de vegetales y otros alimentos integrales. Y si has elegido no comer carne, pescado o cualquier otra proteína animal —por cuestiones personales o de otra índole— o reducir al mínimo su consumo, aún puedes hacer la Dieta de Atkins.

EL CAMBIO ES BUENO

En su evolución de casi 40 años, la Dieta de Atkins ha sufrido una serie de modificaciones que reflejan los avances en la ciencia de la nutrición. Este libro refleja las últimas ideas en dietética y nutrición e introduce diversos cambios significativos, entre ellos:

* El consumo diario de una cantidad importante de "vegetales de cimiento" ricos en fibra.
* Una manera fácil de reducir o eliminar síntomas que a veces acompañan la conversión inicial a una alimentación baja en carbohidratos.
* Maneras de suavizar la transición de una fase a la siguiente, lo cual garantiza la adopción gradual y natural de hábitos de alimentación saludables y permanentes.
* Consejos detallados sobre cómo conservarse esbelto, incluida la elección de uno de dos caminos en la Fase 4, Conservación permanente.
* La capacidad de adaptar el programa a las necesidades individuales, incluidas variaciones para vegetarianos y veganos.
* Una comprensión de que nosotros comemos muchos de nuestros alimentos fuera de casa, con sugerencias detalladas sobre qué estrategia tomar y qué comer en la calle, en lugares de comida rápida o en diferentes tipos de restaurantes.

El libro está lleno de otras actualizaciones pequeñas pero significativas, basadas en investigaciones recientes. Por ejemplo, ahora sabemos que consumir cafeína con moderación en verdad ayuda un poco a quemar grasa. Así que tus ocho vasos diarios de líquidos pueden incluir café y otras bebidas además de agua.

La sencillez, versatilidad y sustentabilidad son esenciales para el éxito —a largo plazo— de cualquier programa alimentario. Atkins cumple con los tres requisitos.

1. Sencillez. Sobre todo, el objetivo de este libro es hacer que la Dieta de Atkins sea fácil de realizar. En resumen: la clave para adelgazar y mejorar tu salud es entrenar tu cuerpo para quemar más grasa. Y la manera de hacerlo, de manera rápida y efectiva, es reducir los azúcares y otros carbohidratos refinados, y permitir que la grasa —incluida tu propia grasa corporal— se convierta en tu principal fuente de energía. (Antes de siquiera darte cuenta, entenderás por qué la grasa es tu amiga.) Este libro te dará todas las herramientas que necesitas para lograr este cambio metabólico.

2. Versatilidad. Ahora, Atkins te permite personalizar el programa según tu estilo de vida y preferencias alimentarias. Si ya has probado la Dieta de Atkins y te ha parecido demasiado difícil y restrictiva, el enfoque actualizado te resultará una grata sorpresa. Por ejemplo:

- Tú determinas en qué fase empezar y cuándo avanzar a la siguiente.
- Puedes comer cortes magros de carne roja y de aves —o nada de carne— si así lo prefieres.
- Puedes seguir esta dieta sin dejar de honrar tu propia herencia culinaria.
- Tú eliges cuándo iniciar un programa de acondicionamiento físico y qué actividades buscar.
- Tú eliges uno de los dos enfoques de Conservación permanente que se ajuste mejor a tus necesidades.

3. Sustentabilidad. Atkins no sólo te ayuda a bajar de peso y mantenerte esbelto. Nosotros sabemos —al igual que tú— que el problema con cada programa de adelgazamiento es perder peso a largo plazo. Entender el poder de la quema de grasa es igualmente esencial para conservarte delgado de por vida. Por ello, el programa de cuatro fases te entrena para calcular

tu tolerancia personal a los carbohidratos, de modo que puedas diseñar un programa que no sólo se ajuste a ti a la perfección, sino que te permita eliminar para siempre los kilos de más y mantener mejores indicadores de salud. Y, una vez que hayas encontrado una manera de comer con la que puedas vivir bien, la *alimentación de yoyo* será una cosa del pasado.

CÓMO USAR ESTE LIBRO

Las cuatro secciones de este libro te permiten avanzar rápido en el programa, e incluyen listas de alimentos y planes de dieta aceptables, además de proporcionar un fundamento teórico en nutrición así como las bases científicas del enfoque de Atkins.

- La primera parte aborda los principios básicos de la nutrición, estudia los carbohidratos, las proteínas y las grasas, y explica cómo y por qué funciona la Dieta de Atkins. Presentaremos las cuatro fases de la Dieta de Atkins:

  —Fase 1, Inducción.
  —Fase 2, Pérdida de peso continua.
  —Fase 3, Preconservación.
  —Fase 4, Conservación permanente.

- También aprenderás todo acerca de los "carbohidratos netos" y cómo contarlos. Una vez que entiendas estos principios básicos y te comprometas a concentrarte en alimentos integrales, adelgazar y ponerte en forma te será más fácil que nunca. También verás cómo los alimentos incorrectos —los preparados con azúcar y granos refinados— te mantienen con sobrepeso, cansado y lento, además de aumentar tu riesgo de padecer problemas de salud.

- La segunda parte te dice cómo seguir la Dieta de Atkins a diario y cómo pasar fácilmente de una fase a otra. Nosotros te guiaremos por todo el proceso de exploración de las cantidades y tipos de alimentos más adecuados para ti mediante extensas listas de alimentos aceptables para cada fase, mientras adaptas el programa a tus necesidades. Encontrarás una amplia variedad de opciones en los tipos de alimentos que puedes ingerir, ya sea que comas en casa o fuera.

- La tercera parte incluye planes alimentarios detallados, recetas para todas las fases de la dieta y guías para comer fuera.

- La cuarta parte es para quienes desean aprender cómo Atkins puede reducir sus factores de riesgo cardiovascular y de síndrome metabólico inverso (prediabetes), al igual que controlar la diabetes. Te mostraremos el camino más sencillo y te daremos mucho material de referencia en caso de que te guste leer gacetas científicas o quieras compartir estos capítulos con tu médico.

Así como puedes adaptar la Dieta de Atkins a tus necesidades, también puedes leer este libro como te plazca. Si estás ansioso por empezar de inmediato, tan sólo comienza por la segunda parte, pero por favor regresa después a la primera para saber cómo y por qué funciona esta dieta. Al menos, lee los puntos de revisión al final de los capítulos de la primera parte. Como lo recalcan las historias de éxito distribuidas por todo el libro, mientras no entiendas los fundamentos nutriológicos de la Dieta de Atkins, te será demasiado fácil considerarla como una mera herramienta para bajar de peso —en lugar de un estilo de vida saludable y permanente—.

En la primera parte también te familiarizarás con ese "bravucón metabólico" que amenaza tu decisión de mantenerte en el camino del adelgazamiento, y su enemigo —y aliada tuya—, la

Ventaja de Atkins. Esta poderosa herramienta te ayuda a adelgazar sin experimentar el hambre o los antojos que suelen asociarse a la pérdida de peso.

Otras dietas vienen y van, pero la Atkins permanece porque siempre ha funcionado. Como médicos, nutriólogos e investigadores, nos comprometemos a hacer que la Dieta de Atkins sea más simple que nunca. Después de todo, entre más fácil sea, más probable será que puedas seguirla y, por consiguiente, que alcances el éxito. Podemos asegurarte que el doctor Robert C. Atkins, quien fue pionero de la nutrición baja en carbohidratos, aprobaría los cambios —fundados en la ciencia— que presenta este libro, en particular los que hacen que el programa sea más fácil para ti y los que te permitan bajar de peso a largo plazo. La creciente endemia de obesidad y diabetes nos indica que ya era hora.

STEPHEN D. PHINNEY,
JEFF S. VOLEK,
ERIC C. WESTMAN

PRIMERA PARTE

POR QUÉ FUNCIONA:
ES CUESTIÓN DE NUTRICIÓN

1

Conócete

Cualquier dieta que elimine las grasas naturales es insatisfactoria en sí misma, pues se hace extremadamente difícil de mantener a largo plazo y es casi seguro que fracase.

¿Acaso antes comías lo que quisieras sin subir un solo gramo? ¿Solías ser atlético en la preparatoria o la universidad? ¿Nunca tuviste problemas con tu peso hasta que obtuviste tu primer empleo exigente, tuviste familia o te acercaste a la menopausia? ¿Te han diagnosticado colesterol alto o estás en riesgo de diabetes tipo 2? Si lees este libro y respondes afirmativamente a cualquiera de estas preguntas, hemos de suponer que los días en que podías comer cualquier cosa que te apeteciera ya se han ido.

O quizá has pasado una buena parte de tu vida adulta en la "dieta del carrusel". Te decides a bajar de peso y luego te descuidas tan pronto como has adelgazado. Cuando recuperas esos kilos —como ocurre de manera inevitable con la mayoría de nosotros— regresas a tu dieta, y así sucesivamente. Quizá incluso hayas probado la Dieta de Atkins hace muchos años y desechado esos kilitos de más. Pero cuando retomaste tu manera de comer, el peso perdido regresó y con regalo de cortesía. Quizá sufriste mucho durante las dos primeras semanas de Atkins, el programa te pareció demasiado restrictivo o tuviste dudas sobre qué tan saludable es. O quizá tan sólo te aburriste.

Como ahora tú lees este libro, confiamos en que le des a Atkins una segunda oportunidad. Gracias a algunos cambios significativos, el programa te parecerá mucho más fácil de seguir. Y las nuevas investigaciones dejan claro que esta dieta es una manera saludable de comer. Se trata de una de las pocas dietas bajas en carbohidratos que están sujetas a extensas investigaciones independientes. En estudios que compararon a personas que seguían un programa bajo en calorías con otras que controlaban sus carbohidratos, los grupos que redujeron sus carbohidratos mostraron una mayor pérdida de peso, más conformidad con la dieta, la capacidad de mantenerse esbeltos a largo plazo y una mayor satisfacción con sus elecciones de alimentos.[1] Retomaremos algunas de las investigaciones más adelante en este capítulo.

Otra posibilidad es que seas un veterano de las dietas bajas en grasa, las cuales te dejan insatisfecho, hambriento, irritable y con fantasías sobre festines prohibidos, antes de acabar por zampártelos. O quizá hayas pasado la última década probando cada dieta que se pone de moda, tan sólo para recuperar tu peso y quizá uno que otro kilo adicional —pese a todos tus esfuerzos—.

Ya sea que recientemente te hayas iniciado en la Dieta de Atkins, que la hayas retomado tras haber vagado por el infinito dietético o seas un devoto seguidor de Atkins a quien interesan las recientes modificaciones, has llegado al lugar correcto. Esta dieta nunca se ha preocupado sólo por el peso, de modo que también hay lugar para personas ya delgadas que quieren mejorar su condición física, aumentar su energía, resolver problemas de salud o tan sólo sentirse mejor. Cualquiera que sea tu caso, ha llegado el momento de despedirse de la "dieta del carrusel" para emprender un camino permanente hacia la delgadez, la vitalidad y la buena salud.

ES HORA DE TOMAR EL CONTROL

¿Esto te suena conocido? Cada vez que has intentado un nuevo método para perder peso o renovado tu compromiso de seguir un programa, experimentas euforia y una sensación de fortalecimiento. Y es posible que hayas gozado de buenos resultados iniciales. Pero luego no prosigues y pronto te das cuenta de que estás cada vez peor. Te culpas de tu debilidad, falta de control e incapacidad de postergar el placer momentáneo de un trozo de chocolate o una bolsa de papas fritas en pos del objetivo a largo plazo de una versión más delgada y atractiva de ti mismo. Y como muchos de ustedes ya lo han aprendido, los retos de perder peso no se comparan con el verdadero trabajo que implica mantenerlo a raya de manera permanente. La humorista Erma Bombeck lo expresó muy bien cuando dijo: "En dos décadas he perdido un total de 358 kilos. Ya hasta podría ir colgada de una pulserita de dijes". Pero cuando se trata de tu salud y tu mente, el ciclo de perder, recuperar, perder, etcétera, no es asunto para reírse. Tampoco lo son la culpa, la vergüenza y la sensación de fracaso que lo acompaña.

Al finalizar este capítulo, habrás conocido al bravucón metabólico que se interpone en tu camino hacia el adelgazamiento y la salud óptima. También te presentaremos la Ventaja de Atkins, la poderosa herramienta que distingue a Atkins de otras dietas y te permite vencer al bravucón. La Ventaja de Atkins convierte tu cuerpo en una máquina *quemagrasa*. Así es, hablamos de usar tu no tan pequeña lonjita, pancita, muslos, caderas, trasero o cualquier depósito de grasa que se haya convertido en tu fuente primaria de energía. También es importante que el proceso de devolver a tu cuerpo su mejor forma —y esto es textual— no sólo te hará sentir mejor con tu cuerpo y orgulloso de tu determinación, sino que es casi seguro que la sensación de fortalecimiento y confianza contagien tu vida personal y profesional. Sentirse poderoso es un afrodisiaco, ¡así que no te sorprendas cuando veas cómo también revive tu vida sexual!

¿ATKINS PARA TI?

Para ayudarte a decidir si Atkins puede ayudarte a adelgazar —y permanecer esbelto— y mejorar cualquier problema de salud, toma en cuenta las siguientes preguntas.

¿ESTÁS CONTENTO CON TU PESO? Si es así, ¡felicidades! Pero aunque estés contento con tu apariencia, tal vez te cueste trabajo mantener tu peso o quizá tengas problemas de salud que pueden aliviarse con un cambio en tu dieta. O quizá quieras reconfigurar tu cuerpo al cambiar grasa por músculo, como Atkins puede hacerlo, sobre todo si inicias un programa de entrenamiento. *Conclusión:* La Dieta de Atkins es una manera efectiva y duradera de perder kilos —de manera rápida y segura—.

¿CUÁLES SON TUS METAS DE ADELGAZAMIENTO? Si tan sólo necesitas perder unos pocos kilos, es posible que lo logres en más o menos un mes. Algunas personas bajan hasta siete kilos en las primeras dos semanas de Atkins. Un sinnúmero de individuos han perdido más de 45 kilos en total —y tú también podrías—. Conocerás a algunos de ellos en este libro y podrás leer más sobre sus historias de éxito en www.atkins.com. Como es natural, los resultados individuales varían considerablemente según la edad, el sexo, el nivel de actividad, la resistencia metabólica y otros factores, además —claro está— de qué tan bien seguiste nuestras instrucciones. *Conclusión:* Con Atkins puedes adelgazar poco o mucho.

¿TIENES OTROS PROBLEMAS DE SALUD QUE DESEES CORREGIR O ATAJAR? Los resultados individuales varían, pero, en general, si reduces los carbohidratos y te enfocas en las verduras y otros alimentos integrales, es casi seguro que tus triglicéridos disminuirán, tu colesterol "bueno" se elevará y tus indicadores de inflamación mejorarán.[2] Si tienes hipertensión arterial, deberá reducirse considerablemente.[3] Las personas con altos niveles de azúcar en la sangre también verán una mejoría. La mayoría de los seguidores de Atkins que alguna vez tomaron medicamentos y/o insulina para diabetes del tipo 2 con el fin de controlar su azúcar en la sangre, o diuréticos para contrarrestar la retención de líquidos, han logrado, con ayuda de sus médicos, reducir sus dosis e incluso dejar de tomar los medicamentos una vez que han adoptado el programa Atkins. Este régimen también mejora otros problemas de salud como la resistencia a la insulina y el síndrome metabólico.[4] Además, el control de los carbohidratos es un tratamiento comprobado por el tiempo y viable para la epilepsia.[5] *Conclusión:* La Atkins es una dieta saludable y, para las personas con problemas de salud, también es una dieta correctiva que puede reducir de manera significativa los riesgos de enfermedades.

¿SÓLO HAS TENIDO ÉXITO DE CORTO PLAZO CON OTRAS DIETAS? Cualquier dieta que no sea sostenible tiene probabilidades muy altas de fracasar. Un 95 por ciento de las personas que pierden peso lo recuperan, por lo regular, en unos pocos años.[6] La cuestión es que una vez que has adelgazado, la pura fuerza de voluntad no es suficiente para que tengas éxito a largo plazo. También necesitas un aliado, y es ahí donde interviene la Ventaja de Atkins. Numerosos estudios muestran una mejor conservación de la figura esbelta tras uno y dos años con la Dieta de Atkins en comparación con las dietas bajas en grasa.[7] *Conclusión:* Con la Dieta de Atkins, tú bajas de peso y puedes mantenerte esbelto, lo cual la convierte en una dieta para toda la vida.

¿ERES INCAPAZ DE ADELGAZAR O MANTENERTE ESBELTO MEDIANTE LA CUENTA DE CALORÍAS Y LA ABSTINENCIA DE LAS GRASAS? Una dieta que evite las grasas naturales es insatisfactoria en sí misma, pues se hace extremadamente difícil de mantener a largo plazo, ya que se trata de una dieta que restringe las calorías y que te deja con un hambre perpetua. Por lo contrario, Atkins te permite comer muchos alimentos deliciosos que contienen grasas saludables. En verdad, las investigaciones muestran que cuando las personas que siguen la Dieta de Atkins comen en las cantidades que les placen, la mayoría acaba por consumir una cantidad adecuada de calorías.[8] *Conclusión:* Con Atkins no hay necesidad de evitar las grasas o contar calorías.

CUANDO SIGUES OTRAS DIETAS, ¿SIEMPRE TIENES HAMBRE O ANTOJOS? Una dieta baja en grasa casi siempre es alta en carbohidratos, los cuales pronto se convierten en glucosa dentro de tu torrente sanguíneo, sobre todo en el caso de los carbohidratos de baja calidad. El resultado es una espectacular serie de altibajos de azúcar en la sangre, los cuales agotan tu energía y te dejan con apetencias de otro "bocado" de carbohidratos de metabolización rápida pocas horas después de haber comido. *Conclusión:* Comer según la Dieta de Atkins (lo cual incluye dos colaciones al día), significa que nunca tendrás que sentir hambre.

¿SON TUS ALIMENTOS FAVORITOS LAS DONAS, LOS DULCES, LAS PAPAS FRITAS Y A LA FRANCESA, Y OTROS ALIMENTOS ALTOS EN CARBOHIDRATOS? Entre más de estos alimentos comes, más los deseas, lo cual echa a andar un círculo vicioso de comer en exceso alimentos que no mantienen tu energía y tienen poco valor nutrimental. Una colación alta en carbohidratos tan sólo hará que el círculo se repita. *Conclusión:* Eliminar de tu dieta los azúcares, los carbohidratos refinados y otros alimentos ricos en carbohidratos te permitirá bajar de la "montaña rusa de la glucosa".

¿SUBES DE PESO CON FACILIDAD AUNQUE NO COMAS EN EXCESO? Es triste que algunas personas suben de peso con más facilidad y bajan con más dificultad que otras.[9] Sin embargo, si no puedes deshacerte de esos kilos de más aunque no comas en exceso, esto puede ser un indicador de que tu cuerpo no tolera bien los carbohidratos, lo cual podría ponerte en riesgo de desarrollar diabetes del tipo 2. Controlar tu ingestión de carbohidratos ataca el problema de raíz. *Conclusión:* Seguir la Dieta de Atkins permite que tu cuerpo se evite los problemas del control de carbohidratos.

¿AL PRINCIPIO TUVISTE ÉXITO CON LA DIETA DE ATKINS PERO RECUPERASTE PESO? Si recuperaste peso tras haberlo perdido, ya sabrás cómo refinar las lecciones que aprendiste sobre el adelgazamiento y aplicarlas al reto mayor de adelgazar para siempre. *Conclusión:* Atkins se enfoca en la conservación desde el primer día.

¿TE QUEDASTE ATASCADO EN LA INDUCCIÓN Y NO AVANZASTE A LAS OTRAS FASES? Hay demasiadas personas que piensan que la inducción, que es la fase que echa a andar la pérdida de peso, es la totalidad del programa de Atkins. Es posible que si te quedas en la inducción bajes de peso rápidamente, pero no aprenderás cómo lograr un control de peso permanente. También es probable que te aburras de tus elecciones de alimentos, lo cual podría disminuir tu compromiso de continuar con la Dieta de Atkins. *Conclusión:* Esta vez complácete en explorar la variedad de alimentos que te permitirán seguir bajando de peso y conservar tu nueva delgadez.

¿YA HAS PROBADO LA DIETA DE ATKINS PERO LA HAS ABANDONADO ANTES DE PERDER MUCHO PESO? Si el programa te pareció demasiado restrictivo, te complacerá saber que ahora es mucho más flexible. Por ejemplo, ahora puedes gozar de una variedad satisfactoria de vegetales desde el comienzo. También sabrás cómo comer fuera de casa de manera fácil y segura, y en cualquier estilo de cocina. Si sentiste que los alimentos eran demasiado caros, te ayudaremos a evitar el consumo excesivo de proteínas y te proporcionaremos una lista de cortes de carne que no agotarán tu presupuesto. *Conclusión:* Cualquiera puede seguir la Dieta de Atkins en cualquier lugar, y eso incluye a los vegetarianos y veganos.

ESTA VEZ SERÁ DIFERENTE

Si eres un veterano de las guerras del adelgazamiento, te prometemos que te sorprenderás: esta vez será diferente. Pero antes que nada debes entender que perder peso y estar sano no es sólo una cuestión de fuerza de voluntad. Hay motivos biológicos para que sientas hambre, o para que no la sientas. En una parte anterior de este capítulo mencionamos al bravucón metabólico, el cual merma tu determinación y trata de estropear tus esfuerzos por adelgazar. Como el cuerpo siempre recurre primero a la glucosa de los carbohidratos como su fuente de energía, rara vez necesita recurrir a su grasa, si acaso sigues la típica dieta estadounidense, que es altísima en carbohidratos. Entonces, comer muchos carbohidratos produce un efecto de bravucón metabólico: impide que tu cuerpo queme su propia grasa, así como los bravucones de los parques impiden que otros niños se suban a los columpios.

Pero no te desesperes. Ahora tienes acceso a una herramienta que te permitirá quemar tu propia grasa corporal para obtener energía y mantener tu hambre a raya. Cuando reduces lo suficiente el consumo de carbohidratos, tu cuerpo activa un tipo de metabolismo que quema la grasa como primer recurso, el cual obliga al bravucón a hacerse a un lado. Los mensajes que tu cuerpo transmite a tu cerebro cambiarán de manera drástica.

En lugar de oír: "Estoy cansado y hambriento. Dame alimentos dulces y con almidón de inmediato", esa molesta voz quedará callada. En verdad descubrirás que puedes pasar varias horas sin siquiera pensar en comida.

Los científicos llaman a este aliado el metabolismo quemagrasa, pero nosotros lo nombramos la Ventaja de Atkins. Ésta te permite frenar en seco al bravucón metabólico, de modo que pierdas peso sin experimentar hambre indebida, antojos, falta de energía o cualquier sensación de privación. Cuando quemas grasa para obtener energía durante todo el día (y toda la noche), el azúcar en tu sangre se mantiene en un equilibrio relativamente estable. Sin duda, la Ventaja de Atkins te facilita mantenerte

---

¡Cero carbohidratos, no!

El malentendido más persistente en relación con la Dieta de Atkins es que se trata de una dieta sin carbohidratos. Desde la primera impresión de *Dr. Atkins Diet Revolution* en 1972, el consejo siempre ha sido *limitar* —no eliminar— los carbohidratos. En verdad, la primera versión del programa incluía ensaladas desde el primer día. Con los años, el número y la variedad de vegetales permisibles en la Fase 1 se han incrementado de manera significativa gracias, en buena medida, a una mejor comprensión del papel benigno de la fibra en los carbohidratos. Al final, la Dieta de Atkins consiste en descubrir qué alimentos integrales, incluidas verduras, frutas, legumbres y granos integrales —todos los cuales contienen carbohidratos— eres capaz de consumir sin que interfieran con tu adelgazamiento, conservación del peso o salud metabólica. Descubrir cuántos carbohidratos ricos en fibra eres capaz de comer sin perder tu filo de Atkins es clave para que tengas éxito a largo plazo.

en el camino hacia tus objetivos y alcanzarlos. Ahora que sabes que comer demasiada azúcar y otros carbohidratos refinados te dificulta bajar de peso y recuperar tu energía, te volvemos a preguntar, ¿la Dieta de Atkins es para ti? Quizá la pregunta más lógica es: ¿Por qué la Dieta de Atkins *no sería* adecuada para ti?

FUNDADA EN LAS INVESTIGACIONES

Ahora que conoces el poder de la Dieta de Atkins, demos un breve vistazo a algunas de las investigaciones recientes que han evaluado su seguridad y eficacia. Estas nuevas investigaciones se suman a la información anterior sobre dietas restringidas en carbohidratos, e incluyen el uso de dietas bajas en carbohidratos por toda una variedad de culturas cazadoras indígenas que han subsistido durante miles de años. En la década pasada, una multitud de estudios sobre el consumo limitado de carbohidratos ha cambiado drásticamente el panorama de investigación. Entre dichos estudios, hay siete que duraron entre seis meses y dos años, y a menudo compararon la Dieta de Atkins con otras estrategias comunes para bajar de peso.[10] En términos de pérdida total de peso, en cada caso, a los individuos que siguieron la Dieta de Atkins les fue al menos tan bien, y por lo regular mejor que a los que probaron otras dietas, a pesar del hecho de que consumían tantas calorías como querían, siempre y cuando se mantuvieran dentro de los límites de carbohidratos.

Además, los factores de riesgo como altos niveles de triglicéridos en la sangre, bajos niveles de colesterol LAD e hipertensión arterial mostraron constantemente una mejoría con la restricción de los carbohidratos. Y después de meses o años, los diversos parámetros se mantuvieron tan buenos, o en la mayoría de los casos mejores, con la Dieta de Atkins. En ningún caso la Dieta de Atkins hizo empeorar algún parámetro importante. Vale la pena mencionar que en cada uno de los siete estudios, los sujetos recibieron diversos grados de apoyo alimentario tras las primeras semanas o meses. Y no seleccionaron la dieta que les atrajera; en cambio, se les asignó al azar una de varias dietas, algo que tendería a limitar el grado de éxito en el grupo como conjunto. Sin embargo, los grupos a los que se les asignó la Dieta de Atkins tuvieron, en promedio, mejores resultados que a los que se les asignó una dieta alta en carbohidratos.

En otro estudio no se usó la Dieta de Atkins *per se* —aunque al principio fue similar a la fase de Inducción— y tampoco se comparó un programa bajo en carbohidratos con otras dietas. Pero esta investigación, realizada en Kuwait, demostró la magnitud del cambio benéfico que puede aportar una dieta baja en carbohidratos cuando los sujetos reciben apoyo continuo.[11] En este caso, 66 individuos obesos, algunos con niveles elevados de azúcar y colesterol en la sangre, consumieron entre 80 y 100 gramos diarios de proteínas de carne y pescado, 20 gramos de carbohidratos de verduras, cinco cucharadas de aceite de oliva para cocinar y aderezar las verduras y un suplemento multivitamínico y multimineral. Tras 12 semanas, el consumo de carbohidratos se elevó a 40 gramos diarios (de manera similar a la fase de Pérdida de peso continua), e incluyó algunas bayas. A los sujetos se les vigiló y apoyó como pacientes externos por un año, al final del cual su pérdida de peso promedio era de más de 27 kilos. Además, un subgrupo con altos niveles de azúcar en la sangre (algunos eran diabéticos) experimentó una rápida reducción, la cual los llevó en ocho semanas al rango normal, y ahí permanecieron durante el resto del estudio. Esta dieta superó a cualquiera de las que se asignó al azar al resto de los grupos en los otros siete estudios, en parte gracias al hecho de que los sujetos eligieron su dieta en lugar de que se les asignara. Además, el atento personal los aconsejó y les dio sugerencias específicas sobre qué tipo de grasa consumir y les mostró lo que se puede lograr cuando se combina una dieta baja en carbohidratos segura y efectiva con un atento personal de apoyo en un entorno clínico.

En los siguientes capítulos abordaremos los principios básicos de la dieta y hablaremos más sobre la Ventaja de Atkins y cómo te permite mantener el control, y derrotar al bravucón metabólico que ha amenazado con tomar el control de tu vida. También ofreceremos una multitud de consejos prácticos sobre cómo lidiar con los retos que enfrentarás día tras día; pero primero conoce a Traci Marshall, quien perdió casi 45 kilos con la Dieta de Atkins.

HISTORIA DE ÉXITO 1
ADIÓS AL PESO "DEL BEBÉ"

Dos embarazos dejaron a Traci Marshall más pesada de lo que nunca había estado y con toda una serie de problemas de salud. Ahora ella ha bajado más de 40 kilos y ha recuperado su salud, figura y energía.

ESTADÍSTICAS VITALES

Fase actual: Pérdida de peso continua
Consumo diario de carbohidratos netos: 40-45 gramos
Edad: 42
Estatura: 1.65 metros
Peso anterior: 121 kilos
Peso actual: 78 kilos
Peso perdido: 43 kilos
Peso deseado: 68 kilos
Medida anterior de cintura/caderas: 100 centímetros/121 centímetros
Medida actual de cintura/caderas: 74 centímetros/96 centímetros
Presión arterial anterior: 160/90

Presión arterial actual: 118/74
Triglicéridos actuales: 48
Colesterol LAD ("bueno") actual: 58 mg/dL
Colesterol LBD ("malo") actual: 110 mg/dL
Nivel de colesterol total actual: 178 mg/dL

¿Tu peso siempre ha sido un problema?
Sí. Yo había probado a Atkins en 1997 y perdí 20 kilos en dos meses y medio. Me mantuve así sin esfuerzo y me sentí fabulosa hasta 2003, cuando me embaracé. Tuve náuseas matutinas todo el tiempo y pasé tres meses en cama. Para cuando quedé preñada de mi segundo hijo, tenía 41 años y fue un embarazo aún más difícil.

¿Qué problemas de salud presentaste?
Había desarrollado hipertensión y tuve un soplo en el corazón durante el embarazo. Después, también sufrí de ansiedad posparto.

¿Qué te trajo de vuelta a Atkins?
En realidad había retomado la Dieta de Atkins tras el nacimiento de mi primer hijo y perdido 11 de los 23 kilos adicionales que había ganado antes de percatarme de que iba a tener otro bebé. Ahora entiendo que pude haber hecho la fase de Conservación permanente mientras estaba embarazada. Mi médico me apoyó por completo en mi regreso a Atkins después de que nació mi segundo hijo. Para entonces yo ya había leído varios de los libros del doctor Atkins y sabía que tenía una alta intolerancia a los carbohidratos y que la Dieta de Atkins es un cambio de estilo de vida, no sólo una dieta para bajar de peso. Yo recordé lo genial que sentía vivir el programa Atkins todos los días y permanecer esbelta. ¡Quería recuperar eso!

¿Qué mejorías de salud has visto?
Mi presión arterial y lípidos están muy bien. Mi doctor está muy contento con mi avance. Mi soplo cardiaco ha desaparecido. Duermo mejor. Tengo mucho más energía y ahora quiero volver a ejercitarme.

¿Cuál es tu rutina de acondicionamiento físico?
Camino con mis hijos tres días a la semana y lo hago sola otros días. Voy a un gimnasio donde hago un poco de ejercicio cardiopulmonar, pero me he dado cuenta de que estar activa no implica sólo ir al gimnasio. Hace poco empecé a hacer lagartijas, extensiones de pierna y otros ejercicios de calentamiento. Casi de inmediato, mi adelgazamiento se aceleró. ¡He aprendido a disfrutar el ejercicio porque se siente increíble!

¿Qué fue lo peor de tener sobrepeso?
Sentía que no era yo. Me sentía perdida en un cuerpo enorme. Quería esconderme y me avergonzaba de que mis hijos tuvieran una mamá tan gorda.

¿Cómo manejaste el reto de tener que perder tanto peso?
Sólo pensaba en unos cinco kilos cada vez. Ahora que estoy más cerca de mi objetivo, sólo pienso en dos kilos cada vez.

¿Cómo describirías tu manera de comer?
Como todo lo que comen otras personas, sólo que de manera distinta. Hoy estoy preparando una tarta de calabaza para mi esposo y un pastel de queso con calabaza bajo en carbohidratos para mí, y los horneo en moldes de mantecada individuales. Para desayunar, quizá coma unas coles de Bruselas molidas con crema y mantequilla, y una chuleta de cerdo cocinada en aceite de oliva con ajo. El almuerzo suele consistir en una gran ensalada con cebolla, jitomate, aguacate, una pieza de pollo y mi propio

aderezo. Para cenar, comeré algo de proteínas y alguna verdura. Haré arroz o camote para el resto de la familia, y yo comeré
algún otro vegetal bajo en carbohidratos.

*¿Seguir la Dieta de Atkins ha modificado tu manera de prepa-
rar los alimentos para tu familia?*
Por completo. Si enseñas a los niños cómo comer, ellos comerán
como se debe. Ahora los educo en el estilo de vida de Atkins.
Trato de no tener papas blancas en casa, salvo en días de fiesta.
No compro nada que contenga jarabe de maíz alto en fructosa.
Leo las etiquetas de todo para asegurarme de los ingredientes.

¿Qué palabras de sabiduría puedes ofrecer a otras personas?
Que planifiquen con anticipación. Hagan más de lo que necesitan para una sola comida, de manera que siempre tengan algo
listo. Satisfagan su antojo de dulces por medio de café con crema y edulcorante bajo en carbohidratos. Motívense al mirar viejas fotografías de cuando tenían un buen peso. Lleven un diario
de alimentos. Aprendan a adaptar recetas, como usar tiras de
berenjena en lugar de pasta.

¿Qué fue lo más difícil para ti?
La parte más difícil es tan sólo hacer el compromiso de empezar.
Una vez que te encaminas, te sientes de maravilla. Para mí, entre
más tiempo estoy con la Dieta de Atkins, más fácil se vuelve.

2

El camino por delante

Si consideras una dieta de corto plazo como solución, estarás condenado a una batalla perpetua en que ganarás y perderás peso.

Una de las razones principales de que fracase la mayoría de los esfuerzos por adelgazar es que la gente tan sólo no puede mantenerse dentro de la dieta que se le prescribió. El aburrimiento o la insatisfacción con los alimentos permitidos, las preocupaciones sobre lo adecuado de la dieta o la pura hambre acaban por causar que las personas recaigan en sus viejos hábitos. Comer es placentero, y cualquier método para controlar el peso que convierta la comida en un enemigo está condenado al fracaso. En contraste, Atkins convierte la comida en tu amigo y pone sus esfuerzos en la elección, no en la negación. Para cuando hayas concluido este capítulo, entenderás mejor las diversas piezas del rompecabezas que se unen para darte la Ventaja de Atkins. Esta ventaja metabólica te dotará de una fuente estable de energía y te dará las fuerzas para mantenerte dentro del programa.

LA PALABRA *DIETA*

La mayoría de las personas se fija solamente en el significado secundario de la palabra *dieta*: un periodo limitado de privación para perder peso. Ese pensamiento de corto plazo es lo que ha puesto a tantos seguidores de dietas en el mismo tren. Saltan al vagón de las dietas, pierden un poco de equipaje y luego bajan (o caen) y recuperan los mismos kilos.

Si consideras una dieta de corto plazo como solución, estarás condenado a una batalla perpetua en que ganarás y perderás peso. En la Dieta de Atkins las cosas son diferentes. Primero que nada, bajar de peso mediante la reducción de carbohidratos no te exige que te prives de alimentos. En segundo lugar, aunque muchos han malinterpretado la Dieta de Atkins como un mero régimen de adelgazamiento (aunque sin duda *ayuda* a que la gente adelgace de manera rápida y efectiva), en realidad se trata de un estilo de vida que enriquece tu existencia de diversas maneras. Ésa es la razón de que el nombre formal del programa sea "Enfoque Nutrimental de Atkins". Puedes llamarlo la "Dieta de Atkins" —nosotros lo hacemos— siempre y cuando recuerdes que es mucho más que una dieta. Atkins es una manera de comer que mejorará tu calidad de vida. Tras tres fases que se vuelven cada vez menos rígidas, el programa de Atkins culmina en la Conservación permanente.

UN PRIMER VISTAZO A LAS FASES

Aunque la segunda parte de este libro está dedicada a las cuatro fases, por ahora te las presentaremos brevemente para dejar bien claro que en verdad Atkins es una receta para toda la vida y no una simple dieta de adelgazamiento.

FASE 1, INDUCCIÓN. Aquí es donde la mayoría de la gente empieza, aunque no toda. Dura un mínimo de dos semanas, pero siéntete libre de prolongarla más si tienes que perder mucho peso. En la Inducción entrenarás a tu cuerpo para que queme grasa, lo cual echará a andar la pérdida de peso. Para lograrlo te limitarás a un consumo diario de 20 gramos de carbohidratos netos. (Véase el recuadro "¿Qué son los carbohidratos netos?") De esos 20 gramos de carbohidratos, al menos entre 12 y 15 deben consumirse en la forma de lo que llamamos "vegetales de cimiento", los cuales comerás todos los días, junto con proteínas y grasas naturales y saludables. Excluirás del menú cualquier cosa que contenga azúcar, jugos y concentrados de frutas, y harinas y otros granos.

FASE 2, PÉRDIDA DE PESO CONTINUA (PPC). Es cuando continúas tu exploración de los vegetales de cimiento y empiezas a reincorporar alimentos como bayas, nueces y semillas, y quizá incluso algunas legumbres. Poco a poco incrementarás tu consumo diario de carbohidratos hasta cinco gramos hasta que encuentres tu tolerancia personal al consumo de carbohidratos mientras sigues perdiendo peso, factor conocido como Nivel de Carbohidratos para Perder (NCP). Por lo regular, permanecerás en esta fase hasta que estés a cinco kilos de tu peso deseado.

FASE 3, PRECONSERVACIÓN. Aquí se expande el rango de carbohidratos integrales aceptables en la forma de otras frutas, vegetales feculentos y, al final, granos integrales. (Sin embargo, no todo el mundo puede retomar estos alimentos o comerlos de manera regular.) En la medida que continúe tu adelgazamiento, podrás aumentar poco a poco tu consumo diario de carbohidratos en incrementos de 10 gramos. Cuando alcances tu peso deseado, probarás el nivel de carbohidratos que puedes consumir sin recuperar kilos o perder las preciosas adaptaciones metabólicas que has logrado. A este nivel se le conoce como Equilibrio de Carbohidratos de Atkins (ECA). Una vez que tu peso se ha estabilizado durante un mes y tus apetencias de alimentos están bajo control, estarás listo para avanzar.

FASE 4, CONSERVACIÓN PERMANENTE. En realidad no es una fase, sino un estilo de vida. Seguirás consumiendo la variada dieta de alimentos integrales de la Preconservación y añadirás tu ECA y vigilarás de manera regular tu peso y medidas. Dos enfoques de la Conservación permanente atienden las necesidades de la gente en toda una gama de ECA. Quizá algunas personas necesiten mantener bajo su consumo de carbohidratos y evitar ciertos alimentos para seguir disfrutando de los beneficios de la restricción de carbohidratos; otros tendrán más espacio para consumir una cantidad y variedad mayor de alimentos ricos en carbohidratos.

En los siguientes capítulos veremos de manera específica qué deberás comer desde el primer día y qué alimentos retomarás a medida que adelgaces y se arraiguen en ti tus nuevos hábitos de alimentación. También hablaremos sobre los pocos alimentos que será mejor que evites. El enfoque de Atkins no consiste en prohibir alimentos que carecen de nutrimentos y abundan en carbohidratos, pero deja claros los peligros que presentan para el control del peso y la buena salud en general. Nosotros confiamos en que una vez que entiendas cómo estos alimentos sabotean tus buenos esfuerzos, tenderás a evitarlos permanentemente.

¿QUÉ SON LOS CARBOHIDRATOS NETOS?

Los únicos carbohidratos que importan cuando sigues la Dieta de Atkins son los carbohidratos netos, también llamados carbohidratos digeribles o de impacto. Por fortuna no tienes que ser un científico de los alimentos ni un genio de las matemáticas para averiguar cómo calcularlos. Tan sólo resta el número de gramos de fibra alimentaria en los alimentos integrales del total de gramos de carbohidratos. ¿Por qué? La respuesta es que, aunque se le considera un carbohidrato, la fibra no afecta tus niveles de azúcar en la sangre. Así que, a diferencia de otros carbohidratos, no actúa como un bravucón metabólico. Pero hagamos las cuentas. Media taza de frijoles al vapor contiene 4.9 gramos de carbohidratos, de los cuales 2.0 gramos son fibra, así que resta 2.0 a 4.9 y obtendrás 2.9 gramos de carbohidratos netos. Aquí tienes un ejemplo más radical: una taza de lechuga romana contiene 1.4 gramos de carbohidratos, pero más de la mitad de los carbohidratos (un gramo) son fibra, lo cual da un total de carbohidratos netos de 0.4 gramos. No es sorpresa que puedas comer montones de verduras frescas en la Dieta de Atkins.

Para obtener la cantidad de carbohidratos netos en alimentos bajos en carbohidratos, resta los gramos de alcoholes de azúcar (incluida la glicerina), así como la fibra, al total de gramos de carbohidratos.

Consejo: Para un contador de carbohidratos que proporciona carbohidratos totales, carbohidratos netos y otros datos nutrimentales para cientos de alimentos, visita www.atkins.com/tools.

¿QUÉ SON LOS ALCOHOLES DE AZÚCAR?

Varios productos bajos en carbohidratos se endulzan con ingredientes como glicerina, manitol, sorbitol, xilitol, eritriol, isomalta, lacticol y maltitol. Estas formas de azúcar, llamadas alcoholes de azúcar (o polioles), proporcionan un dulzor y una sensación bucal similares a los del azúcar, pero sin todas las calorías y efectos metabólicos indeseables. Como los intestinos no absorben por completo los alcoholes de azúcar, proporcionan más o menos la mitad de las calorías que el azúcar, aunque cada uno varía un poco. Esa absorción incompleta y lenta produce un impacto mínimo en el azúcar en la sangre y la respuesta de la insulina. Esto significa que los alcoholes de azúcar no interfieren de manera significativa con la quema de grasa, lo cual los hace aceptables dentro de la Dieta de Atkins. Otros beneficios probables son el fomento de la salud del colon y la prevención de cavidades. Sin embargo, una porción de los alcoholes de azúcar no se absorbe, lo cual produce un efecto laxante así como algunas molestias gastrointestinales cuando se les consume en exceso. La tolerancia individual varía, así que es mejor probarlos con cautela. La mayoría de las personas toleran entre 20 y 30 gramos al día sin efectos indeseables.

CÓMO MEDIR TUS AVANCES

La mayoría de la gente pierde peso de manera rápida y constante en las primeras semanas de la Dieta de Atkins —en verdad, algunas personas bajan hasta siete kilos durante sus dos primeras semanas en el programa—. Pero hay numerosos factores que influyen en tu patrón adelgazamiento individual. Si necesitas perder sólo unos pocos kilos, quizá sean más resistentes a tus esfuerzos. Los hombres tienden a adelgazar más rápido que las mujeres. Las personas jóvenes suelen tener ventajas sobre las maduras o las de edad avanzada. Los cambios hormonales, como la menopausia, en verdad pueden aletargar tu metabolismo y dificultar la pérdida de peso. Por naturaleza, algunas personas tienen un metabolismo más lento. Algunos medicamentos prescritos también pueden interferir con la pérdida de peso. Es posible que tu cónyuge o pareja adelgace a un ritmo distinto del tuyo. Sólo recuerda que adelgazar y mejorar tu figura no es un concurso, sino un proceso para descubrir cómo funciona tu cuerpo.

Las personas que tienen varios kilos de más suelen ver un avance constante semana tras semana, aunque es natural que experimenten altibajos, y con el tiempo casi todos notan una desaceleración en su ritmo de adelgazamiento. Los centímetros perdidos también indican progreso, aun cuando los kilos no cedan. Es por ello que te sugerimos desenrollar la cinta métrica siempre que subes a la báscula. Como ya llegarás a entenderlo, tu objetivo no es sólo lograr una talla menor y un cuerpo más delgado, sino también gozar de buena salud y bienestar. Si tienes diabetes del tipo 2 o hipertensión, las cuales tienden a mejorar pronto con Atkins, el mejoramiento de tus indicadores dará evidencia a ti y a tu doctor de que la dieta está funcionando. En la cuarta parte te daremos más detalles sobre cómo reaccionan la diabetes y otros padecimientos serios a la Dieta de Atkins.

PESO DE AGUA Y PESO DE GRASA

Como ocurre con cualquier programa de adelgazamiento, una parte de la pérdida de peso inicial que experimentarás es peso de agua. Después de todo, entre la mitad y dos tercios de tu cuerpo está compuesto de agua. La Dieta de Atkins tiene un efecto diurético natural que comienza durante los primeros días, lo cual explica por qué es importante beber bastante agua y otros líquidos, así como tomar algún suplemento multivitamínico y multimineral, para asegurarte de que no se agoten tus reservas de electrolitos (sodio, potasio, magnesio). (En breve discutiremos qué suplementos son importantes.) Entonces, si pierdes de cinco a siete kilos en las primeras semanas, te despedirás de un peso de agua innecesario junto con los kilos de grasa iniciales. Pero una vez que se ha ido el exceso de agua, lo que perderás principalmente es grasa corporal. De manera repetida, se ha observado que la Dieta de Atkins produce una importante pérdida de grasa, sobre todo del área del estómago.[1] En estudios comparativos directos, la Dieta de Atkins ha superado constantemente a otras dietas en términos de pérdida de grasa.[2] La mayoría de los estudios indican que cuando se reduce la ingestión de carbohidratos y se aumenta ligeramente la ingestión de proteínas, se da un mayor porcentaje de pérdida de grasa y una retención de masa corporal magra. Pero después de esto, si sigues al pie de la letra tus indicaciones alimentarias, podrás estar seguro de que la gran mayoría de tu pérdida de peso será de grasa.

QUÉ ESPERAR

Tu cuerpo hace una serie de ajustes a medida que empieza a enfocarse en quemar grasa de manera principal, tras lo cual habrás desarrollado la ventaja metabólica que llamamos la Ventaja de

Atkins. Sin embargo, en esas primeras semanas, a medida que tu cuerpo hace esta transición, es posible que presentes ciertas molestias. Las más comunes son jaquecas, aturdimiento, debilidad, fatiga —síntomas a veces llamados "gripe de Atkins"— y estreñimiento. Por fortuna, todas son bastante fáciles de evitar. En el capítulo 7 hablaremos sobre ellas y te daremos instrucciones más completas para manejarlas.

Como lo mencionamos, tanto la diabetes del tipo 2 como la hipertensión a veces mejoran de manera drástica cuando sigues un programa bajo en carbohidratos, lo cual reduce la necesidad de ciertos medicamentos. La cooperación cercana con tu médico es esencial para que no confundas los efectos de una dosis de medicamentos demasiado alta con los de la propia dieta. Además, no es buena idea iniciar un programa de ejercicios nuevo o demasiado intenso al mismo tiempo que comienzas la dieta. Da a tu cuerpo el beneficio de entre dos y tres semanas de ajuste antes de empezar a ejercitarte más intensamente. Por otro lado, si ya eres activo y te ejercitas con regularidad, y puedes continuar sin sentir pérdida de energía, siéntete libre de proseguir.

Consumir carbohidratos te hace retener agua, pero empezar a quemar grasa corporal tiene un efecto diurético, lo cual significa que eliminarás más sal junto con los líquidos. Si solías sentirte hinchado y ya no, ésa es una buena señal. Además, si padeces de hipertensión, el efecto diurético hará que tu presión arterial se reduzca durante los primeros días o semanas. Pero para muchos de los no hipertensos la pérdida de líquidos puede resultar excesiva. Para manejar este problema tan sólo bebe bastante agua y otros líquidos y asegúrate de consumir al menos media cucharadita de sal al día. Puedes hacer esto consumiendo la sal directamente, un par de tazas de caldo salado o una cantidad moderada de salsa de soya. Sigue este régimen desde el inicio y no tendrás problemas con los dolores de cabeza, el aturdimiento, el cansancio o la constipación. Añadir este modesto suplemento de sodio —no, esto no convierte a la Atkins en una dieta alta en sal— es uno de los muchos cambios con base científica que se ha hecho a la Dieta de Atkins. En el capítulo 7 te daremos más detalles sobre esta práctica (así como unas cuantas excepciones para aquellos que no deben seguirla).

PRINCIPIOS BÁSICOS DE NUTRICIÓN

Es probable que tengas una idea general sobre los alimentos que contienen diversas cantidades de proteínas, grasa y carbohidratos, a los cuales se les considera comúnmente macronutrimentos. ¿Importa si comes más de unos que de otros? ¿Y, por cierto, qué son las calorías? ¿Y qué relación tienen las calorías con los carbohidratos? Empecemos por lo más fácil. Los macronutrimentos son las tres familias de nutrimentos que proporcionan al cuerpo la energía que requiere —en forma de calorías— para llevar a cabo todas las funciones corporales necesarias para la vida. Unos pocos alimentos contienen un solo macronutriente, como el azúcar (puros carbohidratos) y el aceite de oliva (grasa). Sin embargo, la mayoría de los alimentos contienen dos macronutrimentos o los tres. Por ejemplo, una taza de leche entera contiene ocho gramos de proteínas y más o menos lo mismo de grasa, así como más de 11 gramos de carbohidratos. Cuatro onzas de hongos portobello contienen casi seis gramos de carbohidratos —de los cuales casi dos gramos son fibra—, una minúscula cantidad de grasa y casi tres gramos de proteína.

Una Caloría (es decir, kilocaloría) es tan sólo una unidad de energía alimentaria. En este libro usaremos la palabra *Caloría* (con mayúscula) para designar una kilocaloría, y la palabra *caloría* en referencia a la energía en general. Tu cuerpo necesita la energía de los macronutrimentos no sólo para la actividad física, sino también para todas sus otras funciones, como respirar,

Para tener éxito con la Dieta de Atkins es posible que necesites olvidar lo que has aprendido en otras dietas. Aquí te explicamos el porqué:

	Dieta baja en grasa	Dieta baja en carbohidratos	Comentarios
Metodología	Cuenta calorías, restringe toda la grasa	Cuenta carbohidratos, elimina las grasas tipo trans	Los alimentos tan llenadores que se consumen en la Dieta de Atkins minimizan el hambre, lo cual modera la ingestión de calorías.
Come principalmente	Carbohidratos de toda índole	Grasas saludables, proteínas, carbohidratos saludables	Evita el azúcar, la pasta, el pan y otros carbohidratos refinados que elevan los niveles de azúcar en la sangre.
Pesa alimentos	Sí	No	¿Quién lleva una báscula a un restaurante?
Cuenta calorías	Sí	No	Atkins pone énfasis en los alimentos de calidad, no en los de bajo nivel calórico.
Cuenta carbohidratos	No	Sí	Lo único que necesitas es un contador de calorías para medir tu consumo.
Come alimentos preparados	Sí (en algunos programas)	No	Comes alimentos integrales saludables, no costosos alimentos preparados.
Colaciones	Sí, pero bajas en calorías	Sí, dos veces al día	¿Quién no preferiría queso, nueces o guacamole a un tallo de apio?

mantener el calor corporal, procesar los nutrimentos y conservar la actividad cerebral. Un gramo de proteínas o carbohidratos contiene cuatro Calorías, mientras que un gramo de grasa contiene nueve calorías. Entonces, gramo por gramo, la grasa es una fuente más concentrada de energía. Algunas de las materias primas de los macronutrimentos se convierten en energía casi de inmediato; otras se descomponen en diversos elementos que proporcionan energía después.

CÓMO LA COMIDA SE CONVIERTE EN ENERGÍA Y GRASA

El metabolismo humano es complejo, pero lo haremos lo más simple posible. Este proceso convierte la comida en energía o en los ladrillos de construcción del cuerpo, los cuales luego se vuelven parte de tus órganos, tejidos y células. Comer los alimentos correctos puede mejorar el metabolismo de tu cuerpo, particularmente cómo maneja la grasa. Cuando comes menos carbohidratos —y consumes sobre todo vegetales ricos en fibra— tu cuerpo empieza a quemar grasa en lugar de carbohidratos como su primera fuente de combustible. Una persona promedio de peso normal posee unas 100 000 Calorías de energía en sus reservas de grasa —en teoría eso es suficiente para correr a paso constante por más de 200 horas— y algunos de nosotros tenemos mucho más que eso. La Dieta de Atkins, más que cualquier otra dieta, te da la clave para acceder a esa energía y usarla como combustible.

La idea de los carbohidratos como un bravucón metabólico debería ayudarte a entender las implicaciones de dejar de quemar carbohidratos para empezar a quemar grasa. Esto funciona así: Cuando comes carbohidratos, se digieren y convierten en glucosa (azúcar), la cual es transportada por tu torrente sanguíneo a todo tu cuerpo. Esto significa que el consumo de carbohidratos es responsable de las fluctuaciones del azúcar en la sangre. También es importante entender que no es sólo la cantidad de carbohidratos, sino también su calidad, lo que determina la magnitud de su impacto. Por ejemplo, comer un plato de arroz integral y frijoles eleva tu nivel de azúcar en la sangre mucho más lenta y drásticamente que, digamos, consumir una dona, un vaso de jugo de naranja o un plato de cereal endulzado. (Los alimentos no necesitan tener un sabor dulce para convertirse en glucosa con rapidez. Los mejores ejemplos de esto son el puré de papa y el pan blanco.)

La cantidad de azúcar que circula en tu sangre en verdad es muy pequeña —tan sólo unas pocas cucharaditas—, así que, para mantener tu azúcar en la sangre a niveles normales tras una buena dosis de carbohidratos, la glucosa absorbida tiene que salir de tu sangre para llegar hasta tus células. Éste es el trabajo de la hormona insulina, la cual hace que tus células retiren la glucosa de tu torrente sanguíneo. Ya que la glucosa ha llegado al interior de una célula, pueden ocurrirle tres cosas:

- Quemarse de inmediato para aportar energía.
- Almacenarse en cantidades limitadas para su uso posterior como un material similar al llamado glucógeno.
- Convertirse en grasa.

Si una célula elige la última opción, convertir la glucosa en grasa, entonces está en un camino sin retorno. No hay manera de que la grasa pueda volver a transformarse en glucosa. Tiene que quemarse como grasa o almacenarse como grasa.

Además de su función como policía de tránsito que dirige la glucosa hacia dentro de las células, la insulina controla la liberación de la grasa almacenada de tus células de grasa. Entre mayor sea tu nivel de insulina, menos grasa se reincorpora a tu organismo para usarse como combustible. Entonces, cuando consumes alimentos ricos en carbohidratos, sobre todo altos en almidones y azúcar refinados, tu insulina se dispara para eliminar la glucosa de tu sangre y guardarla en las células, y simultáneamente tu aprovechamiento de la grasa se desploma. Por decirlo de manera sencilla, tu cuerpo siempre da a los carbohidratos un trato preferencial.

¿Por qué el cuerpo mima tanto a los carbohidratos? Porque tu cuerpo tiene una capacidad limitada para almacenar carbohidratos: cuando mucho, la provisión de energía de más o menos medio día. (Compara esto con las reservas de grasa corporal: incluso una persona delgada tiende a llevar consigo una provisión para dos meses.) Entonces, tiene sentido que quememos tantos como podemos tan pronto como los digerimos y absorbemos. De otra manera, pronto nos quedaríamos sin lugares para almacenarlos. Si sumas esto al rápido ritmo con que digerimos el azúcar y otros carbohidratos refinados, todo el proceso puede volverse bastante drástico. Ahora, imagina que este proceso tiene lugar tres, cuatro o cinco veces al día, y desactiva cada vez más la quema de grasa a medida que se eleva la insulina para hacerse cargo de la creciente marea de azúcar en la sangre. Tu cuerpo no tiene otra opción cuando has hecho una comida abundante en carbohidratos, pues este bravucón metabólico siempre se sale con la suya. Por causa de este imperativo biológico, a las calorías de la grasa siempre se les deja como última opción, donde lo más probable es que se les almacene una y otra y otra vez.

Todo este proceso pasa bastante inadvertido para la mayoría de nosotros siempre y cuando seamos jóvenes y sanos, pero algunas personas tienen problemas con estos cambios tan extremosos en su glucosa sanguínea. Si la respuesta de tu insulina es demasiado grande o dura demasiado, tu nivel de azúcar en la sangre se derrumba, ¡y pum!, tus niveles de energía se desploman. Quizá reconozcas esto como un "bajón" después de almorzar. Quizá tengas problemas para concentrarte o sientas sueño y a menudo apetezcas alimentos como chocolates, papas fritas o dulces. Y adivina qué ocurre unas horas después: Tan sólo se repite la cinta. Mantén este patrón durante años y será probable que desarrolles una resistencia a la insulina, lo cual quiere decir que requerirás cada vez de más insulina para transportar una misma cantidad de glucosa. Lo que ocurre es que tu organismo se ha rendido ante el bravucón y ha preparado el escenario para desarrollar el síndrome metabólico e incluso la diabetes del tipo 2. (Discutiremos esto en el capítulo 14.)

Comparado con la duración de la evolución, nuestro cuerpo no ha tenido mucho tiempo para aprender cómo lidiar con todos esos carbohidratos y azúcares refinados de la modernidad que han llegado a dominar nuestra alimentación durante sólo el último medio siglo o algo así. ¡Y siempre has culpado a los aderezos de ensaladas y los huevos revueltos por tus enormes muslos! La capacidad de traer una "riñonera" de energía en forma de grasa en realidad ayudó a nuestros antepasados lejanos a sobrevivir durante intervalos prolongados entre comidas (la caza no siempre proveía de cada comida a tiempo) y en tiempos de hambruna. Sin embargo, hoy, cuando la mayoría de las personas hacen diariamente tres comidas grandes llenas de carbohidratos refinados —por no mencionar los cafés con leche dobles y endulzados, y las barras de caramelo de media tarde—, rara vez tienen la oportunidad de recurrir a sus propias reservas de grasa. Si seguimos convirtiendo la glucosa en grasa y dejamos ahí ese "tapón bravucón", estaremos condenados a la gordura.

Por fortuna, encontrar la Ventaja de Atkins te da un pase de salida de esa montaña rusa de la glucosa al hacer que tu cuerpo empiece a quemar principalmente su grasa para obtener energía. Cuando consumes alimentos compuestos sobre todo por proteínas, grasa y fibra, tu cuerpo produce mucho menos insulina. (Si comes una gran cantidad de proteínas, algunas de ellas pueden convertirse en glucosa, pero las proteínas no provocan tanta secreción de insulina como lo hacen los carbohidratos.) Y si los carbohidratos que consumes los comes en forma de alimentos ricos en fibra, los cuales se transforman en glucosa con relativa lentitud, no deberás experimentar altibajos extremos en tus niveles de azúcar en la sangre. Tu cuerpo necesitará producir mucho menos insulina, de modo que tus niveles de azúcar en la sangre se mantienen estables, al igual que tus niveles de energía.

Al cambiar en tu dieta el equilibrio entre las grasas, los carbohidratos y las proteínas, harás que tu cuerpo queme de manera principal su propia grasa en vez de hacer que alterne de manera incesante los carbohidratos y la grasa. No hay nada extraño o arriesgado en este proceso metabólico normal. Tú quemarás tu propia grasa corporal para obtener energía, y como un efecto secundario positivo perderás peso. Por si no lo has acabado de entender, comer grasa no te hace engordar, siempre y cuando permitas que tu cuerpo la queme. Responsabiliza a quien debes: a los excesos en el comer y la intolerancia a los carbohidratos. Y justo ahí yace el tema de este libro, y la premisa básica de la Dieta de Atkins.

Sabemos que estás ansioso por iniciar con la Dieta de Atkins, pero no desesperes. De manera deliberada hemos puesto los siguientes tres capítulos sobre los macronutrimentos antes de la segunda parte, donde hallarás lo esencial para saber cómo seguir el programa. Es mejor que ahora dediques un poquito de tiempo a leer esto para que luego no digas: "¡Ay, debí haber leído eso antes de apresurarme con la dieta y hacerla mal!" Cuanto mejor entiendas la importancia de lo que pones en tu boca, más te comprometerás a elegir una manera saludable de comer para el resto de tu vida. La mayoría de las personas que han fracasado con Atkins en el pasado tuvo alguna clase de malentendido en relación con la dieta. Cuando entiendas la manera correcta de comer (y sus *porqués*) y cómo un adelgazamiento más lento y estable conduce al control de peso permanente, será mucho más probable que alcances el éxito a largo plazo.

PUNTOS DE REVISIÓN

- Atkins es una manera permanente de comer, no sólo una dieta de adelgazamiento.
- Atkins se compone de cuatro fases cada vez menos estrictas.
- Si restringes tu consumo de carbohidratos, harás que tu cuerpo empiece a quemar principalmente la grasa corporal para obtener energía.
- Cuando empiezas a usar tus reservas de grasa corporal, frustras al bravucón metabólico que suele obstruir el acceso a tus almacenes de grasa.
- Esta adaptación metabólica, conocida como la Ventaja de Atkins, proporciona una fuente estable de energía y ayuda a controlar tu apetito y eliminar o reducir las ansias de carbohidratos.
- En Atkins, como en cualquier dieta de adelgazamiento, primero perderás agua, pero muy pronto empezarás a perder grasa.
- Consumir una modesta cantidad de sal elimina o modera los síntomas que a veces acompañan el efecto diurético de la dieta y el cambio metabólico hacia la quema de grasa.
- La cantidad y calidad de los carbohidratos que consumes tiene un impacto en la cantidad de insulina que hay en tu torrente sanguíneo.
- La grasa se almacena con facilidad en tu cuerpo, pero el espacio para almacenar carbohidratos es limitado, de modo que cualquier excedente se convierte en grasa.

Ahora conozcamos a Janet Freedman, que está delgada por primera vez en su vida adulta.

HISTORIA DE ÉXITO 2

EL ÉXITO DESPUÉS DE MUCHO TIEMPO

Desde los siete años, cuando resultó gravemente herida en un accidente, la artista y escritora Janet Freedman había batallado con su peso. Tras pasar meses en cama, llena de alimentos —incluidos licuados de leche diarios para que sanaran sus huesos—, Janet se convirtió en una niña gordita, y al crecer, en una mujer gordita. Pero eso ya es historia.

ESTADÍSTICAS VITALES

Fase actual: Pérdida de peso continua
Consumo diario de carbohidratos netos: 30 gramos
Edad: 64
Estatura: 1.58 metros
Peso anterior: 71.5 kilos
Peso actual: 60 kilos
Peso perdido: 11.5 kilos
Presión arterial actual: 110/70
Triglicéridos anteriores: 181
Triglicéridos actuales: 83
Colesterol LAD ("bueno") anterior: 41 mg/dL
Colesterol LAD ("bueno") actual: 54 mg/dL

¿Cuál fue tu primer esfuerzo para adelgazar?
Empecé con la "antigua" dieta de Weight Watchers cuando tenía 19 años. Aunque perdí el exceso de peso, recuerdo que cuando me acostaba por las noches no podía dormir porque el estómago me dolía de hambre. Sobra decir que acabé por abandonar el programa y recuperé el peso que había perdido. A lo largo de los años he probado toda una serie de dietas pero no he tenido éxito. Además, gané peso adicional durante dos embarazos y gané aún más conforme avanzaba mi edad. En 2004, entré a un estudio en el hospital local, el cual se centraba en una dieta baja en calorías y grasas (DASH) que incluía juntas educativas semana-

les. Perdí peso poco a poco, pero sentía hambre la mayor parte del tiempo.

¿Tienes problemas de salud relacionados con el peso?
Sí. Mis niveles de colesterol requirieron de cada vez más medicación, me dolían las articulaciones y me sentía vieja y cansada. Tampoco fui capaz de participar en la sección de ejercicios de la dieta DASH por dolores en mis rodillas y caderas, los cuales mi médico atribuía a la artritis. En mi familia hay casos de enfermedad coronaria y diabetes, y pensaba que sólo era cuestión de tiempo.

¿Qué te hizo cambiar a la Dieta de Atkins?
Al final del estudio, continué con una alimentación baja en grasas y calorías, y mantuve mi peso con extrema diligencia. Aún tenía una sensación de privación, y en el último año que seguí la dieta sólo bajé dos kilos. Mientras tanto mis niveles de colesterol, que tendrían que haber bajado, siguieron en ascenso. Una amiga me contó que había perdido peso y mejorado su salud con la Dieta de Atkins. Como aún me faltaba mucho para llegar a un peso normal y sabía que ya no podría continuar con la tortura de la dieta baja en grasa, decidí probarla.

¿Cómo te fue?
Alcancé mi peso deseado en cinco meses y luego me hice el propósito de bajar otros dos kilos, los cuales incluso sobrepasé. He logrado reducir mi medicación para el colesterol y ya no se me reseca la piel. Ya no me duelen las articulaciones, así que he sido capaz de hacer más ejercicio. Espero ver una mayor mejoría al continuar con este asombroso estilo de vida. Y ya me quedan los pantalones talla 8, ¡los cuales nunca había usado en toda mi vida!

¿Cuál es tu régimen de ejercicio?
Empecé en casa con una máquina de caminar durante cinco minutos a 2.5 kilómetros por hora. A medida que bajaba de peso y se reducían mis dolores de rodillas y cadera, dupliqué la velocidad y añadí inclinación. Ahora camino entre 20 y 30 minutos tres o cuatro veces por semana. Otros días me subo a una bicicleta fija, hago una serie de ejercicios básicos y una breve rutina de peso libre.

¿Cuáles son las peores cosas de tener sobrepeso?
La gente que tiene un peso normal no tiene idea de las agonías que sufre la gente joven con sobrepeso. Sé que eso deja su marca en la autoestima y la propia confianza. Y toda esa serie continua de dietas fallidas sólo agravaron el dolor.

¿Qué te gusta de Atkins?
Me encanta que es saludable, sensata y promueve alimentos *verdaderos*. La horrible y persistente hambre desaparece. El hambre siempre me ha hecho abandonar programas de adelgazamiento anteriores. Ya no. Cuando fui a la boda exótica de mi hijo estuve rodeada de comida sin calorías y muy alta en carbohidratos, pero no me sentí tentada, ni siquiera por el pastel de bodas. El hambre y los antojos excesivos se han ido.

¿Qué palabras de sabiduría puedes ofrecer a otras personas?
Lean todo lo que puedan sobre la Dieta de Atkins. Sigan las instrucciones y den al plan dos semanas para ver lo que puede hacer por ustedes. La comunidad de Atkins les dará consejo y apoyo.

¿Algo que quieras agregar?
Yo engordé por seguir las sugerencias del gobierno. Ahora mi cuerpo me dice que ésta es la manera correcta de comer y que los consejos que recibí durante años estaban del todo equivocados.

3

Los carbohidratos correctos
en las cantidades correctas

La harina blanca sirve mejor como pegamento para
proyectos de arte en el jardín de niños que como nutrimento. Los granos refinados y el insidioso "veneno"
dulce conocido como azúcar alimentan la industria
de los alimentos procesados, pero dichos productos
perjudican la salud y la calidad de vida en personas
que luchan contra la sobrecarga de carbohidratos.

Además de tomar el control de tu peso y salud, una meta igual
de importante y relacionada es descubrir un patrón de alimentación rico en nutrimentos que te provea de una corriente continua de energía. Es vital que entiendas los principios básicos de
la nutrición, pero también necesitas aprender a interpretar las
señales de tu propio cuerpo. Volver a equilibrar tu dieta es el primer paso en este proceso de personalización.

Quizá conoces a algunos afortunados individuos que parecen
ser capaces de comer de todo y nunca subir una sola onza. (No
los odies.) Pero también está el resto de nosotros, que lucha con
un metabolismo incapaz de manejar la enorme carga de carbohidratos típica de la dieta moderna de alimentos procesados. Por
fortuna, tu cuerpo se comportará de manera distinta si lo ali-
mentas de manera diferente. Todo lo que tienes que hacer para
detener la lucha es desterrar al bravucón metabólico al activar

el interruptor para quemar grasa, es decir, la Ventaja de Atkins. En este capítulo nos enfocaremos en qué y cuántos carbohidratos debes comer para lograrlo. En los capítulos siguientes exploraremos los papeles de la proteína y la grasa en el control y mantenimiento del peso.

¿QUÉ SON LOS CARBOHIDRATOS?

Primero aclaremos algunos términos. Los carbohidratos pertenecen a dos categorías generales: los azúcares y los almidones (también llamados simples y compuestos). Los carbohidratos simples más comunes son la glucosa, la fructosa y la galactosa, y cada uno contiene una sola unidad de azúcar. Estos azúcares simples pueden juntarse para formar *sucrose* (glucosa y fructosa) o lactosa —el azúcar de la leche— (glucosa y galactosa). La sacarosa es el azúcar principal del azúcar de mesa, la miel de abeja, la miel de maple, el azúcar morena, el jarabe de caña y las melazas. Los almidones, por otro lado, están formados por largas cadenas de glucosa, pero cuando se les digiere se descomponen en sus partes constitutivas de glucosa. Los almidones constituyen la mayoría de los carbohidratos presentes en el pan, la pasta, los cereales, el arroz y las papas. Las verduras de hoja verde y otros vegetales que son claves para la Dieta de Atkins contienen cantidades relativamente pequeñas tanto de azúcares como de almidones, por lo cual suele llamárseles vegetales no feculentos.

¿QUÉ HACEN LOS CARBOHIDRATOS?

Los carbohidratos proporcionan energía, pero si ahora intentas perder peso, es claro que debes reducir tu consumo de energía —al ingerir menos calorías—. Si usamos la lógica, tiene sentido reducir tu consumo de carbohidratos. Pero existe otra razón más importante para restringir los carbohidratos. Al elevar tus niveles de insulina, los carbohidratos alimentarios controlan tu uso de la grasa corporal. Como lo explicamos en el capítulo anterior, cuando comes muchos carbohidratos, entorpecen la habilidad de tu cuerpo para quemar la grasa. Y es por eso que no podemos deshacernos de esos indeseables kilos de grasa.

¿PARA QUÉ COMER CARBOHIDRATOS?

Si los carbohidratos son esa clase de bravucones metabólicos, ¿por qué comerlos? Muchos alimentos que los contienen también ofrecen toda una gama de minerales, vitaminas, antioxidantes y otros micronutrimentos benéficos, lo cual da a los carbohidratos un lugar en una dieta saludable. Los carbohidratos preferibles son aquellos que provienen de alimentos con un modesto número de gramos por ración (después de que se les ha restado los gramos de fibra) y suelen ser aquellos que se digieren y absorben de manera lenta, de modo que no interfieran con tu provisión general y estable de energía. Los carbohidratos no procesados, como los que están en las verduras, algunas frutas, las nueces y los granos integrales, también son buenas fuentes de fibra y agua. El alto contenido de fibra también explica por qué los carbohidratos complejos se absorben más lento que los azúcares y carbohidratos procesados.

La mayoría de las verduras y otros alimentos ricos en carbohidratos integrales son buenos si se consumen con moderación, pero en la típica dieta estadounidense una enorme proporción de los alimentos que se consumen no son verduras de hoja verde, vegetales cocidos, bayas u otras frutas bajas en azúcar ni granos integrales. En cambio, son alimentos compuestos de granos molidos, azúcares refinados y diversos tipos de azúcar. Tan sólo piensa en los *bagels*, la pasta y las galletas dulces. Otros alimentos, como las papas fritas y los panqués de maíz, tienen poco que ver con sus orígenes. Incluso alimentos que aparentan ser saludables a menudo están repletos de azúcar. Ahí tienes el yogurt bajo en grasa, uno de los alimentos de "dieta" favoritos. De los 21 gramos de carbohidratos que contiene un vasito de cuatro onzas de una popular marca de yogurt de fresa, ¡19 gramos provienen del azúcar!

La Dieta de Atkins no consiste sólo en identificar los alimentos llenos de carbohidratos vacíos, sino también en encontrar los carbohidratos correctos —en las cantidades correctas—, los que se ajusten mejor a tu metabolismo individual. Tú dejarás de comer algunos carbohidratos integrales en las fases iniciales del adelgazamiento de la dieta, mientras aprendes cuán sensible es tu cuerpo al consumo de carbohidratos. En cambio, te enfocarás al principio en las verduras de hoja y otros vegetales no feculentos. Algunas personas tienen un metabolismo que tal vez llegue a tolerar cantidades moderadas de legumbres, granos integrales e incluso algunos vegetales feculentos. Todos estos alimentos están en las listas de alimentos aceptables para las fases avanzadas de la Dieta de Atkins, pero otros individuos encontrarán que estos alimentos feculentos interfieren con la pérdida o la conservación del peso. En ese caso deben evitarlos o comerlos sólo de manera ocasional. Tú sabrás en qué grupo de personas estás tras varias semanas o meses con la Dieta de Atkins.

¿Buscas consuelo en los carbohidratos?

La incapacidad para alejarse de ciertos alimentos quizá no sea una verdadera adicción que pueda compararse con el alcoholismo o la dependencia a los opiáceos, pero comer esos alimentos es como jugar con fuego, si hablamos en términos de la salud.

- ¿Son tus alimentos favoritos el pan, las papas fritas y otros tentempiés, además de las galletas dulces, los pasteles y otros postres?
- ¿Eres incapaz de comer sólo una o dos porciones?
- ¿Comes bocados de estos alimentos durante todo el día?
- ¿Cuando estás triste o deprimido, ¿recurres a estos alimentos?
- ¿Vuelves a sentir hambre después de un par de horas de haber hecho una comida completa o consumido una colación?
- ¿Comes aun cuando no tengas hambre tan sólo porque tienes los alimentos frente a ti?
- ¿A menudo te sientes cansado, irritable, con jaqueca o incapaz de manejar la tensión o de concentrarte durante la tarde u otras horas del día?

Todos estos síntomas son la evidencia de que estás atrapado en un círculo vicioso en el que deseas justo los alimentos ricos en carbohidratos que primero disparan y luego derriban tus niveles de azúcar en la sangre. A diferencia de las verdaderas adicciones, en este caso tú tienes una opción. Si puedes alejarte de estos alimentos por una o dos semanas, con lo cual obtendrás la Ventaja de Atkins, pronto descubrirás que puedes sentirte mucho más cómodo sin ellos.

LAS FRUTAS NO CUENTAN COMO VERDURAS

Aunque a menudo se considera que las frutas y verduras son intercambiables, tienen más diferencias que similitudes, tanto en el sentido botánico como en el metabólico. Sin embargo, la pirámide alimentaria del Departamento de Agricultura de los Estados Unidos aún los coloca en un mismo grupo. Ésa no es una buena idea. La mayoría de las frutas tienen niveles de azúcar considerablemente mayores y, por lo tanto, se comportan dentro de tu cuerpo de una manera distinta de la lechuga, las judías verdes u otros vegetales no almidonados. Con la Dieta de Atkins postergarás tu consumo de casi todas las frutas hasta que hayas pasado la etapa de Inducción. Las excepciones son las aceitunas, el aguacate y el jitomate, todos los cuales —lo creas o no— son frutas desde una perspectiva botánica, pero metabólicamente se comportan más como verduras. Las siguientes frutas que reintroducirás en la fase de Pérdida de peso continua serán las bayas, las cuales son relativamente bajas en carbohidratos y están llenas de antioxidantes y fibra. Una manera útil de pensar en las frutas es considerarlas como condimento para realzar el sabor en una comida o colación.

CUÍDATE DE LOS CHICOS MALOS

A diferencia de los alimentos integrales que contienen carbohidratos, los productos hechos con granos refinados, los bocadillos azucarados y muchos otros alimentos empacados —la lista es casi interminable— proporcionan calorías, pero carecen casi por completo de nutrimentos benéficos. Para complicar las cosas, hay de azúcares a azúcares. Los azúcares de las frutas son naturales, lo cual no significa que puedas consumirlos de manera despreocupada aun cuando estés en la fase de Conservación permanente. El azúcar también está presente en los productos lácteos, las verduras y otros alimentos ricos en carbohidratos. Pero los azúcares añadidos que, como su nombre lo indica, elevan el nivel de azúcar en los alimentos son un enorme problema. Los azúcares añadidos pueden ser artificiales o naturales, así que, por ejemplo, la miel que hay en algunos aderezos de mostaza es un azúcar añadido. Según el Departamento de Agricultura de los Estados Unidos, cada persona en este país consume hoy un promedio de 700 kilos de azúcar añadido al año, en comparación con un promedio de 560 kilos a principios de la década de los setenta. ¡Esto se traduce en casi 750 calorías diarias!

Este nocivo "veneno" dulce impulsa la industria de los alimentos procesados, pero perjudica la salud y la calidad de vida en personas que luchan contra la sobrecarga de carbohidratos. Casi todos los productos que encuentras en los pasillos centrales de los supermercados contienen azúcar añadida. Aprende a detectarla al leer con cuidado el recuadro de información nutrimental y la lista de ingredientes de la etiqueta de los productos. Además de los culpables obvios como refrescos, pasteles, jugos de frutas, postres, dulces y cereales, los azúcares añadidos acechan en salsas, aderezos para ensaladas, salsa cátsup, pepinillos e incluso comida para bebés. Todos los azúcares fabricados están llenos de carbohidratos vacíos a los que se ha implicado en toda una serie de problemas de salud, desde caries hasta resistencia a la insulina. ¿Te parece que las cosas no podrían ser peores? Pues te equivocas.

EL PERSONAJE MÁS PELIGROSO DEL BARRIO

El jarabe de maíz alto en fructosa (JMAF) merece un lugar especial en la galería del crimen de los azúcares. Un proceso de fabricación que incrementa el contenido de fructosa en el aceite de maíz (el cual empieza como glucosa pura) produce el JMAF, el cual le da un sabor mucho más dulce. Por lo general, el producto terminado contiene 55 por ciento de fructosa y 45 por ciento de glucosa. En contraste, el azúcar de mesa común tiene la misma proporción de fructosa y glucosa. Tú preguntarás, ¿qué importancia puede tener una diferencia del cinco por ciento? Como lo verás a continuación, este cinco por ciento adicional de "azúcar" como fructosa está condenado a convertirse en grasa.

El JMAF se ha infiltrado en nuestra canasta básica. Algunas autoridades de la salud vinculan la duplicación en el índice de obesidad en las cuatro últimas décadas con el creciente uso del JMAF para endulzar los refrescos.[2] En 1970, en promedio, los estadounidenses consumían cada año alrededor de 200 gramos de JMAF. Después, en 1997, el asombroso consumo anual por persona era de 28 kilos.[3] De 1975 a 2000, el solo consumo anual de refrescos aumentó de un promedio de 112 a 225 litros por persona.[4]

El contraargumento es que la sacarosa, que es mitad fructosa y mitad glucosa, está presente, de manera natural, en la fruta, y los humanos la hemos comido durante miles de años. Es por eso que verás el JMAF enlistado en las etiquetas de los alimentos y presentado en los anuncios como "100 por ciento natural", aun cuando las fábricas lo producen en masa. Aunque químicamente similar a la fructosa de la fruta, el JMAF de los alimentos procesados es problemático por la mera cantidad involucrada. Las frutas (y verduras) enteras contienen una cantidad relativamente pequeña de fructosa y están llenas de fibra, así como de antioxidantes saludables y otros micronutrimentos. El producto fabricado que mencionamos está desprovisto de calorías así como de cualquier beneficio de la fruta.

Aunque la mayoría de las células de tu cuerpo pueden metabolizar la glucosa con rapidez, la fructosa se procesa mayormente en el hígado, donde la mayoría se convierte en grasa. De ahí, toma una ruta directa a tus lonjitas. Aunque nuestros antepasados funcionaban bien con la pequeña cantidad de fructosa natural presente en las frutas, hoy la ingerimos en cantidades mucho mayores. Francamente, nuestro cuerpo no fue hecho para ese nivel de consumo, como lo deja muy claro un estudio reciente.[5] A dos grupos de personas con sobrepeso se les pidió que comieran lo que acostumbraban. Los individuos de un grupo habían consumido un cuarto de sus calorías diarias en una bebida especial endulzada con glucosa. Las personas del otro grupo tuvieron que consumir otra bebida idéntica, salvo que estaba endulzada con fructosa. No hubo otros requerimientos o limitaciones alimentarias. Como se esperaba, todos subieron de peso, pero sólo los sujetos que consumieron fructosa ganaron grasa en el vientre

---

El mito de la voluntad

EL MITO: El éxito en el adelgazamiento es tan sólo cuestión de fuerza de voluntad.

LA REALIDAD: Al igual que el color del cabello, tú heredas tu metabolismo, y las características metabólicas varían en gran medida entre los individuos. Algunas de las mejores pruebas de que los genes controlan el metabolismo se han hallado en investigaciones sobre gemelos idénticos. Cuando a muchos grupos de gemelos se les dio la misma dieta reducida en calorías, todos ellos perdieron peso. Sin embargo, el nivel de pérdida de peso (y grasa) varió mucho entre todo el grupo. Y adivina qué. Los individuos dentro de cada par de gemelos idénticos perdieron un peso similar. Esto significa que las personas con los mismos genes responden a la restricción energética de la misma manera, pero las personas con una constitución genética distinta (en este caso los diversos pares de gemelos) tienen una amplia gama de respuestas, pues mientras unos bajaron con facilidad otros tardaron mucho.[6] La misma similitud de respuesta dentro de cada par de gemelos y la amplia variación en todos los grupos de gemelos se observó cuando se les puso en un programa de ejercicios que quemaba 1 000 calorías diarias.[7] Entonces, no te frustres si alguien pierde peso más rápido que tú. Si, a pesar de hacer todo bien, experimentas un avance muy lento, ¡puedes culpar de una parte de ello a tus bisabuelos!

—el lugar más peligroso para cargar con peso extra—. También mostraron incrementos en la resistencia a la insulina, además de niveles bastante más altos de triglicéridos. Ninguno de estos indicadores se observó en el grupo que consumió glucosa. Evita cualquier producto que contenga JMAF.

CONTRA LOS GRANOS

Hace poco más de un siglo, una invención suiza cambió para siempre la alimentación de la gente de todo el mundo. El cilindro de acero transformó el molido de los granos e hizo posible la producción barata y rápida de harina blanca y otros granos refinados. Las buenas noticias acabaron por ser malas. El pan blanco, antes un patrimonio exclusivo de los ricos, ahora estaba al alcance de todos. Sin embargo, al extraerle el germen —rico en aceite— y el salvado —rico en fibra—, la harina quedó desprovista de prácticamente todos sus nutrimentos esenciales. Sólo después de que millones de personas murieran como resultado de la desnutrición producida por una dieta que se basaba en pan de harina blanca, el gobierno estadounidense ordenó que se fortificara la harina con al menos ocho vitaminas y minerales esenciales para reponer algunos de los micronutrimentos que se extraían en el germen y el salvado (con la notable excepción del magnesio). A esta nueva harina blanca, supuestamente mejorada, se le llamó "enriquecida".

Con o sin fortificación, la harina blanca funciona mejor como pegamento para proyectos artísticos de jardín de niños que como nutrimento. La harina blanca aún puede ayudar a matar a la gente; sólo que ahora tarda más, pues la diabetes y las enfermedades cardiovasculares cobran su cuota. No obstante, al igual que el azúcar y sus semejantes, la harina blanca y otros granos refinados —el JMAF es un producto de maíz refinado— se han convertido en una parte fundamental de nuestra dieta. Como sociedad, estamos tan apegados a los granos muy procesados como lo estamos con el azúcar. Por desgracia, la gente de todo el mundo ahora sigue nuestros patrones de alimentación.

Así como ingerir una bebida energética —que no es sino agua azucarada con un poco de taurina, guaraná, sabor frutal o un poco de jugo de fruta añadido—, no es lo mismo que comer la propia fruta, los granos a los que se ha robado sus nutrimentos esenciales son pálidas imitaciones de los alimentos integrales originales. Mucha gente podrá consumir pan integral, hojuelas de avena, arroz entero, quinua y alimentos similares en las fases avanzadas de la Dieta de Atkins. Pero los granos refinados son otra historia. Sería poco razonable esperar que nunca vayas a probar alimentos hechos con estos granos durante la fase de Conservación permanente, pero no creas que tienen mucho valor nutrimental. Si descubres que tienes resistencia a la insulina que no mejora con la pérdida de peso —aunque, por fortuna, suele mejorar—, quizá incluso los granos integrales sean más de lo que tu organismo puede tolerar.

LOS CARBOHIDRATOS PUEDEN HACERTE ENGORDAR

En el capítulo 5 abordaremos con detalle la idea equivocada de que comer grasa te hace engordar. Sin embargo, los carbohidratos y, en menor grado, las proteínas también se metabolizan como grasa corporal. Adivina lo que un granjero da de comer a los cerdos o novillos cuando quiere hacerlos engordar para el mercado. Correcto: granos. Una teoría cada vez más popular es que el responsable principal del ensanchamiento de las cinturas en los Estados Unidos no es la grasa, sino el azúcar, el JMAF y la harina blanca —los bravucones metabólicos por excelencia—. Veamos la ya demasiado típica dieta estadounidense: una barra de cereal con mermelada y jugo de naranja para desayunar; un apresurado almuerzo de sopa en una taza y una bolsa de papas fritas, y una cena, calentada en microondas, de pollo empaniza-do y puré de papa; añade unas cuantas latas de refresco y cola-ciones de "comida chatarra" a lo largo del día. Esto equivale a unos 300 gramos de carbohidratos. Es más, la mayoría de estos carbohidratos provienen de granos refinados y varias formas de azúcar. Las dietas bajas en calorías y grasas también dependen mucho de los carbohidratos, incluidos muchos de los que son menos nutritivos. En contraste, los carbohidratos que se consu-men en la Dieta de Atkins provienen principalmente de alimen-tos enteros, sobre todo vegetales.

Cuando sigues la Dieta de Atkins *reequilibras* tu consumo de los tres macronutrimentos, con lo cual eliminas el obstácu-lo que te impedía quemar grasa para obtener energía. Y adivina cuál es ese obstáculo: un alto nivel de insulina en la sangre deri-vado de una dieta con demasiados carbohidratos. Este cambio en la alimentación, que te permite quemar principalmente grasa para obtener energía —lo cual facilita el adelgazamiento—, es la Ventaja de Atkins.

PUNTOS DE REVISIÓN

- Consumir menos carbohidratos en comparación con la gra-sa y las proteínas, y sólo los carbohidratos integrales que tu metabolismo puede tolerar, te permitirá bajar de peso y man-tenerte esbelto.
- Consumir demasiados carbohidratos, incluso los de los ali-mentos integrales, entorpece la capacidad de quemar grasa para obtener energía.
- Una reducción significativa en el consumo de carbohidratos hace que tu cuerpo queme sus reservas integradas de grasa, su

mejor combustible, para obtener energía, lo cual es un proceso perfectamente natural.

- El consumo de azúcar, granos refinados y otros alimentos con poco valor nutrimental produce grandes aumentos en los niveles de azúcar en la sangre; al evitarlos se eliminan tanto los aumentos como los decrementos.
- Al incremento en el consumo de jarabe de maíz alto en fructosa se le ha relacionado al reciente brote de obesidad.
- Los alimentos con carbohidratos integrales contienen más fibra, lo cual hace más lento el proceso digestivo y reduce el apetito.
- Gramo por gramo, los carbohidratos integrales contienen muchos más micronutrimentos que los procesados.

Tras leer la siguiente historia de éxito de Julian Sneed, quien perdió más de 45 kilos con la Dieta de Atkins, ve directo al capítulo 4 para descubrir cómo el consumo de proteínas desempeña un papel fundamental en el control del peso.

HISTORIA DE ÉXITO 3

LOS 300

Robusto desde la adolescencia, Julian Sneed, de veintitantos años, decidió que ya era hora de hacer algo serio en relación con su peso y su salud. Ya se ha deshecho de más de 45 kilos y sigue en descenso, con lo que demuestra que puede tener una mejor condición física durante su tercera década de vida que durante la segunda.

ESTADÍSTICAS VITALES

Fase actual: Pérdida de peso continua
Consumo diario de carbohidratos netos: 50-75 gramos
Edad: 30
Estatura: 1.82 metros

Peso anterior: 139 kilos
Peso actual: 90 kilos
Peso perdido: 49 kilos
Peso deseado: 84 kilos

¿Tu peso siempre ha sido un problema?
Cuando era niño, jugaba baloncesto, y me mantuve esbelto hasta los comienzos de la adolescencia. Pero cuando tenía 17 años nos mudamos de Nueva York a Carolina del Norte, y pasé de ir a todas partes a pie a ir a todas partes en auto. Además, asistí a muchas comidas familiares, fiestas al aire libre y otras reuniones donde había comida mucho más pesada que la que acostumbraba. Para cuando cumplí 18 años pesaba 109 kilos. Después, mi empleo como gerente en un restaurante, donde podía comer tanto como quisiera, también me dificultó controlar mi peso.

¿Cómo conociste la Dieta de Atkins?
Mi supervisora en el restaurante había perdido alrededor de 45 kilos con Atkins. Ella me prestó el *New Diet Revolution* para que lo leyera, pero durante un tiempo tan sólo acumuló polvo. Cuando por fin me decidí a leerlo en abril de 2007, yo pesaba más de 136 kilos y sabía muy poco sobre nutrición. Fue extraño, ¡pero saber que podía comer bistec y huevos fue lo que me convenció!

¿Padecías algún problema de salud aparte de tu peso?
No, pero en mi familia hay casos de diabetes, hipertensión y enfermedades del corazón. Mi médico me dijo que tenía que hacer algo o sería sólo cuestión de tiempo.

¿Qué ocurrió después de que iniciaste tu dieta?
¡Bajé 22 kilos en cinco meses! ¡Increíble! Llegado este punto, yo pensé: "¡Guau, ahora peso 114 kilos!" Me sentía de maravilla y mantuve mi peso durante casi dos años.

¿Qué te hizo regresar a Atkins?
Iba a cumplir 30 años en julio de 2009, de modo que decidí comprometerme conmigo mismo a estar más esbelto y sano. Reinicié la Inducción y perdí siete kilos en dos semanas, antes de pasar a la fase de Pérdida de peso continua. Cuando cumplí los 30 pesaba 107 kilos, aunque sabía que aquél sólo era el comienzo.

¿Cuándo añadiste un componente de ejercicios a tu programa?
Empecé por caminar tres kilómetros cada tercer día durante mi segunda Inducción. Después de mi cumpleaños entré a un gimnasio y contraté a una entrenadora personal. Al principio me costó trabajo seguir su régimen, pero ahora me encanta y mi cuerpo ha cambiado. Hoy suelo trotar seis kilómetros cinco días a la semana sin parar, levanto pesas cada tercer día y también practico con aparatos de ejercicio.

¿Qué comes en un día común?
Para desayunar, puedo comer avena con sucralosa y crema, y tres huevos. El almuerzo es una gran ensalada con pollo asado y aderezo. Para cenar, mis vegetales favoritos son los frijoles verdes, y los como con pavo y, a veces, con un poco de arroz integral. Como granos integrales algunas veces a la semana, pero nunca blancos o blanqueados. Como una manzana cada tercer día y, a veces, medio plátano. Mis colaciones suelen ser almendras, pero si me siento bajo de energía o con apetito, como una pieza de pollo asado o un poco de atún.

Ya estás cerca de tu peso deseado. ¿Qué sigue?
Quiero ver qué tan esbelto puedo llegar a estar. Ahora, mi peso deseado es 84 kilos, pero mi objetivo mayor es estar lo bastante en forma como para ingresar a la policía dentro de un año. Necesitas ser capaz de correr cuatro kilómetros y hacer 100 lagartijas.

Ahora puedo hacer 50. Siento como si pudiera hacer cualquier cosa y no sólo es cuestión de peso. ¡El límite es el cielo!

¿Qué consejos puedes dar a otros?
Quiero que todo aquel que batalle con su peso sepa que también puede lograrlo. Aprenderás mucho sobre ti. Mi primera experiencia con Atkins fue de adelgazamiento, pero después llegué a otra parte y me di cuenta de que, en verdad, es una cuestión de buena salud. Yo soy un tanto perfeccionista, de modo que conté mis carbohidratos con todo cuidado, lo cual recomiendo. Tenía tantos deseos de adelgazar y estar en forma que fui capaz de resistirme a ciertos alimentos al principio. Ahora puedes ponerme frente a una mesa llena de alimentos poco saludables y no me siento tentado en lo absoluto. Si sigues la Dieta de Atkins correctamente, eso también puede ocurrirte.

4

El poder de las proteínas

Por su naturaleza llenadora, una dieta rica en proteínas produce un mejor adelgazamiento. Cuando remplaces algunos carbohidratos con proteínas en tu dieta, experimentarás menores fluctuaciones en tus niveles de azúcar en la sangre.

Los alimentos ricos en proteínas son cruciales para tu salud y tu estilo de vida bajo en carbohidratos. Las proteínas funcionan de la mano con la grasa alimentaria para permitirte reducir los carbohidratos. Primero daremos un vistazo a los diversos e importantes papeles que desempeñan las proteínas, incluida su función en la preservación del tejido magro a la vez que promueve la pérdida de grasa. Después te mostraremos cómo asegurarte de adquirir las proteínas adecuadas. Por último, entenderás por qué la Atkins *no* es una dieta alta en proteínas.

LAS PROTEÍNAS FUNCIONAN CON EL TIEMPO

Las proteínas son un componente importante de cada célula y órgano de tu cuerpo. Están compuestas de 20 aminoácidos diferentes que están unidos como una ristra de perlas. Cuando comes alimentos ricos en proteínas, los procesos digestivos deshacen los vínculos de manera que los aminoácidos puedan ser absorbidos en tu torrente sanguíneo. De ahí, viajan por todo tu cuerpo para proveerte de los ladrillos necesarios para construir y reparar las células. Sin una provisión continua de aminoácidos, se reducen tus células presentes y no se pueden producir nuevas. Cuando inicias una dieta de adelgazamiento, buscas reducir las células que almacenan la grasa corporal, pero no las musculares y otras células fundamentales. Comer proteínas también incrementa los niveles sanguíneos de aminoácidos, lo cual contribuye a:

- Una mayor saciedad (sensación de plenitud).
- Niveles más estables de azúcar en la sangre.
- Una mayor quema de calorías.

Diversos estudios han mostrado que consumir proteínas sacia más que consumir carbohidratos o grasas.[1] Quizá ésta sea una razón de que las dietas que incluyen más proteínas que el mínimo indispensable hayan mostrado mejores resultados de adelgazamiento. Cuando remplazas algunos carbohidratos con proteínas en tu dieta, experimentas menores fluctuaciones en tus niveles de azúcar en la sangre. La digestión y el metabolismo de las proteínas consumen más del doble de la energía (un 25 por ciento) que el procesamiento de carbohidratos o grasa.[2] Esto significa que quemas más calorías cuando digieres proteínas que cuando digieres los otros dos macronutrimentos. A las dietas altas en proteínas se les ha relacionado con la prevención de la obesidad y la pérdida de masa muscular, así como con un menor riesgo de desarrollar síndrome metabólico, diabetes del tipo 2 y enfermedades cardiacas.[3]

Existe la idea generalizada de que *una caloría es una caloría*. Los defensores de esta idea sugieren que sólo el total de calorías consumidas cuentan y que las proporciones de carbohidratos, proteínas y grasas no influyen en el adelgazamiento y la composición corporal. Sobra decir que éste es un tema polémico entre los nutriólogos. ¿Por qué? Porque a diferencia de lo que ocurre con los animales de laboratorio o los pacientes de hospital, la gente vive en el mundo real, lo cual hace que estos factores sean difíciles de evaluar con precisión semana tras semana. Las investigaciones muestran que las dietas altas en proteínas se asocian con una mayor retención de masa corporal magra durante la pérdida de peso —independientemente de la ingestión de calorías—, lo cual proporciona una fuerte evidencia de que las dietas bajas en carbohidratos y altas en proteínas tienen efectos benéficos en la composición corporal.[4]

De manera constante, las proteínas de tu cuerpo se destruyen y construyen. En los adultos, la descomposición y la síntesis de las proteínas suelen estar en equilibrio, de modo que la cantidad de masa corporal magra (el tejido de los músculos y órganos) se mantiene muy constante. Cuando quieres adelgazar, debes perder sólo grasa. Pero con la mayoría de las dietas cerca de un cuarto del total de los kilos perdidos suelen provenir de la masa corporal magra. La clave para mantener una masa magra es conservar tu síntesis proteica mayor o igual que tu descomposición proteica. No es sorpresa que, hasta cierto punto, comer alimentos ricos en proteína impulse tu síntesis proteica, mientras que el consumo insuficiente de proteína puede desembocar en una pérdida de masa muscular, lo cual no es bueno. Ésta es otra razón para que recomendemos consumir algo de proteína en cada comida, incluido el desayuno.

Carne de oferta

Si observas con atención las ofertas en el departamento de carnes del supermercado, en verdad podría valer la pena que fueras al pasillo de pruebas. Además de hacer tus compras cuando los productos más caros estén de oferta y de congelarlos para prepararlos en el futuro, busca aquellos cortes que se amolden a tu presupuesto. Los mismos cortes se venden bajo toda una diversidad de nombres.

Para asar: Aguayón en trozo (*top sirloin*, solomillo).

Para guisar: Al diezmillo o paleta de siete en trozo (el hueso sin carne parece un número siete) también se le conoce como aguja de ternera. Con él también se prepara una excelente carne asada. El pecho es otro corte económico que, al igual que los cortes de diezmillo, se beneficia de una cocción prolongada y lenta.

Para asar a la parrilla: El aguayón en trozo es un corte relativamente económico. Rocíalo con bastante sal durante más o menos una hora antes de cocinarlo para hacerlo más tierno. Enjuágalo y sécalo con palmaditas antes de cocinarlo. El bistec de falda se pone tierno cuando se le marina por varias horas. Córtalo en tiras contra la dirección de las fibras antes o después de asarlo. Es muy bueno para preparar fajitas. El bistec de falda es otra alternativa, aunque un poco más costosa.

Para dorar: El bistec de lomo deshuesado y el bistec de aguayón son más bien baratos y pueden asarse a la sartén o saltearse.

Carne molida: El diezmillo molido es menos caro y tiene mejor sabor que la tapa o el aguayón, los cuales tienden a ser secos. Busca que sea 80 u 85 por ciento magro para que tenga un mejor sabor.

COMBINA EL EJERCICIO CON LAS PROTEÍNAS

El uso eficiente que el cuerpo hace de las proteínas alimentarias se incrementa con el ejercicio. El consumo de suficientes proteínas combinado con una actividad de resistencia de cierta intensidad, como subir y bajar escalones o levantar pesas, puede ayudar a preservar y tonificar tus músculos durante el adelgazamiento. Con una cantidad significativa de ejercicio de resistencia es posible incluso incrementar un poco tu masa corporal magra. En ese caso, lo que haces es, básicamente, intercambiar grasa por músculo. Entre más masa muscular puedas preservar y tonificar mientras pierdes grasa, mejor te sentirás y lucirás. También estarás en mejor forma, más capaz de subir un par de bolsas del supermercado por las escaleras o aguantar el paso a tus hijos. Pero eso no es todo. El beneficio adicional de tener más masa muscular es que ya sea que te estés ejercitando intensamente o te encuentres recostado en tu sofá, quemarás más calorías que alguien del mismo peso con un porcentaje mayor de grasa corporal.

Sólo para aclarar, en la Dieta de Atkins no es indispensable practicar una rutina de ejercicios —aunque la actividad física es importante—, sobre todo en la etapa de Conservación permanente. Sin embargo, muchas personas descubren un nuevo interés en la condición física cuando bajan de peso. Los individuos que necesitan perder mucho peso quizá descubran que primero necesitan adelgazar un poco para poder ejercitarse cómodamente. La decisión es tuya. En la segunda parte discutiremos más a fondo el papel de la actividad física.

¿CUÁNTAS PROTEÍNAS?

Según los criterios del gobierno, la ración alimentaria recomendada (RAR) de proteínas para los adultos es de 0.36 gramos por cada 500 gramos de peso corporal. Para una persona de 75 kilos eso es casi tanto como lo que consumirías en una pechuga de pollo grande y un puñado de nueces. Es importante entender que la ración alimentaria recomendada refleja la cantidad *mínima*, no la *óptima*, de proteínas que necesita una persona saludable común. Hay muchos factores que incrementan tus necesidades mínimas de proteínas, como la edad, el género, la composición corporal (proporción de grasa en relación con la masa corporal magra), y aun si estás en crecimiento, eres una mujer embarazada, presentas inflamación o estás a dieta. Incluso la cantidad de tensión emocional bajo la que puedas estar puede ser un factor. Las investigaciones indican que los adultos se benefician de un consumo de proteínas superior al de la RAR, sobre todo cuando están en proceso de adelgazamiento.[5]

¿CUÁNTAS PROTEÍNAS NECESITAS *TÚ*?

Los siguientes rangos para mujeres y hombres deberán darte una idea de la flexibilidad en el consumo de proteínas que se permite en todas las fases de la Dieta de Atkins, mientras que la lista de consumo típico de proteínas mostrará las necesidades de proteínas de la mayoría de la gente.

RANGOS DE PROTEÍNAS RECOMENDADAS Y CONSUMOS TÍPICOS DE PROTEÍNAS PARA HOMBRES Y MUJERES, BASADOS EN LA ESTATURA

Estatura *(Con zapatos, tacones de 2.5 centímetros)*	*Gramos por día*	*Onzas por día*	*Gramos por día*	*Onzas por día*
1.45 m	63-125	13		
1.48 m	64-130	14		
1.50 m	65-135	14		
1.53 m	66-138	14		
1.55 m	68-142	15	74-154	16
1.58 m	70-145	15	75-157	17
1.60 m	71-149	16	76-159	17
1.63 m	73-152	16	78-162	17
1.65 m	75-156	16	79-165	17
1.68 m	76-159	17	81-168	18

Estatura (Con zapatos, tacones de 2.5 centímetros)	Gramos por día	Onzas por día	Gramos por día	Onzas por día
1.70 m	78-162	17	82-171	18
1.73 m	80-166	18	84-175	18
1.75 m	81-169	18	86-178	19
1.78 m	83-173	18	87-182	19
1.80 m	85-176	19	89-186	20
1.83 m			91-190	20
1.85 m			93-194	21
1.88 m			95-199	21
1.90 m			98-204	22

LA REGLA DE LOS SIETES

¿Quién tiene tiempo para pesar la comida o convertir gramos en onzas y viceversa? No te preocupes. Ahora que sabes cuántas onzas de proteínas debes procurar cada día, tan sólo sigue la regla de los sietes. Por ejemplo, cada onza de pollo, carne o tofu ya cocinada equivale a siete gramos de proteínas. Si consumes cada día entre 10 y 25 de estas unidades de una onza —de acuerdo con tu estatura dentro de los rangos mostrados arriba—, satisfarás tus necesidades. Estas comparaciones visuales deberán ayudarte a calcular el número de onzas en porciones.

Alimento	Comparación visual
1 onza de carne, pollo, tofu, etc.	Caja de cerillos pequeña/llave remota de auto
3 onzas de carne, pollo, tofu, etc.	Juego de cartas/teléfono celular
8 onzas de carne, pollo, tofu, etc.	Libro delgado de pasta suave
3 onzas de pescado	Chequera/iPod
1 onza de queso de pasta sólida	Cuatro dados

Distribuye tu consumo de proteínas a lo largo del día, y come al menos de cuatro a seis onzas en cada comida, incluido el desayuno; los hombres altos quizá necesiten ocho onzas. A menos que tus porciones iniciales sean mayores, no suele ser necesario reducir tu consumo de proteínas a medida que avanzas por las fases. Por otro lado, si te cuesta trabajo perder peso y estás haciendo todo lo demás al pie de la letra, tal vez desees reducir tus porciones de proteínas, si acaso te encontraras en el límite superior de nuestro rango de consumo recomendado, para ver si a eso se debe el estancamiento.

Existe una manera sencilla para determinar si estás obteniendo suficientes proteínas: haz la prueba de saciedad. Después de haber consumido lo que consideres una cantidad adecuada de proteínas (lo cual viene de manera natural con una modesta dosis de grasa natural), pregúntate si estás satisfecho. Si lo estás, muy bien. Si no, come un poco más. Si aún tienes hambre, trata de añadir un poco de aceite de oliva, crema o alguno de nuestros deliciosos aderezos o salsas. Tendrás que poner más atención a tu consumo de proteínas sólo si sospechas que comes muy pocas o demasiadas.

No pierdas tiempo en calcular la cantidad de proteínas que deberías comer durante el adelgazamiento como un porcentaje de tu ingestión total de macronutrimentos. En cambio, como lo muestra la tabla anterior, es mejor que bases tu consumo óptimo de proteínas en tu estatura y sexo. El punto medio del rango en gramos lo expresa en onzas, bajo el supuesto de que una onza equivale a siete gramos de proteínas, pero tú puedes elegir si consumes más o menos dentro del rango. Tan sólo elige tu nivel de gramos y divídelo entre siete para obtener tu meta diaria en onzas.

ENTRE MÁS VARIEDAD, MEJOR

Cuando la mayoría de las personas piensan en las proteínas, sobre todo en el contexto de la Dieta de Atkins, piensan en la res y otras carnes rojas, carne de aves, pescados, mariscos, huevos y productos lácteos. Los productos animales son buenas fuentes de proteínas, pero no son, por ningún concepto, las únicas. Tampoco son las únicas que puedes comer dentro de Atkins. En buena parte del mundo, la gente se basa en gran medida en fuentes vegetales como las nueces, semillas, legumbres y granos integrales para obtener proteínas. Incluso las verduras contienen pequeñas cantidades. A las proteínas animales se les considera completas, lo cual significa que contienen los nueve aminoácidos *esenciales* (aquellos que tu cuerpo no puede fabricar por sí solo). Muchas fuentes vegetales —aunque no todas— contienen niveles reducidos de uno o más de los nueve aminoácidos esenciales, por lo cual se les considera proteínas incompletas. Mientras sigues la Dieta de Atkins quizá te sea difícil satisfacer todas o la mayoría de tus necesidades de proteínas por medio de fuentes vegetales, aunque sí es posible hacerlo, como lo discutiremos en el capítulo 6.

Debemos hacer mucho énfasis en que la mejor dieta para ti debe incluir los alimentos que te encantan. Cuando se trata de proteínas, puedes conformarte con comer carne de res, pollo, productos lácteos y huevos, e ignorar casi todas las demás fuentes de proteínas. Pero si la variedad es la sal de *tu* vida, haz un esfuerzo por comer pescados y mariscos dos o tres veces por semana, y come de vez en cuando carne de puerco, cordero y quizá ternera. Tal vez también te guste el chivo, el pavo, el pato o incluso el faisán; los auténticos aventureros quizá se lancen a probar carne de venado, avestruz, conejo, bisonte o alce.

Entre más variada sea tu dieta, más factible será que obtengas toda la gama de vitaminas, minerales y otros micronutrimentos que tu cuerpo necesita para una salud óptima. Y entre más variadas sean tus fuentes de proteínas, más apto serás para consumir un equilibrio de aminoácidos y grasas esenciales sobre los que aprenderás en el siguiente capítulo. Lo importante es que tú puedes hacer cualquier cosa que te funcione en términos de sabor y costo, siempre y cuando tengas en consideración el contenido de carbohidratos de tus alimentos. Las fuentes de proteína que contienen un poco más de grasa tienden a ser más llenadoras, de modo que es probable que te sacies pronto, por ejemplo, después de comer pato que de comer una pechuga de pollo. Como las proteínas de origen vegetal son más bajas en grasa (salvo por el tofu y las cremas de nueces), también tienden a ser menos saciadoras, lo cual es otra razón para añadir grasas saludables para cocinar y estar muy al pendiente del contenido de carbohidratos de las proteínas de fuente vegetal.

Nuestra posición siempre ha sido que cuando controlas tu consumo de carbohidratos, no hay necesidad de evitar los cortes grasos de carne o de retirarles la grasa. Sin embargo, si lo prefieres, siéntete libre de comer cortes más magros. Sólo asegúrate de servirlos con queso azul desmoronado, o mantequilla de especias, o con verduras acompañadas de aderezo de ensalada o un poco de aceite de oliva en la misma comida. Insisto, la decisión es tuya.

ATKINS NO ES UNA DIETA ALTA EN PROTEÍNAS

Permítenos aclarar que la Dieta de Atkins no es demasiado alta en proteínas y, por lo tanto, no causa problemas de salud. Con su consumo típico de entre 13 y 22 onzas de alimentos proteínicos al día, difícilmente puede decirse que Atkins sea una dieta alta en proteínas. En cambio, la consideramos una dieta con un consumo *óptimo* de proteínas. En cualquier caso, la mayoría de los temores de estar comiendo demasiadas proteínas son infundados, pues se basan en investigaciones limitadas o deficientes. Por ejemplo, la idea errónea de que el consumo elevado de proteínas puede dañar los riñones probablemente surgió del hecho de que los individuos que *ya tienen una enfermedad renal avanzada* no pueden eliminar los desechos del consumo de proteínas, por moderado que sea. No hay evidencia de que una persona sana haya experimentado daños en el riñón por comer la cantidad de proteínas que se consume en la Dieta de Atkins. Es mucho más peligroso no beber suficiente agua, pues la deshidratación produce un desgaste mucho mayor de los riñones.

Como se ha mostrado que las dietas altas elevan en proteínas la excreción del calcio en la orina, ha surgido la preocupación sobre un efecto negativo en la salud ósea. Sin embargo, investigaciones recientes indican que la pérdida de calcio se compensa con una mayor absorción del mismo, y el efecto neto es un incremento de la masa ósea.[6] Los temores sobre un mayor riesgo de desarrollar osteoporosis en individuos sanos son igualmente infundados.[7]

PUNTOS DE REVISIÓN

- Los requerimientos de proteína deben basarse en tu estatura y considerar tu nivel de actividad y otros factores personales.
- Tus necesidades de proteína se satisfarán mejor si incluyes proteínas en cada comida.
- Comer más proteínas de las que indica la RAR preserva la masa muscular, en especial durante el adelgazamiento.
- La cualidad llenadora de las proteínas te ayuda a no comer en exceso.
- A nuestro rango recomendado de consumo de proteínas se le ha relacionado con una reducción de la obesidad y el mejoramiento de muchos otros problemas de salud.
- Aunque comerás bastantes proteínas, la de Atkins no es una dieta alta en proteínas.

En el siguiente capítulo aprenderás acerca del papel tan fundamental que la grasa alimentaria desempeña en el control del peso y en la buena salud. Pero primero visitemos a Loralyn Hamilton, quien se deshizo de sus kilos hace más hace 14 años, para siempre.

HISTORIA DE ÉXITO 4

HACER LO QUE TE SALE NATURAL

Durante 14 años y aún ahora, Loralyn Hamilton ha seguido la Dieta de Atkins para mantener su peso bajo control y elevar su energía. Como ella ha llegado a conocer cómo funciona su cuerpo y a confiar en sus instintos, llevar un estilo de vida bajo en carbohidratos se ha convertido en algo automático para ella.

ESTADÍSTICAS VITALES

Fase actual: Conservación permanente
Consumo diario de carbohidratos netos: 80-100 gramos
Edad: 35
Estatura: 1.65 metros
Peso anterior: 75 kilos
Peso actual: 59 kilos
Peso perdido: 16 kilos

¿Qué te motivó a probar la Dieta de Atkins?
La primera vez que probé la dieta fue cuando estaba en el primer año de la universidad. Tuve que cuidar lo que comía desde que tenía 14 años, pero no fue sino hasta que cumplí los 19 cuando subí 14 kilos. Además, no me sentía bien. Estaba tan cansada que no podía caminar con facilidad de un salón a otro y eso resultaba muy difícil a nivel mental. Al observar mis bajas de azúcar de media mañana y media tarde, mi médico dijo que estaba al borde de la hipoglucemia. Me dijo que redujera mi consumo de azúcar y que comiera más proteínas. Tras leer sobre la Dieta

de Atkins, decidí probarla. Perdí 16 kilos, gané mucho más energía y las bajas de azúcar desaparecieron.

¿Experimentaste algún obstáculo mayor?
Algunos periodos de estancamiento, claro está, y me costó trabajo bajar los últimos dos kilos. Cuando estudiaba en la universidad, era difícil hallar alimentos que pudiera comer. Cada vez que iba algún lugar y pedía una hamburguesa con queso pero sin bollo, todos creían que estaba loca. Por supuesto, ahora eso es la norma.

¿Incorporaste el ejercicio físico a tu estilo de vida?
Compré una pequeña caminadora; primero la usé durante cinco minutos diarios y subí poco a poco hasta llegar a 15 minutos diarios, cinco veces a la semana. Ahora me estiro y trabajo durante 10 minutos diarios en la máquina de ejercicios.

¿Te has dado por vencida en algún momento?
No, pero cambié de programa a propósito un par de veces. Una vez probé Slim-Fast, pero sentía hambre todo el tiempo, ¡y no soy muy agradable cuando estoy así! Cuando me embaracé, me encontraba en la fase de Conservación permanente, y aunque pensé que podría mantenerme ahí, no estaba segura del impacto que eso tendría, de modo que sólo reduje moderadamente los carbohidratos. Espero volver a embarazarme pronto y esta vez me mantendré firme en la fase de Conservación.

Después de 14 años, ¿se ha vuelto Atkins algo automático para ti?
Mi esposo come de la misma manera que yo, lo cual facilita todo. En verdad, durante nuestra primera cita, descubrimos que ambos cuidábamos nuestro consumo de carbohidratos. Nunca había salido con alguien que lo hiciera. Cada uno sigue su propia versión de Atkins tan sólo porque sabemos lo que nos

funciona y lo que no. Después de un tiempo uno llega a conocer su organismo. A veces como un pan o panqueques con miel sin azúcar. Si eso me hace sentir con demasiada hambre el día siguiente, como bastante carne, mantequilla y aderezo de ensaladas para saciarme.

Entonces, ¿en general te resulta fácil mantener tu peso?
La mayoría de las personas necesitan darse cuenta de que serán capaces de reincorporar a su estilo de vida los alimentos que les encantan una vez que conocen el Equilibrio de Carbohidratos de Atkins (ECA) y por ende, cómo su cuerpo procesa los carbohidratos. Enfocarte en las cosas buenas que puedes comer y disfrutar funciona mejor que enfocarte en las que no puedes manejar. Tienes que reeducar tu mente para que piense en los beneficios. La resistencia sólo te hacer querer algo más. Si piensas en la apetencia de un alimento inadecuado como en algo temporal, podrás abrirte paso entre las dificultades y mantenerte firme.

5

Conoce a tu nueva amiga: la grasa

La idea simplista de que comer grasa te hace engordar no tiene una base científica, a pesar de la vieja idea de que tú eres lo que comes. Para ser más precisos, tú eres lo que tu cuerpo decide almacenar de lo que comes.

Ya es hora de dejar de creer que la grasa comestible es tu enemiga. Una vez más, lo diré fuerte y claro: la grasa es una fuente clave de energía y nutrimentos esenciales, y no puedes vivir sin ella. Aunque parezca ir en contra de nuestra intuición, sustituir los azúcares y los carbohidratos refinados con grasas naturales también es un elemento importante que contribuye al control del peso. En verdad, la grasa puede ser un alimento muy energético que te proporciona un filo metabólico, al cual llamamos la Ventaja de Atkins. Cuando incrementes tu consumo de grasa y disminuyas el de carbohidratos, experimentarás un nivel de energía mayor y más constante.

Pero primero pongamos sobre la mesa algunos términos y definiciones. Cuando los científicos hablan de la grasa, suelen usar el término "ácidos grasos", que son parte de un grupo de sustancias llamadas lípidos. Y como no son solubles en agua, las grasas alimentarias permiten que tu cuerpo absorba las vitaminas A, D, E y K, todas solubles en grasa, así como algunos otros micronutrimentos que contienen los vegetales.

GRASAS MULTIFUNCIÓN

Las células que contienen grasa acolchonan varias partes de tu cuerpo, incluidos los huesos y órganos, y ayudan a aislarlos del frío. Los ácidos grasos también son ingredientes fundamentales de las membranas, que son básicamente envolturas que funcionan como porteras de las células, pues controlan lo que entra y sale de ellas. Muchas de nuestras células, incluidas las cerebrales, contienen ácidos grasos específicos que son necesarios para un funcionamiento cerebral sano y permiten que los nervios y el sistema hormonal transmitan señales al resto del cuerpo, entre otras funciones importantes.

Todo está muy bien, tú dirás, pero lo que en verdad quiero saber es ¿cómo puede la grasa hacerme adelgazar? Como ya lo sabes, en compañía de las proteínas, la grasa ayuda a aumentar la saciedad. Y como la grasa transporta el sabor, hace que la comida sea más satisfactoria. ¿Y eso qué? Digamos, por el mero placer de discutir, que 500 Calorías de grasa te dan tanta saciedad como 1 000 Calorías de carbohidratos refinados. ¿Cuál es la mejor opción si quieres perder peso? La grasa en la dieta también hace más lenta la entrada de la glucosa en el torrente sanguíneo, con lo cual modera los altibajos del azúcar en la sangre que pueden hacerte sentir más hambre poco después de haber comido carbohidratos. Conclusión: Si comes grasas en lugar de carbohidratos, tendrás menos probabilidades de comer en exceso. Estas propiedades entrelazadas son esenciales tanto para el proceso de adelgazar como para el de mantenerte esbelto.

A pesar de todos estos beneficios, a la grasa comestible se le ha satanizado durante el último medio siglo. Durante demasiado tiempo, el público e incluso algunos nutriólogos se han tragado la idea simplista de que comer grasa te hace engordar. Eso es notable porque no hay investigaciones concluyentes que demuestren que la grasa natural sea mala para ti. La verdad es todo lo contrario. En primer lugar, por sí misma, la grasa alimentaria bien elegida no es una amenaza para la salud. En segundo lugar, ahora existen datos duros que demuestran que consumir hasta 60 por ciento de calorías en forma de grasa durante las primeras fases de la Dieta de Atkins no implica un riesgo para la salud. Pero hay un gran *pero* en todo esto. Es la *combinación* de grasa y un consumo relativamente elevado de carbohidratos —sobre todo los refinados— lo que puede convertirse en una receta letal para la obesidad, diabetes, enfermedades cardiovasculares y toda una serie de males. Aunque ya lo hemos mencionado, en este capítulo te demostraremos que la grasa alimentaria es buena en el contexto del estilo de vida bajo en carbohidratos.

CONFUSIÓN EN RELACIÓN CON LAS CALORÍAS

Sin duda, el mayor contenido calórico por gramo de la grasa en comparación con el de las proteínas y los carbohidratos ha empeorado la fobia al consumo de productos ricos en grasa. (Un gramo de grasa contiene nueve Calorías; un gramo de proteínas o carbohidratos contiene cuatro calorías.) Gramo por gramo, reducir la cantidad de grasa que comes quizá parezca la mejor manera de reducir calorías, pero el *peso* de los alimentos no es lo que cuenta. Lo importante es lo que los alimentos *hacen* una vez que entran en tu cuerpo, y la grasa puede hacer maravillas cuando se consume en combinación con la proporción correcta de carbohidratos. Las estadísticas revelan que el consumo de grasa de los estadounidenses no cambió mucho entre 1971 y 2000.[1] No puede decirse lo mismo de los carbohidratos. Su ingestión ha aumentado, y con ella los índices tan extremos de obesidad. En realidad las personas han remplazado una parte de su grasa comestible con una cantidad aún mayor de carbohidratos. El verdadero culpable es el aumento en la ingestión de calorías en forma de carbohidratos, ayudado e instigado por una falta de actividad regular. El consumo absoluto de grasa ha permanecido más o menos igual, o incluso ha decrecido un poco. Eso desmiente la idea de que si ingieres grasa, engordas.

Es más, hay una razón de que por qué restringir sólo calorías quizá no te permita adelgazar tanto como deseas. Así como la gasolina impulsa un auto, tu cuerpo funciona con energía proporcionada por los alimentos que comes. Así como tú conservas gasolina al conducir a una velocidad más baja, tu cuerpo conserva energía valiosa cuando percibe que hay una escasa provisión de alimentos. Este proceso de autorregulación salvó de la muerte a nuestros antepasados cuando tuvieron que resistir periodos de escasez de alimento. Cuando ingieres menos calorías, tu metabolismo se vuelve tacaño con las calorías que gasta. Entonces, es muy probable que las calorías de las grasas naturales sean lo que necesitas para hacer que tu metabolismo adquiera la mezcla correcta de combustibles y sostenga tu nivel de energía.

¿QUÉ OCURRE CON LA GRASA ALIMENTARIA?

Lo que ocurre cuando comes alimentos grasos depende de qué otras cosas haya en tu plato y cómo responde tu cuerpo a eso. Si eres joven y activo, quizá seas capaz de comer mucha grasa —y carbohidratos— y permanecer delgado. Si, por lo contrario, has perdido esa resistencia juvenil, llevas una vida sedentaria y conservas ciertos hábitos alimentarios, entonces eres susceptible de acumular grasa corporal. Si ya tienes sobrepeso y comes muchos carbohidratos —con o sin mucha grasa—, rara vez, si no es que nunca, recurrirás a tu exceso de grasa corporal como una fuente de energía. En cambio, sólo se seguirá acumulando, año tras año. Es por ello que el método bajo en grasa y alto en carbohidratos no ha funcionado para tantos de nosotros. Pero reducir los carbohidratos te libera de este patrón de retención de grasa. Cuando tu consumo de carbohidratos es bajo, tu cuerpo recupera su capacidad para quemar grasa, de modo que tu ingestión de grasa puede ser relativamente alta sin que tengas algún efecto adverso en tu peso o salud.

Algunas personas suponen que al combinar la Dieta de Atkins con un régimen bajo en grasa es lo mejor de ambos mundos. ¡Error! Siempre y cuando restrinjas los carbohidratos, las calorías alimentarias de la grasa se emplean directamente para obtener energía y es improbable que se almacenen. Deliciosos alimentos como las nueces, el guacamole, la crema batida, las aceitunas, el pesto, la mantequilla y la ensalada de pollo con mayonesa te ayudan a saciarte, de modo que puedas mantener tu apetito bajo control. También aseguran una ingestión adecuada de calorías de modo que tu metabolismo no se desacelere y haga más lenta la pérdida de peso. Las proteínas no pueden hacer el trabajo solas. El trabajo conjunto de la grasa y las proteínas evitarán que te sientas limitado.

Entonces, ¿qué ocurre si reduces tu consumo de grasa para tratar de adelgazar más rápido? En pocas palabras, tendrás problemas, los cuales pueden manejarse, aunque bajo una estricta supervisión médica. Y sí, los médicos a veces prescriben a los pacientes de hospital un régimen bajo en carbohidratos y grasas para resolver problemas metabólicos graves, pero un programa así debe realizarse bajo una supervisión muy cercana. Comer grasa suficiente es clave para hacer que la Dieta de Atkins funcione con seguridad. Así que deja de preocuparte y comienza a disfrutar los deliciosos alimentos que puedes comer con Atkins.

El metabolismo de la grasa es perfectamente natural para tu cuerpo, y la vía más rápida para que éste se acostumbre a quemar grasa es la fase de Inducción, en la cual harás que tu cuerpo abandone su hábito de consumir carbohidratos y glucosa.

El proceso para lograr que tu cuerpo se acostumbre del todo a quemar principalmente grasa puede tardar semanas, pero después de la primera semana de restricción de carbohidratos casi lo habrás logrado. Sin embargo, una sola comida alta en carbohidratos será suficiente para desacelerar tu proceso de conversión.

Otra idea equivocada es que comer alimentos grasos hace que el cuerpo empiece a quemar la grasa corporal. Tampoco es así. Lo que actúa como estímulo es sólo la restricción de carbohidratos.[2] Tampoco es cierto que la grasa alimentaria se queme antes que la grasa corporal. Más bien, las reservas ya existentes de grasa corporal se mezclan con la grasa alimentaria que llega, de manera similar a como la gasolina residual de tu auto se mezcla con la gasolina nueva cuando vuelves a llenar el tanque. Entonces, cuando te adaptas al metabolismo de la grasa, algunos de los ingredientes de la mezcla se queman más rápido; el resto se recicla y la combinación se remezcla de manera regular. De esta manera, tu cuerpo logra elegir qué grasas quema y cuáles guarda para después. Como te lo repetiremos hasta el cansancio, tú *no* eres lo que comes. Más bien, eres lo que tu cuerpo elige almacenar de lo que comes. Tu trabajo es darle buenas opciones y dejar que él haga el suyo.

El mito del colesterol

EL MITO: Comer alimentos grasos eleva el colesterol a niveles peligrosos.

LA REALIDAD: La idea de comer menos carbohidratos y más grasas aumenta inevitablemente el espectro del colesterol y su relación con la salud cardiovascular. Pero tranquilízate. Al igual que las grasas, el colesterol es un lípido. Y como tal, es esencial para la vida, en este caso para el funcionamiento normal de las

células, la producción de hormonas y el combate de las infecciones. A diferencia de la grasa, empero, el colesterol no tiene calorías, de modo que tu cuerpo no necesita quemarlo para obtener energía. Aunque tú absorbes algo de colesterol al comer productos animales —los vegetales no lo contienen—, tu propio hígado produce la mayor parte del colesterol que hay tu cuerpo, sin importar cuánto colesterol comes. Entonces, es cierto que la cantidad de colesterol en tu dieta influye de cierto modo en tus niveles de colesterol, pero también lo hace tu predisposición genética y, sobre todo, la mezcla con otros nutrimentos que consumes. Si das a tu cuerpo la combinación correcta de nutrimentos, éste encontrará la manera de procesar el colesterol de manera segura.

TRES "SABORES" DE LA GRASA

Aunque la mayoría de los alimentos contienen una mezcla de grasa —las tres clases principales se basan en la estructura química—, se les suele clasificar según su grasa predominante.

- *Ácidos grasos monoinsaturados* (AGMI). Se les encuentra en los aceites de oliva y canola, las nueces de nogal y otras, así como en el aguacate. Los AGMI suelen ser líquidos a temperatura ambiente.
- *Ácidos grasos poliinsaturados* (AGPI). Siempre son líquidos tanto a temperatura ambiente como dentro del refrigerador. Se les encuentra sobre todo en aceites vegetales, semillas y algunas nueces. Los aceites de girasol, cártamo, linaza, frijol de soya, maíz, semilla de algodón, semilla de uva y ajonjolí son ricos en AGPI. También lo son los aceites de pescados ricos en grasa, como las sardinas, el arenque y el salmón.
- *Ácidos grasos saturados* (AGS). Tienden a permanecer sólidos a temperatura ambiente. La mantequilla, la manteca, el sebo,

así como los aceites de palmera y coco son relativamente ricos en grasas saturadas.

Recuerda, la mayoría de los alimentos ricos en grasa contienen más de un tipo de grasa. Por ejemplo, el aceite de canola contiene el doble de grasa monoinsaturada que de poliinsaturada, de modo que se le considera un AGMI. Y aunque la mayoría de la gente cree que la grasa de la carne es saturada, algunos cortes de res en verdad contienen casi la misma proporción de AGMI y AGS, e incluso una pequeña cantidad de AGPI.

El mito de la grasa saturada

EL MITO: La grasa saturada tiene la culpa de toda una serie de problemas de salud.

LA REALIDAD: Nada podría ser más alejado de la realidad. Investigaciones recientes señalan los beneficios de la grasa saturada como parte de un consumo equilibrado de grasas naturales. Investigadores de Harvard encontraron que mientras mayor fuese el consumo de AGS de sus sujetos, menos placa tenían en sus arterias.[3] Y aunque algunos tipos de AGS incrementan los niveles de colesterol, remplazar los carbohidratos alimentarios con proteínas o cualquier tipo de grasa reduce tu nivel de triglicéridos en la sangre y eleva los niveles de colesterol LAD ("bueno").[4] Es más, el número de las pequeñas y densas partículas LDL ("malas") en verdad decrecen, y se convierten en las de tipo flácido y menos riesgoso.[5] Entonces, ¿adónde va el AGS? Cuando se restringe el consumo de carbohidratos, el cuerpo produce menos grasa saturada y, a la vez, quema más de ella. Y, algo extraño pero cierto, las investigaciones muestran que durante las fases de pérdida de peso de la Dieta de Atkins, si comes grasas saturadas, entre menos carbohidratos comas, más reducirás tus niveles de grasa saturada en tu sangre.[6] Incluso en las fases de conservación del peso de la dieta, el aumento en el consumo de grasa saturada se asocia a la reducción de los niveles de AGS en tu sangre.

Los tres tipos de grasas pueden ser sanos, pero es importante que obtengas el equilibrio correcto en tu dieta para dar a tu cuerpo la variedad que necesita. En la actualidad, la dieta estadounidense tiende a ser alta en grasas poliinsaturadas, lo cual está bien para personas que siguen una dieta baja en grasa. Sin embargo, en niveles más elevados de consumo de grasa, ciertos AGPI reducen tanto el colesterol "bueno" como el "malo". Aunque lo último es deseable, lo primero no —incrementa el riesgo de enfermedades cardiacas—, de modo que te recomendamos que no consumas demasiados AGPI (con excepción de los que contienen los pescados ricos en grasa, como lo discutiremos más adelante).

Los AGMI, por otro lado, reducen los niveles de colesterol LBD ("malo") y triglicéridos sin reducir los de colesterol LAD ("bueno"). Mientras mayor sea la proporción de estos aceites que comas, será mejor, empezando por el aceite de oliva. Adereza ensaladas y vegetales con aceite de oliva extravirgen. Para cocinar, tus mejores opciones de aceite son el de oliva virgen, canola y aceite de cártamo oleico (recomendado para usarse a fuego alto), todos los cuales son ricos en AGMI y con puntos de humo relativamente altos. El cártamo no deja sabor en los alimentos; sin embargo, el de canola debe refrigerarse para evitar su descomposición y deja cierto sabor adicional cuando se le calienta. Siéntete libre de cocinar con mantequilla y añade un toque a los vegetales, la carne o el pescado. El aceite de coco también es bueno en el contexto de una dieta baja en carbohidratos. Ten cuidado de no calentar los aceites hasta su punto de humo ni de quemarlos, pues eso provoca cambios químicos que pueden convertir la grasa buena en mala.

Curiosamente, no importa qué grasas naturales comas, cuando ya tienes la Ventaja de Atkins, tu cuerpo se las arregla para procesarlas. Al analizarse la grasa corporal de personas de todos los grupos étnicos y geográficos, resultó estar compuesta principalmente por AGMI. Esto significa que tu cuerpo elige de entre lo

Double-talk sobre grasas trans

En la última década, los investigadores han descubierto que un consumo mayor de grasas del tipo trans se asocia a un mayor riesgo de ataque cardiaco.[7] De manera más reciente, se ha mostrado que las grasas trans incrementan el nivel de inflamación del cuerpo.[8] (Para más información sobre grasas trans e inflamación, véase el capítulo 13.) Desde 2006, la Administración de Alimentos y Medicamentos de los Estados Unidos (FDA por sus siglas en inglés) ordenó que las etiquetas de información nutrimental deberán indicar la cantidad y porcentaje de las grasas trans en todos los alimentos empacados. Aunque la FDA no prohibió las grasas trans y dejó en manos de los consumidores la decisión de consumirlas o no, el resultado fue que muchos fabricantes redujeron la cantidad en sus productos o las eliminaron por completo. Entre los numerosos productos que hasta hace poco estaban —o quizás aún están— preparados con grasas trans se encuentran los alimentos fritos, los pasteles, las galletas dulces y saladas, los dulces, las botanas, los glaseados y las mantecas vegetales. La mayoría de los productos de margarina se han reformulado, aunque si un producto contiene menos de 0.5 gramos de grasas trans por ración, el fabricante puede decir que no contiene grasas trans. Para asegurarte de que un producto *no* contiene grasas trans, revisa la lista de ingredientes, donde las grasas trans aparecen bajo los nombres de "grasa vegetal", "aceite vegetal hidrogenado" o "aceite vegetal parcialmente hidrogenado". Si ves cualquiera de estos productos en la lista de ingredientes, tan sólo di no. También evita los alimentos fritos con abundante aceite en los establecimientos de comida rápida y restaurantes.

que le das para obtener su mezcla preferida y almacenarla como grasa corporal.

GRASAS ESENCIALES

Los ácidos grasos esenciales (AGE) son dos familias de compuestos entre las grasas alimentarias que tu cuerpo no puede producir por sí solo. Los AGE omega-3 y omega-6 son grasas poliinsaturadas y son esenciales para la salud y el bienestar. El primero inicia su ascenso en la cadena alimentaria como las hojas de las plantas y algas verdes, y lo termina en la grasa de los mariscos y pescados de agua fría. Las grasas omega-6 se encuentran principalmente en las semillas y granos, así como en el pollo y el cerdo, los cuales obtienen de lo que comen buena parte de las grasas esenciales que nos pasan. A menos que sigas una dieta muy baja en grasa, es muy probable que obtengas mucho más omega-6 de la recomendada —mucho más de lo que tus antepasados e incluso tus abuelos consumieron—. La última recomendación de la American Heart Association es que entre 5 y 10 por ciento de tus calorías diarias deben componerse de grasas omega-6. A esa cantidad de consumo se le asocia con un riesgo menor de enfermedades cardiovasculares.[9]

Tanto los AGE omega-6 como los omega-3 son necesarios para el funcionamiento de las membranas celulares humanas; sin embargo, ambos compiten entre sí para entrar en las membranas, así que es importante mantener su consumo en equilibrio. En la dieta estadounidense actual, la cual depende en gran medida de productos hechos de soya, maíz y sus aceites, predomina el omega-6. Además, la dieta de los animales a los que se engorda con soya y maíz está llena de grasas omega-6. Como resultado, se ha roto la proporción dietética de uno a uno entre los AGE omega-6 y omega-3. Por ejemplo, el aceite de frijol de soya tiene una proporción de 10 de omega-6 contra uno de omega-3, y en el aceite de maíz ¡la proporción es de 100 contra uno! El equilibrio perfecto es difícil de lograr, de modo que dos de omega-6 contra uno de omega-3 es una meta más realista. Para lograr una proporción deseable:

- Da preferencia a los aceites de oliva, canola, cártamo oleico y otros aceites AGMI para aderezar ensaladas y cocinar.
- Come alimentos o toma suplementos ricos en omega-3, como

Dónde obtener tus omega-3

El salmón y otros pescados de agua fría como el atún, las sardinas, el arenque y las anchoas son magníficas fuentes de omega-3. ¿Por qué estos pescados y no los tropicales? Entre más fría sea el agua, más omega-3 necesita el pez para sobrevivir. El salmón de granja ahora posee omega-3 a niveles que se acercan a los del salmón salvaje. Incluso dos o tres onzas de atún en agua enlatado proporcionan la cantidad de omega-3 que el cuerpo requiere para un día. Si no te gusta el sabor del pescado o de las cápsulas de aceite de pescado, una alternativa es el aceite de pescado con limón o naranja para enmascarar el sabor del pescado. Otras fuentes —linaza, almendras, nueces de nogal y aceite de canola— por lo general no son tan concentradas como el aceite de pescado, y contienen una forma de omega-3 que tu cuerpo debe procesar de manera extensa para convertirlo en una forma utilizable de este ácido graso. Un nuevo producto que podría atraer a los vegetarianos u otras personas que prefieran no usar el aceite de pescado, es un suplemento de ácido docosahexanoico (a menudo llamado DHA) que se extrae de las microalgas. Es lo más similar posible a lo que come el pescado en el extremo inferior de la cadena alimentaria. La American Heart Association recientemente incrementó su recomendación dietética de dos a tres porciones de pescado graso a la semana, o un gramo de omega-3 al día.

pescado o aceite de pescado de agua fría. (Véase el recuadro "Dónde obtener tus omega-3".)

• Evita los aceites de maíz, frijol de soya, girasol, semilla de algodón y cacahuate, pues son altos en omega-6.

Cuando tu cuerpo quema grasa para obtener energía, tanto las grasas omega-3 como las omega-6 se metabolizan junto con las grasas monoinsaturadas y saturadas. De hecho, las grasas omega-3 se queman más rápido que las otras.[10] Como resultado, tras una pérdida de peso significativa, una persona tiende a poseer reservas reducidas de este AGE, por lo cual es de extrema importancia que consuma omega-3 a lo largo de su adelgazamiento y durante cierto tiempo posterior. (Véase el recuadro "Dónde obtener tus omega-3".) Por otro lado, uno de los beneficios de la restricción de carbohidratos es que permite que tu cuerpo haga un mejor uso de los AGE que ya tiene para construir buenas membranas.[11] Esto significa que la combinación de la reducción de carbohidratos y la adición de grasas omega-3 a tu dieta es una manera excelente de mejorar el funcionamiento de tus membranas celulares.

Si aún no te queda clara la diferencia entre la grasa alimentaria y las grasas esenciales, una analogía útil es la gasolina y el aceite de motor. Tanto la gasolina como el aceite de motor se derivan de la materia que sale de los pozos de petróleo, pero la primera va al tanque de gasolina de tu auto y el segundo al cárter. La gasolina se quema para obtener energía, mientas que el aceite de motor lubrica la maquinaria para que funcione sin fricción y reduzca el desgaste. Las grasas alimentarias se diferencian unas de otras en varios sentidos, pero la mayoría contiene una mezcla de grasas no esenciales, las saturadas y las monoinsaturadas; y las grasas esenciales, las omega-6 y omega-3, que pertenecen al grupo poliinsaturado. Piensa que las grasas no esenciales son como la gasolina y las grasas esenciales como los lubricantes metabólicos.

EL ACTO DE REEQUILIBRAR

Ahora entiendes que para reiniciar tu metabolismo de manera efectiva tendrás que cambiar la proporción de carbohidratos, grasas y proteínas en tu dieta. Si tu primera reacción es "¡puaj!, yo no quiero comer mucha grasa", por favor revisa con cuidado los planes de alimentos de la Fase 1, Inducción, en la tercera parte. Verás que en un día típico comerás toda una abundancia de vegetales junto con bastantes proteínas para construir tus músculos. Para reforzar estos alimentos, añadirás tus aderezos, salsas y aceites favoritos que sean aceptables. Si te sientes falto de ideas, nuestra sección de recetas, también en la tercera parte, se enfoca en tales salsas, aderezos y condimentos.

Saborea, no te atragantes

Es esencial que comas las suficientes grasas naturales para obtener saciedad, la sensación satisfactoria de plenitud, mantener tu metabolismo en buen funcionamiento y hacer que los alimentos tengan buen sabor. Pero eso no quiere decir que debas comer tanto que acabes por ingerir una bomba de calorías. Para la mayoría de quienes seguimos la Dieta de Atkins, la respuesta de nuestro apetito natural nos da una buena guía de cuánta grasa comer. Pero aquí hay algunos consejos. Utiliza suficiente aceite cuando ases tus alimentos para evitar que se peguen a la sartén. Usa más o menos una cucharada de aceite (además de jugo de limón o vinagre) para aderezar una ensalada pequeña. Éstos son lineamientos generales. Las mujeres pequeñas quizá necesiten menos y los hombres altos tal vez puedan comer más. Siéntete libre de cambiar una fuente de grasa por otra. Por ejemplo, si no añades crema a tu café, puedes comer un poco más de queso. Si comes dos ensaladas al día y necesitas más aceite de oliva para el aderezo, olvídate del toque de mantequilla. Ésa es la idea. Una ingestión típica de grasa debe incluir lo siguiente:

- Dos cucharadas de aceite para aderezar ensaladas y cocinar.
- Una cucharada de mantequilla.
- Una onza de crema.
- Dos onzas de queso.
- De dos a tres huevos
- De dos a tres raciones de carne roja, de aves, pescado o mariscos.
- Diez aceitunas y/o medio aguacate Haas.
- Dos onzas de nueces o semillas (después de las dos primeras semanas de Inducción).

PUNTOS DE REVISIÓN

- La grasa alimentaria es esencial para la buena salud y desempeña un papel clave en el control del peso.
- En el contexto de una dieta baja en carbohidratos, las grasas naturales no implican un riesgo para la salud; más bien, es la combinación de la grasa con un alto consumo de carbohidratos lo que se relaciona con las enfermedades del corazón y otras enfermedades graves.
- Si llevas una dieta alta en carbohidratos, no quemarás tu propia grasa corporal para obtener energía. Pero si reduces lo suficiente tu consumo de carbohidratos, quemarás grasa tanto alimentaria como corporal.
- Una versión baja en grasas de la Dieta de Atkins es innecesaria y poco recomendable.
- Tu cuerpo utiliza tres tipos de grasa como combustible: monoinsaturada, poliinsaturada y saturada.
- En general, la dieta estadounidense tiende hacia la grasa poliinsaturada. Para restablecer un equilibrio adecuado, uti-

liza aceite de oliva y otros aceites monoinsaturados para cocinar y aderezar ensaladas.

- Cuando controlas tu ingestión de carbohidratos, comer alimentos ricos en grasas saturadas no representa un riesgo para la salud.
- El consumo de pescado rico en grasa varias veces a la semana o tomar un suplemento de omega-3 puede remediar el desequilibrio entre los ácidos grasos esenciales omega-6 y omega-3.
- Tus niveles de colesterol son un factor que depende principalmente de tu genética, no de tu dieta.

Ahora, pasemos a la segunda parte, donde aprenderás cómo personalizar la Dieta de Atkins para satisfacer tus necesidades y preferencias alimentarias, así como para iniciar un estilo de vida nuevo y saludable. Pero primero conoce a Sara Carter, quien tras perder cerca de 45 kilos renunció a su empleo e inició su propio negocio.

HISTORIA DE ÉXITO 5

NUEVO CUERPO, NUEVA CARRERA

Después de que Sara Carter se deshiciera de 45 kilos de su peso, se sintió motivada para abandonar su empleo de oficina e iniciar su propio negocio. Ocho años después, ella aún está esbelta y su negocio ha prosperado.

ESTADÍSTICAS VITALES

Fase actual: Conservación permanente
Consumo diario de carbohidratos netos: 50-60 gramos
Edad: 46
Estatura: 1.72 metros
Peso anterior: 107 kilos
Peso actual: 62 kilos
Peso perdido: 45 kilos

Azúcar en la sangre anterior: 163 mg/dL
Azúcar en la sangre actual: 80 mg/dL
Colesterol LAD actual: 50 mg/dL
Colesterol LBD actual: 111 mg/dL
Colesterol total anterior: 235 mg/dL
Colesterol total actual: 175 mg/dL
Triglicéridos actuales: 66 mg/Dl

¿Ha sido tu peso siempre un problema?
Yo fui gruesa durante años. Cargaba con la mayor parte de mi peso bajo mi cintura, y cuando llevaba pantalones ajustados y me colocaba con ambos pies juntos, lucía como dos bolas de helado en un cono. Mi peso fluctuaba según la dieta en que me pusiera mi madre, pero siempre tenía apetito, me sentía irritada y picaba bocados aquí y allá.

¿Qué te motivó a probar la Dieta de Atkins?
A mi madre le diagnosticaron diabetes hace como ocho años y le indicaron que bajara de peso o… Pronto empezó a bajar. Y, bueno, ¡no iba a permitir que mi madre fuera más delgada que yo! Así que también empecé con Atkins y, ¡guau!, perdí 3.5 kilos el primer día y 32 más en tres meses. Ésta fue la única dieta que sentí natural. De vez en cuando surgía algún problema, como el solo hecho de sentir que estaba a dieta. Comer como lo indica la Dieta de Atkins es la manera en que siempre quise comer, pero siempre me decían que estaba equivocada.

¿Cuánto tardaste en perder los 45 kilos?
Permanecí en la Inducción por dos semanas para deshacerme de mis deseos de carbohidratos y luego me moví a la fase de Pérdida de peso continua, donde perdí la mayor parte del peso. Adelgacé cada día. Cuando me acerqué a mi peso deseado, empecé a

añadir carbohidratos hasta llegar a entre 50 y 60 gramos al día. En total, me tomó seis meses pasar de la talla 24 a la 6. Después, cuando iba a comprar comida, tomaba una bolsa de 20 kilos de alimento para perro y me la echaba al hombro sólo para ver qué se sentía; me sorprendía que cargué el equivalente a más de dos bolsas durante años.

¿Notaste algún beneficio en tu salud?
Después de tres meses, mi colesterol total pasó de 235 a 175, aun cuando desayunaba a diario un omelet de cuatro huevos y queso. Mi azúcar en la sangre pasó de alrededor de 163 a 80. En el pasado tomé muchas píldoras para la depresión y el dolor de la fibromialgia, y a veces tenía que caminar con bastón porque mis rodillas empezaban a doblarse. Ahora que cuido mi consumo de carbohidratos y gluten, sólo necesito tomar ibuprofeno de manera ocasional. A mi mamá también le está yendo bien. Ella perdió 27 kilos y no necesita medicaciones para la diabetes en este momento. Mi papá también sigue la Dieta de Atkins.

¿Cómo el adelgazamiento cambió otras cosas en tu vida?
Durante 20 años estuve sentada en una silla, trabajando como secretaria, hasta que decidí abrir mi propio negocio. Limpio propiedades embargadas, lo cual implica levantar cosas, cortar el césped, cargar basura todo el día. Nunca me he impuesto una rutina de ejercicios, pero ahora soy tan activa que no necesito imponérmela.

Después de ocho años, ¿cuidas lo que comes?
Aún tengo que batallar con eso, pero me mantengo bajo un estricto control. Puedo comer casi cualquier cosa que quiera, pues soy muy activa, pero me peso cada tercer día. He perdido el hábito de añadir azúcar al café. Me hace sentir como atravesada por un cohete. Y comer pan me hace sentir cansada y enferma.

Es difícil mantenerme lejos de ciertos alimentos, pero sé cómo me sentiré si los como y me pregunto si vale la pena pagar el precio. Por lo regular, no.

¿Qué consejos puedes ofrecer a otras personas?
Siempre ten a la mano alimentos que puedan sofocar tus antojos. Yo precuezo pechugas de pollo y las caliento en el horno de microondas cuando tengo prisa. A menudo tengo que salir de casa sin haber hecho de desayunar, de modo que siempre tengo rebanadas de pepperoni y carne asada en el refrigerador para tan sólo tomarlas e irme. Yo paso mucho tiempo en mi auto, así que siempre guardo ahí barras Atkins y una lata de nueces mixtas como colación. Y sé dónde hay minisúpers, de modo que si me sorprende el apetito y no traigo colaciones, puedo detenerme en uno.

SEGUNDA PARTE

QUÉ COMER:
CÓMO ADAPTAR ATKINS
A TUS NECESIDADES Y METAS

6

Atkins para ti: personalízala

Tú puedes adaptar la Dieta de Atkins a tu propio metabolismo, metas y tiempos, por ejemplo, al empezar en la fase de Pérdida de peso continua en lugar
de la Inducción. Algo igualmente importante es que
puedes moldear el programa según tus preferencias
culinarias y restricciones dietéticas.

Ahora que has entendido por qué y cómo funciona la Dieta
de Atkins, enfoquémonos en lo que necesitamos para llevarla
a cabo. Tras abordar los principios básicos, te enseñaremos a
adaptarla a tus necesidades, e incluso te propondremos qué rumbo seguir en las diversas bifurcaciones que hallarás en el camino. En la medida en que entiendas y te adhieras a los principios
fundamentales del programa, este enfoque te otorgará mucha
libertad, mientras permites que tu cuerpo use la grasa como su
combustible principal para obtener energía, lo cual, como ya lo
has aprendido, es la esencia de la Ventaja de Atkins. Pero primero revisemos los principios que sostienen este programa.

La Dieta de Atkins se basa en siete conceptos que aseguran una
salud y control de peso óptimos. Aunque presentamos la mayoría
de estos principios en la primera parte, revisémoslos rápidamente:

- *Concéntrate en los carbohidratos netos*. Esto implica que
  cuentes sólo los gramos de carbohidratos que influyen en

tu nivel de azúcar en la sangre, no de los carbohidratos totales, pues la fibra no sabotea el uso de la grasa por tu cuerpo.

- *Come proteínas adecuadas.* Además de construir y fortalecer todas las células del cuerpo, las proteínas te ayudan a sentirte lleno y mantienen tus niveles de azúcar en la sangre e insulina en un equilibrio estable. Consume un mínimo de entre cuatro y seis onzas de proteínas en cada comida. Las personas con mayar estatura tal vez necesiten cerca de ocho onzas.
- *Entiende el poder de la grasa.* La grasa lleva el sabor y hace que los alimentos sean satisfactorios y llenadores, para lo cual trabaja en colaboración con las proteínas. Incrementa tu ingestión de grasas monoinsaturadas y mantén baja la de la mayoría de grasas poliinsaturadas, con la excepción de la omega-3. Las grasas saturadas son buenas en el contexto de una dieta baja en carbohidratos.
- *Obtén fibra adecuada en los alimentos.* Además de su papel en el control del azúcar en la sangre, la fibra da saciedad, por lo que te hace sentir lleno y modera tu apetito.
- *Evita el azúcar añadida y los carbohidratos refinados.* Eliminar estos carbohidratos vacíos es esencial para la buena salud, el manejo del apetito y el control del peso.
- *Complementa tu dieta con vitaminas, minerales y otros nutrimentos vitales.* Aunque Atkins es una dieta de alimentos enteros, en cualquier programa de alimentación es difícil obtener niveles óptimos de algunos micronutrimentos, como los ácidos grasos omega-3 o la vitamina D.
- *Explora y encuentra formas placenteras de actividad física* para incorporarlas en tu estilo de vida, conforme lo permitan tu adelgazamiento y el aumento de tu nivel de energía.

LO QUE COMERÁS

Ahora sabes que tu objetivo es reducir el consumo de carbohidratos mientras comes más grasas saludables y proteínas adecuadas. Obtendrás los carbohidratos principalmente —al menos durante la Inducción— de las verduras de hoja verde y otros carbohidratos no feculentos (bajos en almidón), conocidos como vegetales de cimiento. En el siguiente capítulo encontrarás una extensa lista de alimentos aceptables para la Inducción, además de los alimentos que habrás de evitar en esta fase. En las dos fases siguientes te proporcionaremos listas similares de alimentos aceptables. (Los alimentos para la Conservación permanente son los mismos que para la Preconservación.) Algunas personas serán capaces de reincorporar la mayoría de estos alimentos; otras no. Nosotros te ayudaremos a entender lo que te funciona y lo que no. A menos que tengas una memoria perfecta, fotocopia estas listas. De esa manera podrás tener contigo esta información crucial —que será la clave de tu éxito— en todo momento. Con el tiempo, por supuesto, lo harás de manera automática.

APRENDE A CONTAR

Algo fundamental en la Dieta de Atkins es reducir la ingestión de carbohidratos lo suficiente como para que superes los obstáculos que te impiden quemar la grasa. La cantidad inicial que funciona para casi todo el mundo es 20 gramos de carbohidratos netos al día. Así, al menos durante la primera fase de dos semanas, la Inducción, tu objetivo es permanecer en ese número o mantenerte lo más cerca posible de él. Contar los gramos de carbohidratos netos permite la precisión siempre y cuando tus porciones correspondan a las que se enlistan en el contador de carbohidratos por gramo. (En el caso de la mayoría de los alimentos empacados tendrás que leer las etiquetas de información nutrimental para encontrar el total de carbohidratos, restar la fibra de ese total y calcular los carbohidratos netos.) Nuestro plan de alimentos correspondiente a la fase de Inducción está creado para que comas alrededor de 20 gramos de carbohidratos netos al día, de los cuales entre 12 y 15 gramos provendrán de los vegetales de cimiento.

Sé cuidadoso, pero no obsesivo, con los carbohidratos y las porciones. No te preocupes si tu ración contiene 0.4 o 0.8 gramos de carbohidratos netos. Redondea a 0.5 gramos en el primer caso y a un gramo en el segundo, como lo hemos hecho en nuestros planes de alimentación. Tampoco acertarás a medir 20 gramos exactos de carbohidratos cada día. Tu consumo puede ser de poco menos de 20 gramos un día y de poco más el siguiente. No cuentes las calorías, aunque sí utiliza el sentido común. En el pasado, algunos individuos cometieron el error de pensar que podían retacarse de proteínas y grasas, y aun así perder peso. Si ves que adelgazas, entonces olvídate de las calorías. Pero si la báscula no cede o sientes que tardas demasiado en bajar de peso, quizá necesites reconsiderar tu realidad en relación con las calorías. (Véase la página 177.) Quizá pienses que demasiadas calorías frenarán tu adelgazamiento, pero, ¡oh, sorpresa!: demasiado *pocas* calorías hacen más lento tu metabolismo, con lo cual amenazan tu progreso.

COMERÁS CON REGULARIDAD...

Así es. ¡No te mates de hambre! No importa en qué fase inicies, deberás hacer tres comidas de tamaño regular (con tu opción de hasta dos colaciones) cada día. Quizá te sorprenda lo rápido que esa endemoniada hambre disminuye cuando eliminas los altibajos del azúcar en la sangre. Queremos que comas tres veces al día, por un lado, para que tengas proteínas suficientes para prevenir la pérdida de tejido magro y, por otro, para que evites esos antojos que podrían llevarte a secuestrar el puesto de donas de tu oficina. Además, una colación de tarde-noche baja en carbohidratos, quizá medio aguacate o un par de onzas de queso, reducirá las probabilidades de que te zambutas todo lo que tengas a la vista durante la cena. ¿Son forzosas las colaciones? No si tu apetito está bajo control durante las comidas y no sientes fatiga. Trata de omitir una colación —o ambas—, ve lo que ocurre y procede en concordancia con eso. O tan sólo come un poco menos durante las comidas completas y continúa con las colaciones. A algunas personas les funciona mejor hacer cuatro o cinco comidas pequeñas. Haz lo que te funcione mejor.

...Y BEBE CON REGULARIDAD

Existen numerosas razones de salud para beber una cantidad adecuada de líquidos. Cuando no tienes una hidratación apropiada —y mucha gente se encuentra al borde de la deshidratación una buena parte del tiempo—, tu cuerpo libera una hormona que hace que tus riñones retengan sal y agua, pero para hacerlo agota las reservas de potasio de tu cuerpo. Este mineral esencial es vital para mantener tus músculos y corazón contentos. La clave para mantener una cantidad saludable de potasio es beber bastante agua, comer tus vegetales de cimiento y consumir una modesta cantidad de sal a diario (a menos que te encuentres bajo medicación diurética). En el capítulo 7 discutiremos cómo hacerlo. Un consumo adecuado de sal, particularmente durante la Inducción, mantiene tu circulación en excelente estado y tu nivel de energía alto. La gente confunde a menudo la señal corporal que pide más líquidos con el hambre, de modo que estar bien hidratado te ayuda a no comer en exceso.

Para determinar si bebes suficientes líquidos, tan sólo revisa el color de tu orina, la cual debe ser clara o de color amarillo pálido. También asegúrate de orinar al menos cada cuatro a seis horas. La sed también es una señal, pero necesitas deshidratarte mucho antes de sentirla. A pesar del viejo dicho de que todos deberían beber ocho vasos de ocho onzas de agua al día, las necesidades individuales varían. Las personas altas y activas necesitan más que las bajas y sedentarias. Hacer ejercicio vigoroso o viajar en avión (gracias al aire seco) también incrementa tus necesidades.

La mayor parte de tus líquidos diarios deben provenir del agua, de consomé claro y tés de hierbas. Tomar café y otras bebidas con cafeína incrementa la expulsión de orina, pero las investigaciones indican que no contribuye a la creación de desequilibrios de agua o electrolitos.[1] La cafeína también da al cuerpo una ligera ayuda para quemar la grasa.[2] Esto significa que puedes contar el café y té con cafeína (bebidos con moderación) en tu consumo de líquidos. No beberás jugos de frutas (salvo pequeñas cantidades de jugo de limón y lima) ni refrescos endulzados con azúcar o jarabe de maíz alto en fructosa, los cuales están repletos de carbohidratos. Lo mismo va para la leche —y eso incluye la leche descremada, la cual es rica en azúcar de leche (lactosa)—. Distribuye tu ingestión de líquidos a lo largo del día, aunque quizá te convenga detenerla un par de horas antes de dormir para evitar las idas de medianoche al baño.

SEGURO COMPLEMENTARIO

Las vitaminas, minerales, antioxidantes y otros micronutrimentos de los alimentos son tan indispensables para tu salud como las proteínas, grasas y carbohidratos. Las vitaminas y minerales ayudan a convertir las calorías en energía útil y desempeñan toda una serie de funciones fundamentales para el óptimo desempeño de tu cuerpo. Si consumes muchos vegetales, bastantes proteínas y grasas saludables, cuando menos obtendrás la cantidad mínima diaria de micronutrimentos que necesitas. También deberás tomar a diario un multivitamínico con minerales que incluya magnesio y calcio pero no hierro, a menos que el médico te haya diagnosticado una deficiencia de hierro. Además, toma un suplemento de omega-3 para asegurar un equilibrio adecuado de ácidos grasos. Por último, considera tomar vitamina D adicional si acaso no pasas mucho tiempo bajo el sol.

ACOSTÚMBRATE A FIJARTE METAS

Como ocurre con cualquier nuevo proyecto, el primer paso es fijar metas específicas. Nosotros fomentamos una meta realista de largo plazo en relación con el peso. Si padeces problemas de salud, trabaja con tu médico para cuantificar metas a largo y corto plazos. Los indicadores de azúcar en la sangre, la insulina, los triglicéridos y de presión arterial suelen mejorar con la Dieta de Atkins, pero los cambios en algunos de esos marcadores pueden tardar hasta seis meses. Como en cualquier viaje, necesitas conocer tu destino si no quieres perderte o distraerte a lo largo del camino. Entre más específica sea tu meta, más probabilidades tendrás de alcanzarla. Por ejemplo:

- Quiero perder 14 kilos en seis meses.
- Quiero poder entrar en el vestido de novia de mi mamá talla 10 para mi boda en junio.
- Quiero que mi azúcar en la sangre baje hasta niveles normales en los próximos tres meses.
- Quiero permanecer sin los 14 kilos que perdí durante un año.

No cometas el error de prepararte para el fracaso al tratar de recuperar la espigada figura que quizá tuviste hace 30 años. Pero tampoco te impongas objetivos demasiado pequeños. No suele haber razón para no volver a estar esbelto —ni para no ser delgado por primera vez—. Tener esa meta bien plantada en la mente te ayudará a confrontar tentaciones momentáneas. Fijarte objetivos de corto plazo es igual de importante, sobre todo si sabes que tienes un largo camino por delante. Las metas por pasos proporcionan una sensación continua de logro, de modo que no empezarás a sentir que nunca alcanzarás tu meta última. Si te falta mucho por recorrer, podrías fijarte metas intermedias de cinco kilos o tallas menores de ropa cada vez. Si tus propósitos de adelgazamiento son más modestos, tal vez sea más adecuado que avances por pasos de dos kilos.

Una vez que has establecido tu meta, imagina cómo lucirás y te sentirás cuando logres cada uno de tus objetivos. Estas visualizaciones deberán ser algo más que meras ensoñaciones. Cierra los ojos, despeja tu mente y crea una imagen distinta de tu nuevo ser. Visualiza todos los días la persona en quien te estás convirtiendo.

HAZLO PERSONAL

Tú puedes adaptar la Dieta de Atkins a tu propio metabolismo, metas y tiempos; por ejemplo, empezar en la Fase 2, Pérdida de peso continua (PPC), en lugar de la Fase 1, Inducción. Algo igualmente importante es que puedes moldear el programa según las preferencias culinarias y restricciones dietéticas que puedas tener. Si no tienes problemas con comer carne, perfecto. Concéntrate en la carne de aves, puerco, pescado y cordero. Si eres alérgico a los lácteos, existen bastantes productos alternativos que puedes disfrutar. Incluso puedes hacer la Dieta de Atkins mientras sigues las reglas de la alimentación kosher.* Una de las razones de que Atkins sea tan popular en todo el mundo es que puede adaptarse casi a cualquier tradición culinaria.

TAMBIÉN HAY PARA VEGETARIANOS

¡Esto no es una errata! Es del todo posible ser vegetariano —o tan sólo minimizar tu consumo de proteínas animales, agregar variedad a tus comidas y recortar tu presupuesto para alimentos— y aun seguir la Dieta de Atkins. El típico vegetariano estadounidense suele consumir demasiados carbohidratos en forma de pasta y otros granos refinados. Siempre y cuando consumas al menos dos variedades de proteínas vegetales al día, podrás obtener un equilibrio de aminoácidos esenciales. Pero esto presenta una segunda dificultad. Las proteínas vegetales están "retacadas" de carbohidratos. Tu objetivo es consumir proteínas suficientes sin consumir tantos carbohidratos como para que interfieran con tu adelgazamiento o con el mantenimiento de tu peso. Para adaptar Atkins a tus necesidades como vegetariano:

- Asegúrate de obtener suficientes proteínas de los huevos, el queso y los productos de soya (véase la página 82 para evaluar tus necesidades).
- Empieza en la fase de Pérdida de peso continua con un consumo de 30 gramos de carbohidratos netos e introduce las nueces y semillas antes de las bayas.
- O, si no necesitas perder más de nueve kilos y estás dispuesto a intercambiar un adelgazamiento más lento por una mayor variedad alimentaria, puedes empezar en la

---

* Véase groups.yahoo.com/group/Kosher-Low-Carb.

Fase 3, Preconservación, con un consumo de 50 carbohidratos netos.

- Añade aceite de oliva extravirgen, canola, cártamo oleico, nuez, linaza y otras variedades a las ensaladas y vegetales para complementar las cantidades más pequeñas de grasa que obtendrás a partir de tus fuentes proteínicas, de manera que no interfieran en el metabolismo de la grasa.

En la tercera parte, encontrarás planes alimentarios vegetarianos. Abordaremos de manera más detallada esta variación de la Dieta de Atkins en los capítulos sobre Pérdida de peso continua y Preconservación.

ATKINS PARA VEGANOS

Aunque seguir la Dieta de Atkins es más difícil para los veganos, no es imposible. La clave es obtener proteínas suficientes de las semillas, nueces, productos de soya y quesos de arroz, gluten de trigo, legumbres y los granos altos en proteína como la quinua. Quizá el adelgazamiento avance con más lentitud por la mayor cantidad de carbohidratos que deberán consumir en relación con la de quienes siguen el programa regular de Atkins. Los veganos deberán hacer las siguientes modificaciones:

- Comienza en la fase de Pérdida de peso continua con un consumo de 50 gramos de carbohidratos netos, de modo que puedas comer nueces, semillas —así como cremas de nueces y semillas—, además de legumbres, desde el principio.
- Si no necesitas perder mucho peso, comienza en la fase de Preconservación con un consumo de 60 gramos de carbohidratos netos, de manera que incluyas pequeñas can-

tidades de granos integrales y otras fuentes vegetales de proteínas desde el principio.

- Asegúrate de obtener suficientes proteínas a partir de fuentes vegetales (véase "¿Cuántas proteínas necesitas?" en la página 82 para evaluar tus necesidades).
- Para que no se afecte el metabolismo de las grasas, añade aceite extra de linaza, oliva, canola, nuez y otras variedades a las ensaladas y vegetales para complementar las cantidades más pequeñas de grasa que obtendrás a partir de tus fuentes proteínicas.

En la tercera parte encontrarás un plan vegano de 50 gramos de carbohidratos netos. También podrás modificar los planes vegetarianos en niveles mayores. Abordaremos de manera más detallada esta variación de la Dieta de Atkins en los capítulos sobre Pérdida de peso continua y Preconservación.

ATKINS CON RITMO LATINO

A medida que el número de latinos en los Estados Unidos sigue en crecimiento, así también crecen sus niveles de obesidad y diabetes, lo cual los convierte en una de las poblaciones con mayor riesgo de ese país. Todo esto es para exhortar a los hispanos con sobrepeso, o aquellos que tienen una historia familiar de obesidad o diabetes, a que consideren la posibilidad de probar la Dieta de Atkins, la cual ha mostrado una capacidad para reducir factores de riesgo para la diabetes tipo 2, e incluso para revertir su avance. Aunque sus dietas tradicionales incluyen mucho maíz, arroz y frijoles, la mayoría de los latinos no sufrían de los desórdenes metabólicos de manera tan desproporcionada hasta que emigraron a dicho país y empezaron a seguir la típica dieta estadounidense llena de granos y azúcares refinados, y otros alimentos procesados. Tú puedes honrar tus tradiciones culinarias hispanas y a la vez seguir la Dieta de Atkins. (Entendemos que de Perú a Puerto Rico y de México a Cuba, cada cocina es diferente, de modo que nuestras recomendaciones son generales.) Comienza en la Fase 1, Inducción, sin importar la cantidad de peso que necesites bajar y enfócate en platos sencillos y ricos en proteínas y sazónalos con tus aderezos tradicionales, con excepción de las salsas altas en carbohidratos. En los capítulos dedicados a las fases de Pérdida de peso continua y Preconservación se incluyen recomendaciones específicas.

Investigación: las dietas bajas en carbohidratos y el ejercicio

Dos creencias comunes de los nutriólogos y atletas son que es necesario consumir carbohidratos con el fin de tener energía suficiente para ejercitarse y, por ende, que las dietas ricas en carbohidratos optimizan la capacidad de ejercicio. Entonces, según la lógica de estas ideas, como Atkins es una dieta baja en carbohidratos, debe hacer estragos en tus capacidades para la actividad física. ¿Es correcto? ¡Claro que no! La realidad es que tu cuerpo se adapta a una dieta baja en carbohidratos, permite el acceso a tus reservas de grasa y quema más grasa como combustible, todo lo cual provee los mismos resultados deseables asociados con el ejercicio físico. En realidad, ser capaz de quemar grasa para obtener energía y, por lo mismo, ahorrar las reservas de carbohidratos mientras se ejercitan es una de las metas principales de los atletas de resistencia. Desde una perspectiva meramente metabólica, la Dieta de Atkins y el ejercicio son del todo complementarios.

Un investigador estudió a ciclistas de elite que comían una dieta similar a la de la fase de Conservación permanente de Atkins.[3] En vista de su consumo tan bajo de carbohidratos, la idea popular habría predicho un desempeño muy deficiente. En realidad, durante la primera semana, o las primeras dos, les costó trabajo cumplir con su horario de entrenamiento. Sin embargo, cuatro semanas después, cuando se midió el tiempo que tardaban los ciclistas en llegar a su punto de agotamiento, los resultados fueron prácticamente idénticos a los que habían tenido cuando siguieron una dieta alta en carbohidratos. Además, hubo cambios drásticos en su selección de combustibles. Tras el periodo de cuatro semanas, de manera casi exclusiva, los ciclistas usaron su grasa durante el ejercicio, a la vez que hicieron un uso muy reducido del azúcar en la sangre (la cual se mantuvo en el nivel normal) y el glucógeno de los músculos (glucosa almacenada).

La Dieta de Atkins y el control del peso también son muy compatibles. En otro estudio, hombres con sobrepeso siguieron una dieta comparable a la de la fase de Pérdida de peso continua de Atkins mientras participaban en un intenso programa de entrenamiento de resistencia.[4] Después de 12 semanas, los hombres mostraron cambios extraordinarios en su composición corporal. Perdieron un promedio de siete kilos de grasa, algo atribuible, sobre todo, a su dieta baja en carbohidratos. Estos y otros estudios desmienten con claridad el mito popular de que necesitas una dieta alta en carbohidratos para beneficiarte del ejercicio.

HACER EJERCICIO O NO HACERLO

Numerosos beneficios a la salud se han asociado a la actividad física regular, lo cual la convierte en un socio natural de una dieta saludable. El beneficio principal del ejercicio, en relación con el peso, es promover un mantenimiento del peso a largo plazo. Las investigaciones revelan que la actividad física parece ayudar a algunas personas a perder peso, pero no a todas, lo cual significa que son tus genes los que determinan esto.[5] Pero la actividad física regular proporciona muchos otros beneficios, los cuales incluyen:

- Un aumento en tu nivel de energía.
- Un complemento para los efectos de una dieta baja en carbohidratos para acceder a tus reservas de grasa.
- Una calma derivada de la liberación de endorfinas, la cual podría mitigar la tensión resultante del cambio en los hábitos de alimentación.
- El desarrollo muscular (en el caso de algunos tipos de ejercicio de alta resistencia), de modo que te verás mejor, con o sin ropa.
- Una sensación de logro.

Pero avanza poco a poco. Si la actividad física ya forma parte de tu vida, quizá necesites reducir la duración o intensidad de las primeras semanas mientras te adaptas a la dieta, antes de volver a tu ritmo anterior —o no hacerlo—. Escucha las señales de tu cuerpo. Se recomienda que las personas sedentarias esperen hasta cumplir dos semanas dentro del programa antes de añadir actividad. Aumenta de manera gradual tus habilidades y tolerancia de manera que, cuando alcances tu peso deseado, tu programa de ejercicio te ayude a mantenerlo. También entendemos que algunos de ustedes necesitan deshacerse de unos cuantos kilos antes de empezar a ejercitarse. Con el tiempo, empero, no hay razón para que la mayoría de las personas no puedan incorporar la actividad física en su rutina. Empieza con caminatas, las cuales podrás hacer en casi cualquier lugar y tendrás un riesgo muy bajo de sufrir lesiones. Puedes adaptar el tipo e intensidad de tu actividad a tus habilidades, preferencias y horarios. Si decides iniciar un programa de ejercicios vigoroso en un momento posterior, eso depende por completo de ti.

Quizá te sea más fácil incorporar las caminatas, los paseos y la natación a un horario ocupado si los combinas con tu tiempo familiar y social, e incluso con actividades como sacar a pasear a tu perro. Como esto es más natural que un programa de ejercicios formal, es más probable que mucha gente se adhiera a estas actividades físicas a largo plazo. Al igual que tu nueva manera de comer, la actividad física debe convertirse en un hábito. Así como es más probable que sigas una dieta si comes alimentos que te gustan, serás más apto para ejercitarte con regularidad si realizas actividades placenteras. Los Lineamientos de Actividades Físicas para Estadounidenses del Departamento de Salud y Servicios Humanos recomiendan dos horas y media de actividad moderada cada semana.

Consulta a tu médico

Consulta a tu médico antes de iniciar cualquier programa de adelgazamiento o de mejoramiento de salud para asegurarte de que no hay razones de salud que puedan interferir con tu avance y para que te realicen los estudios iniciales. Él o ella revisarán tu presión sanguínea y nivel de azúcar en la sangre, y también ordenarán un perfil de lípidos (colesterol total, LAD y LBD, y triglicéridos). En un periodo de entre tres y seis meses, o después de haber alcanzado tu peso deseado (lo que llegue primero), estos indicadores de salud servirán como bases para la comparación. Si tomas algún medicamento, pregunta si éste podría interferir con tu adelgazamiento, como ocurre con ciertos antidepresivos, la insulina, los esteroides y los bloqueadores beta. Quizá puedas reducir la dosis o cambiarlo por otro medicamento. Si tomas insulina, es probable que el control de tu ingestión de carbohidratos reduzca tus niveles de azúcar en la sangre, lo cual a menudo exige una pronta reducción en tu dosis. Esto es bueno, pero necesitas discutir con tu doctor cómo

> **manejarlo con seguridad. Las personas con hipertensión también suelen ver una rápida mejoría, de modo que si tomas diuréticos u otros medicamentos para este problema, haz tus propias mediciones y mantente en contacto con tu médico.** *Precaución: No dejes de tomar ni reduzcas las dosis de ningún medicamento sin consultarlo con tu médico.*

PREPÁRATE

Como Henry Ford lo dijo una vez: "Más que cualquier otra cosa, prepararse es el secreto del éxito". Una vez que has experimentado los beneficios para el control del apetito que acarrea la quema de tu propia grasa corporal, te será mucho más fácil lidiar con el bagaje psicológico asociado con la pérdida de peso. El control que ejercerás te permitirá aceptar en un nivel profundo el hecho de que vas a tener éxito. Descubrirás que puedes superar tu historia y quizá una imagen negativa de ti mismo, y formarte nuevos hábitos. Con la Ventaja de Atkins gozarás de una maravillosa sensación de dominio al percatarte de que eres capaz de modificar tus respuestas ante ciertas situaciones y tentaciones. Antes de emprender tu aventura con Atkins, atiende estos asuntos de motivación y práctica:

- *Termina de leer este libro.* Aunque quizá desees repasar varias secciones cada vez que inicies una nueva fase del programa, es importante que tengas un panorama general antes de empezar.
- *Consigue un contador de carbohidratos por gramos.* Imprímelo de www.atkins.com/tools o compra *Dr. Atkins New Carbohidrate Gram Counter*, el cual cabe en tu bolsillo o bolsa.
- *Elige el momento propicio.* No te embarques en la Dieta de Atkins cuando estés bajo mucha presión o sumamente ocupado. Necesitas tener el mayor control posible de los eventos

externos durante tus primeras semanas en el programa para asegurarte un buen comienzo. Asimismo, no empieces cuando estés de vacaciones ni justo antes de que comiencen. Por otro lado, no pongas excusas para retrasar tu inicio en el programa.

- *Convierte el control de tu peso en una prioridad* desde el primer día.
- *Busca el apoyo de tus familiares y amigos.* Aunque es una cortesía contarles lo que estás por hacer, debes dejar claro que no pides su aprobación o permiso. Recuerda que es para que tomes el control de tu vida, y comienza con esta decisión. Incluso las personas más allegadas y queridas pueden mostrar cierta ambivalencia. Su ayuda puede alentarte, pero tal vez sus dudas, desdén o renuencia a aceptar tu decisión puedan sabotear tus esfuerzos.
- *Acoge lo bueno y elimina lo malo.* Llena tu cocina con los alimentos y colaciones correctos (véase Alimentos de Inducción aceptables, página 140). Es igual de importante que elimines lo que no puedes comer por el momento. Si las personas con quienes vives no seguirán la dieta contigo, aísla los alimentos que evitarás por ahora. Además, asegúrate de tener a la mano los suplementos nutrimentales recomendados.
- *Elabora planes de alimentación.* La planeación por adelantado te da el control. Revisa la lista de alimentos aceptables y los planes de alimentos para la fase en que empieces. Fórmate el hábito de planear tus alimentos *antes* de ir a comprarlos, de modo que tengas todo a la mano. De otra manera, es posible que acabes por llevarte lo primero que encuentres en los refrigeradores y anaqueles.
- *Desempolva tu báscula y consigue una cinta métrica.* Estas herramientas son igual de esenciales para establecer las cifras iniciales con que harás las comparaciones en las semanas y meses por venir. Pésate y toma tus medidas del pecho, cintura, antebrazos, muslos y caderas. Aunque la báscula no es una

herramienta demasiado confiable para usarla a diario, es lo bastante útil como para rastrear tu avance. (Véase el recuadro "El mito de pesarse a diario".)

- *Cambia hábitos pequeños aunque determinantes.* Si tu ritual matutino ha sido detenerte en la panadería para comprar una dona rellena de mermelada que acompañe tu café matutino, busca un lugar donde no exhiban pan dulce mientras te administras tu dosis de cafeína. Si es necesario, toma otra ruta, de manera que no acabes por sucumbir ante ese dulce y conocido aroma.
- *Reproduce conductas con las que has tenido éxito en otras áreas de la vida.* Al reconocer el sobrepeso o la mala salud como un problema que tiene una solución potencial y no como un fracaso personal, serás más capaz de enfrentar estos problemas.
- *Desarrolla estrategias para situaciones sociales determinadas.* Para tener éxito en cualquier programa de adelgazamiento, debes decidir cómo responder a situaciones que amenazan tu control *antes* de confrontarlas.
- *Encuentra un compañero de dieta* en persona o por internet para que compartan la carga, los triunfos y los inevitables momentos en que se sientan tentados a comer alimentos que saben que socavarán todos los buenos esfuerzos que han hecho hasta el momento. Mucha gente descubre que es del todo posible hacer equipo con un amigo que viva en cualquier parte y reportarse a diario por teléfono o internet.
- *Lleva un diario* para registrar tu adelgazamiento y mejoras en la salud, así como tus sentimientos, metas, dificultades y victorias. Registra primero tu peso y medidas actuales, junto con tus metas a largo y corto plazo, e incluye una foto actual. (Visita www.atkins.com/support para usar nuestro diario en línea o imprimir el formato.) Haz anotaciones diarias y revísalas con regularidad para ver lo que funciona, en qué puedes haber errado y qué alimentos podrían estar interfiriendo con tu adelgazamiento continuo y provocarte antojos.

- *Utiliza ayudas interactivas.* La página de internet de Atkins ofrece toda una colección de ellas en www.atkins.com/tools. Una de ellas rastrea tu ingestión diaria de carbohidratos y lleva un registro de tus procederes. Otras herramientas incluyen una manera de rastrear tu peso además de planes alimentarios ajustados a tus preferencias en fuentes vegetales y proteínicas, así como de cualquier alergia alimentaria que puedas tener.
- *Participa en redes de apoyo y blogs por internet.* La Comunidad de Atkins incluye numerosas salas de *chat*. También hay otros sitios no oficiales dedicados a la Dieta de Atkins y otros regímenes bajos en carbohidratos, pero sólo www.atkins.com es revisado a diario por un nutriólogo especializado en la Dieta de Atkins e incorpora las últimas investigaciones e ideas sobre la dieta.

Una última cosa: No te obsesiones con la perfección. Es probable que en este mismo instante te estés haciendo promesas en relación con el control de tu peso. Si tú eres como la mayoría de nosotros, cumplirás varias de esas promesas pero no siempre todas. Siempre y cuando esas fallas ocurran sólo de manera ocasional, considéralas una oportunidad para revisar tu estrategia y tomar el control a partir de ese momento. Todos cometemos errores, pero el mayor de ellos es considerar un solo error como un fracaso. Cuando te equivoques, reconócelo ante ti mismo y prosigue tu camino en la dirección correcta. Para manejar tu peso y mejorar tu salud necesitas tomar el control.

El mito de pesarse a diario

EL MITO: La báscula no miente.

LA REALIDAD: A menos que interpretes con sabiduría lo que dice la báscula, ¡te volverá loco! Incluso las básculas digitales

más modernas padecen de la misma vieja falla: no pueden decir lo que hay en tu cuerpo con la precisión suficiente para darte una guía diaria de tus avances en la dieta. Ahora te diremos por qué. El cuerpo de un adulto típico contiene 40 cuartos de galón de agua, pero pueden oscilar entre 39 y 41 cuartos. Como cada cuarto pesa un kilo, tu peso corporal varía al azar a lo largo de una "zona gris" de dos kilos. La sed y el funcionamiento renal intervienen sólo cuando llegas al fondo o a la punta de esta zona. Reducir tu ingestión de carbohidratos a menos de 50 gramos al día elimina unos cuantos litros de agua adicional, pero eso sólo coloca tu zona gris de dos kilos más abajo, sin acortar el rango. Si añades esto al entre uno y dos litros y medio de agua que suelen retener las mujeres premenstruales, verás por qué a la báscula le resulta imposible ser totalmente precisa para medir un avance cuando pierdes, por ejemplo, tres gramos de grasa a la semana. Y olvídate de pesarte a diario. Mejor considera estas opciones:

- No te peses en lo absoluto y concéntrate en cómo te queda la ropa y qué tan bien te sientes.
- Pésate una vez a la semana para tener cierta idea de tu progreso general y reducir las oportunidades de que odies la báscula.
- Pésate a diario y registra el número en tu diario. Cada día anota las tres últimas cifras, extráeles el promedio —puedes hacer esto en tu teléfono celular— y anota el resultado en una segunda columna. Este recurso, que se realiza durante tres días seguidos, reduce mucho del "ruido aleatorio". Y, mejor aún, puedes llevar un promedio acumulado de toda la semana.

Cualquier método que prefieras, no dejes que una tonta báscula o unos cuantos litros de agua controlen tu estado de ánimo y la manera en que te valoras a ti mismo.

¿DÓNDE DEBES EMPEZAR?

En los siguientes capítulos te guiaremos por las cuatro fases. Pero primero decide si empezarás en la Fase 1, Inducción, o en una posterior. Encontrarás muchas oportunidades para adaptar la Dieta de Atkins a tus necesidades, y empezarás con esta decisión tan importante. Para muchas personas la Inducción es una breve fase de arranque para ponerse en el camino correcto antes de avanzar. Otras personas permanecen ahí más tiempo para lograr un adelgazamiento considerable antes de transitar a la siguiente fase. Recomendamos a las personas que necesitan perder más peso o sufren de ciertos problemas de salud que empiecen en la Inducción, pero las demás pueden saltar a la Fase 2 o más adelante si así lo prefieren. El autoexamen siguiente deberá ayudarte a tomar la decisión más adecuada para ti. Obviamente, entre más gramos de carbohidratos consumas —se consumen de manera progresiva en cada fase—, más tardarás en perder el exceso de peso.

¿Necesitas perder menos de siete kilos?
Si es así, quizá podrías empezar en la Fase 2, Pérdida de peso continua (PPC), sobre todo si eres joven y activo. Por otro lado, si eres un poco mayor, quizá elijas empezar en la Inducción, pues es probable que tardes más en adelgazar.

¿Necesitas perder entre siete y 14 kilos?
Es probable que también te convenga empezar en la Inducción. También puedes empezar en la fase de Pérdida de peso continua si acaso quieres añadir una mayor variedad de opciones de alimentos a cambio de un adelgazamiento más lento.

¿Necesitas perder más de 14 kilos?
Definitivamente, te conviene empezar con la Inducción.

¿Tienes un modo de vida sedentario?
Empieza con la Inducción a menos que necesites bajar menos de siete kilos, en cuyo caso podrías empezar con la Pérdida de peso continua y adelgazar con más lentitud.

¿Has subido, bajado y vuelto a subir de peso durante años?
Es probable que te hayas vuelto resistente a la pérdida de peso. Empieza en la Inducción para iniciar con el pie derecho.

¿Tienes más de 50 años de edad?
Tu metabolismo suele hacerse más lento al paso de los años. Comienza en la Inducción y pasa a la Pérdida de peso continua tras sólo dos semanas si los kilos se van con facilidad y te sientes muy encarrilado.

¿Padeces de diabetes del tipo 2?
Comienza en la Inducción y quédate ahí al menos hasta que tengas bajo control tus niveles de azúcar e insulina en la sangre.

¿Tu cintura mide más de un metro (si eres hombre) o es más grande que tus caderas (si eres mujer) y sufres de hipertensión, triglicéridos elevados y bajo LAD?
Es posible que tengas síndrome metabólico o prediabetes (véase el capítulo 13). Acude con tu médico para que revise tu nivel de azúcar en la sangre, presión arterial y niveles de insulina. Entonces, con su colaboración, empieza con la Inducción y permanece ahí hasta que tengas bajo control tus niveles de azúcar e insulina en la sangre.

¿Tienes elevados los triglicéridos?
Empezar con la Inducción te ayudará a mejorar el nivel de triglicéridos con mayor rapidez.

¿Eres vegetariano o vegano?
Consulta las páginas 121 y 122 para que te orienten sobre dónde empezar.

Aun cuando decidas empezar en una fase posterior, asegúrate de leer el siguiente capítulo para entender qué alimentos puedes comer y qué esperar durante tus primeras semanas con la Dieta de Atkins. Después, tómate unos cuantos minutos para conocer a Jennifer Munoz, madre de cinco hijos, quien ganó peso con cada embarazo sucesivo.

HISTORIA DE ÉXITO 6

LIDIAR CON LA FAMILIA

Con una familia y un trabajo de tiempo completo, Jennifer Munoz contaba con muy poco tiempo y muy baja energía. Tras batallar con su peso durante ocho años y dar a luz a cinco hijos, decidió probar la Dieta de Atkins. Ahora que ya ha recorrido más de la mitad del camino rumbo a su peso deseado, está fascinada porque ahora sí tiene la energía para lidiar con sus hijos.

ESTADÍSTICAS VITALES

Fase actual: Pérdida de peso continua
Consumo diario de carbohidratos netos: 30-40 gramos
Edad: 33
Estatura: 1.57 metros
Peso anterior: 90 kilos
Peso actual: 72 kilos
Peso perdido: 18 kilos

¿Qué te motivó a probar la Dieta de Atkins?
Por causa de mi peso, todo el tiempo estaba cansada. Tenía elevados los niveles de colesterol y la presión arterial. Mi familia

tiene un historial de ataques cardiacos, de modo que sabía que necesitaba deshacerme de ese peso extra. Cinco meses después de que nació mi hija llegó el momento. Una de mis compañeras de trabajo —laboro en una empresa de gestión de compras para distribuidoras automotrices— y yo decidimos seguir la dieta juntas, pues habíamos oído que era la mejor manera de perder peso.

¿Subiste demasiado de peso durante tu embarazo?
En realidad no gané tanto peso cuando estuve embarazada, pero vaya que lo hice después. Comía todo lo que tuviera a la vista, y los fines de semana devoraba comida rápida. Mi familia es de México y me encanta la comida mexicana —arroz, frijoles y enchiladas—, de modo que esos alimentos tan altos en carbohidratos tampoco me ayudaban. He tenido que dejarlos, pues aún les temo, aunque he empezado a comer tortillas bajas en carbohidratos.

¿Cómo te fue durante los primeros meses?
Al principio fue un alivio; comencé en la Inducción y perdí 11 kilos en los dos primeros meses. Mi presión arterial se ha normalizado, así que ya no requiero medicamentos, y estoy llena de energía. Recientemente, mi adelgazamiento se ha desacelerado a un ritmo de uno o dos kilos cada mes.

¿Cómo lidias con eso?
Me mantengo motivada. Cuando inicié el programa, encontré una página en internet que te toma una foto y la manipula para mostrarte cómo lucirás cuando hayas llegado a tu peso deseado. Cuando me siento tentada por alimentos que sé que no debería comer, miro la foto, y eso me hace seguir adelante. También escribo con todo cuidado lo que como. Mi amiga del trabajo y yo tratamos de incorporar el ejercicio al hacer tres caminatas de

10 minutos cada una, todos los días, y yo camino donde pueda. También me subo a mi máquina de caminar para mirar un video cuando llego a casa después de trabajar. Cada día lleno de agua una jarra de un galón y me aseguro de beberla toda.

¿Qué comes en un día común?
Para desayunar, como una salchicha con rebanadas de queso, pero sin pan. Para comer, una ensalada con rebanadas de pollo o bistec. O quizá una ensalada con picadillo, sin la tortilla. La cena es similar. Puedo comer pollo, un bistec o hamburguesas de res o pavo con una gran ensalada. No soy muy afecta a las verduras cocidas. Mis colaciones suelen ser queso de hebra (Oaxaca) con pepinos o chicharrón de cerdo con jugo de limón.

¿Qué consejos podrías dar a otras personas?
No lleves alimentos chatarra a tu casa, y no lo hagas sólo por ti, sino también por tus hijos. Encuentra algún compañero para que te eche una mano. No te desvíes de tu objetivo.

7

Bienvenido a la fase 1, Inducción

El alimento es necesario para la vida. Y un factor principal para tener éxito con la Dieta de Atkins es disfrutar lo que comes. Si es insulso, anodino o inadecuado nutrimentalmente, no habrá manera en que vayas a respetar el régimen lo suficiente como para volverte delgado y sano.

La Inducción, como su nombre implica, es tu iniciación a la Dieta de Atkins. En la Inducción, también llamada Fase 1, consumirás 20 gramos de carbohidratos netos cada día, los cuales provendrán, sobre todo, de vegetales de cimiento. No es esencial que empieces aquí, pero la Inducción es la manera más rápida de atravesar la barrera que obstruye tus reservas de grasa y transforma tus células en un ejército de soldados *quemagrasa*. Además, es probable que la Inducción te vigorice y fortalezca.

Al final del capítulo 2 hicimos una serie de preguntas para ayudarte a decidir dónde debes empezar la Dieta de Atkins. (Haremos lo mismo al final de este y de los siguientes dos capítulos para ayudarte a decidir si permanecer ahí más tiempo o avanzar.) No hay reglas rígidas sobre los tiempos. Más bien te daremos las herramientas para que puedas tomar la decisión que sea más adecuada para ti. Por ejemplo, si necesitas perder mucho peso, es más probable que veas resultados significativos más pronto si te quedas más tiempo en la Inducción y no sólo dos semanas. Sin embargo, si estás dispuesto a adelgazar de manera más lenta a cambio de la reintroducción de las nueces y bayas en tu dieta e incrementar ligeramente tu consumo de carbohidratos, ésa será tu decisión.

Si aún no has decidido si empezar o no desde la Inducción, quizá un vistazo a lo que comerás en la Fase 1 te ayude a decidirte.

ALIMENTOS DE INDUCCIÓN ACEPTABLES

Aunque ésta es una lista extensa, no puede incluir todos los alimentos. Si tienes duda sobre alguno, ¡mejor no lo consumas!

Carne roja, pescado y aves

La mayor parte del pescado, las aves y la carne roja que no están empanizados contienen pocos carbohidratos o ninguno. Hemos incluido los que sí contienen en las notas al pie.

Todos los pescados, incluidos:
Bacalao
Lenguado
Mero
Arenque*
Salmón
Sardinas
Sole
Trucha
Atún

* Evita el arenque en escabeche que esté preparado con azúcar añadida y toda clase de pescados y mariscos *batter-dipped*.

Todos los mariscos, incluidos:
Almejas
Carne de cangrejo (jaiba)*
Langosta
Mejillones**
Ostiones**
Camarones (gambas)
Calamares

Todas las aves, incluidas
Codorniz
Pollo***
Pato
Ganso (oca)
Avestruz
Faisán
Codorniz
Pavo***

*Toda la carne roja,**** incluida:*
Res
Chivo

    * Evita el cangrejo artificial (surimi), también comercializado como "piernas de mar", al igual que otros productos de marisco procesados.
    ** Los ostiones y mejillones contienen carbohidratos. Limita tu consumo a unas cuatro onzas al día.
    *** Evita los productos de pollo y pavo procesados, como las croquetas (*nuggets*) de pollo y otros productos empanizados o rellenos.
    **** Algunas carnes rojas procesadas —como pepperoni, salami, *hot dogs* y similares—, el tocino y el jamón están curados con azúcar, lo cual se suma a su contenido de carbohidratos. También evita las carnes frías y embutidos con nitratos añadidos, así como productos de carne hechos con migajas de pan, como las albóndigas, el pastel de carne y las croquetas de carne molida.

Cordero
Puerco, tocino (bacón), jamón
Ternera
Venado (ciervo)

Huevos en cualquier estilo, incluidos:
Hervidos (cocidos o duros)
Endiablados
Fritos (estrellados)
Omelet (tortilla de huevo)
Escalfados (poché)
Revueltos

Nota: Un huevo contiene 0.6 gramos de carbohidratos netos.

Soya y otros productos vegetarianos

Producto	Ración	Gramos de carb. net.
Leche de almendras, sin endulzar	1 taza	1.0
Hamburguesa de quorn	1	4.0
Asado de quorn	4 onzas	4.0
Chuleta de quorn sin empanizar	1	3.0
Seitan (gluten de trigo)	1 pieza	2.0
Fideos de soya shirataki	½ taza, cocinados	1.0
"Queso" de soya	1 rebanada	1.0
"Queso" de soya	1 onza	2.0
Leche de soya, sola, sin endulzar	1 taza	1.2
Tempeh	½ taza	3.3
Tofu, firme	4 onzas	2.5
Tofu, liso, suave	4 onzas	3.1
"Tocino" de tofu	2 tiras	2.0
"Lomo canadiense" de tofu	3 rebanadas	1.5

Producto	Ración	Gramos de carb. net.
"Salchicha" de tofu	1	2.0-5.0 (según la marca)
"Salchicha de bola" de tofu	2 onzas	2.0
"Chorizo" de tofu	2 eslabones	4.0
"Queso" vegano, sin caseína	1 rebanada	5.0
"Queso" vegano, sin caseína	1 onza	6.0
Hamburguesa vegetariana	1 hamburguesa	2.0
Tartas vegetarianas	¾ de taza	2.0
Albóndigas vegetarianas	4-5 piezas	4.0

Nota: Revisa el contenido total de carbohidratos de cada producto. Los productos de quorn contienen leche y huevo, por lo que son inadecuados para veganos. Los quesos de soya que contienen caseína —un producto lácteo— también son inadecuados para veganos.

Queso

La mayoría de los quesos contienen menos de un gramo de carbohidratos netos por onza. Puedes consumir hasta cuatro onzas de queso al día. Una onza es más o menos del tamaño de una rebanada común de queso americano (amarillo) —un poco más grande que un cubo de una pulgada—. Una cucharada de cualquier queso rallado contiene una cantidad mínima de carbohidratos. Evita la ricota (requesón) y el queso cottage durante la Inducción. Olvídate también de los quesos para untar que contengan otros ingredientes —el queso crema con fresa, por ejemplo— que puedan elevar la cuenta de carbohidratos. Evita también los quesos *lite,* "productos de queso" y quesos de "suero", ninguno de los cuales es cien por ciento queso. El "queso" de soya o de arroz es aceptable, pero revisa su total de carbohidratos.

Aparte de eso, puedes disfrutar la mayoría de los quesos, entre ellos:

	Ración	*Gramos de carb. net.*
Queso	2 cucharadas	0.4
Queso azul (Roquefort)	1 onza	0.1
Brie	1 onza	0.4
Cheddar o Colby	2 cucharadas	0.8
Feta	1 onza	1.2
Queso de cabra, suave	1 onza	0.3
Gouda (Holandés)	1 onza	0.6
Mozzarela, de leche entera	1 onza	0.6
Parmesano	1 onza	0.9
Suizo (Emmental)	1 onza	1.0

Nota: Para una lista de quesos más extensa, visita www.atkins.com/tools.

Vegetales de cimiento

Éstos incluyen tanto las verduras frescas como otras que suelen cocerse. Serán el cimiento sobre el que construirás tu consumo de carbohidratos a medida que avanzas por las distintas fases. Los 12 a 15 gramos de carbohidratos netos de vegetales de cimiento que comerás cada día equivalen a unas seis tazas de ensalada y hasta dos tazas de vegetales cocidos, según los que elijas.

Verduras frescas

Una ración de verduras crudas suele ser del tamaño de una taza, que equivale más o menos al tamaño de tu puño. Mide los siguientes vegetales en estado crudo (con excepción de los corazones de alcachofa). Toma en cuenta que el jitomate, la cebolla y el pimiento rojo son más ricos en carbohidratos que otras verduras frescas, así que cómelos en porciones pequeñas. Incluye también otras frutas a las que suele considerarse como verduras, como los aguacates y las aceitunas.

	Ración	Gramos de carb. net.
Verdura	½ taza	0.2
Germen de alfalfa	4 piezas	2.0
Corazones de alcachofa, marinados	1 corazón	1.0
Corazones de alcachofa, enlatados	1 taza	0.4
Oruga (ruqueta)	½ fruto	1.8
Aguacate Haas	½ taza, crudos	2.1
Frijol (judía, habichuela, alubia) verde/ejote/lima	1 taza, crudo	0.4
Bok choy (pak choi)	1 taza, cruda	0.8
Lechuga Boston/Bibb	½ taza	0.8
Cabezas de brócoli	½ taza, en tiras	1.1
Col (repollo) verde, roja, Savoy	½ taza	1.4
Cabezas de coliflor	1 tallo	0.8
Apio	½ taza, rallada	3.5
Raíz de apio nabo (celeriac)	½ taza	0.1
Hojas de achicoria	½ taza, en tiras	0.0
Col china	1 cucharada	0.1
Cebollitas	½ taza, rebanadas	1.0
Pepino	½ taza	1.0
Rábano japonés	½ taza	0.4
Endivia	½ taza	0.1
Escarola	½ taza	1.8
Hinojo	1 taza	0.4
Verduras de hoja verde mixtas	1 taza	0.2
Lechuga iceberg	½ taza	2.5
Jícama	1 taza	1.0
Lechuga orejona	1 taza	0.5

	Ración	Gramos de carb. net.
Ensalada Mesclun (jardinera)	½ taza	2.1
Germen de frijol mungo	½ taza	1.2
Botones de champiñón fresco	5	0.7
Aceitunas negras	5	0.0
Aceitunas verdes	2 cucharadas, picadas	1.5
Cebolla	1 cucharada	0.1
Perejil (y todas las hierbas frescas)	½ taza	2.1
Pimiento verde	½ taza	2.9
Pimiento rojo	½ taza	0.7
Radicheta	6	0.5
Rábanos	1 taza	0.4
Lechuga romana	¼ de taza	1.2
Cebollines/ascalonias	1 taza	0.2
Jitomate	1 pequeño (3-4 onzas)	2.5
Jitomate	1 mediano	3.3
Jitomate cherry	5	2.2
Berros	½ taza	0.0

Verduras cocidas

Como la mayoría de los siguientes vegetales de cimiento suelen servirse cocinados, hemos indicado su total de carbohidratos como tal, salvo en los casos donde se indica lo contrario. Aunque algunos ya aparecieron en la lista de verduras frescas, la cocción los compacta, lo cual explica las diferencias en las cuentas de carbohidratos. Una ración estándar de una verdura cocida es de media taza. Varios de estos vegetales contienen más carbohidratos que las verduras frescas que se enlistaron atrás. A menos que se indique lo contrario, asegúrate de medirlos *después* de cocerlos. Ten en cuenta que algunos, como las coles de Bruselas, la raíz de apio, el colinabo, el puerro, los champiñones, las cebollas y la calabaza contienen más carbohidratos que la mayoría, por lo cual hemos indicado porciones menores. La mayoría de estas verduras puedes cocerlas al vapor, saltearlas, sofreírlas o guisarlas. Hervirlas destruye y/o quita los nutrimentos (a menos que bebas el caldo).

Nota: Durante la Inducción, *no* podrás consumir verduras que no estén en esta lista.

	Ración	Gramos de carb. net.
Verdura	½ mediana	3.5
Alcachofa	6 ramos	2.4
Espárragos	½ taza	1.2
Renuevos de bambú, enlatados y rebanados	½ taza	2.9
Frijol (judía, habichuela, alubia) verde/ejote/lima	½ taza	3.7
Hojas de betabel (remolacha)	½ taza	0.2
Bok choy (pak choi)	½ taza	2.3
Coliflor verde	½ taza	1.7
Brócoli	½ taza	2.0
Rapini	½ taza	1.8
Coles de Bruselas	½ taza	1.6
Col verde	½ taza	2.0
Col roja	½ taza	1.9
Col de Savoy	½ taza	2.7
Cardo	½ taza	0.9
Coliflor	½ taza	1.2
Apio	½ taza	1.8
Acelga	½ taza	1.8
Chayote	½ taza	2.0
Hojas verdes de berza	½ taza	1.8
Hojas de diente de león	½ taza	2.0

	Ración	Gramos de carb. net.
Berenjena	½ taza	0.1
Escarola	½ taza	1.5
Hinojo	1 corazón	0.7
Palmitos	½ taza	2.4
Col rizada	¼ de taza	2.3
Colinabo	½ taza	3.4
Botones de champiñón	¼ de taza	2.3
Hongos shiitake	¼ de taza	4.4
Hojas de mostaza	½ taza	0.1
Nopales	½ taza	1.0
Quingombó	½ taza	2.4
Cebolla	¼ de taza	4.3
Pimiento verde picado	¼ de taza	1.9
Pimiento rojo picado	¼ de taza	1.9
Calabaza	¼ de taza	2.4
Ruibarbo sin azúcar	½ taza	1.7
Col agria	½ taza drenada	1.2
Cebollines/ascalonias	½ taza	2.4
Chalotes	2 cucharadas	3.1
Chícharos (guisantes, arvejas) tiernos, en su vaina	½ taza	3.4
Acedera	½ taza	0.2
Calabaza espagueti	¼ de taza	2.0
Espinacas	½ taza	2.2
Calabaza común	½ taza	2.6
Tomate verde (tomatillo)	½ taza	2.6
Jitomate	¼ de taza	4.3
Nabos (blancos) en puré	½ taza	3.3
Castañas de agua	¼ de taza (enlatadas)	3.5
Calabacitas	½ taza	1.5

Aderezos para ensalada

Cualquier aderezo preparado para ensalada que no contenga más de tres gramos de carbohidratos netos por ración (1-2 cucharadas) es aceptable. Una opción mejor —y con menos carbohidratos— es prepararlo tú mismo. (Véanse las recetas en la tercera parte.)

	Ración	Gramos de carb. net.
Aderezo	2 cucharadas	2.3
Aderezo de queso azul	2 cucharadas	0.5
Aderezo de ensalada César	2 cucharadas	3.0
Aderezo italiano	2 cucharadas	2.5
Jugo de limón	2 cucharadas	2.9
Aceite y vinagre	2 cucharadas	1.0
Aderezo Ranch	2 cucharadas	1.4

Grasas y aceites

Aquí no hay carbohidratos de qué preocuparse. El tamaño de una ración es de más o menos una cucharada. Los aceites cuya etiqueta dice "prensado en frío" o "extraído por prensa" son preferibles porque no se les ha sometido a un calor que destruya sus nutrimentos. Usa aceite de oliva extravirgen sólo para aderezar ensaladas y verduras, y para saltear. Para otras maneras de cocinar, utiliza aceite de oliva, canola o cártamo oleico. Nunca uses aceites especiales, como el de nuez o ajonjolí, para cocinar; más bien empléalos para sazonar un platillo una vez que lo has retirado del fuego. Evita productos cuya etiqueta diga *lite* o "bajo en grasa", así como todas las margarinas y productos de manteca vegetal, pues aún contienen pequeñas cantidades de grasas trans. La frase "sin grasas trans" en verdad significa que un producto puede contener hasta 0.5 gramos de ellas por ración. (Véase el capítulo 5 para saber más sobre la selección de aceites.)

Mantequilla
Aceite de canola
Aceite de coco
Aceite de linaza
Aceite de semilla de uva
Mayonesa*
Aceite de oliva
Aceite de cártamo oleico
Aceite de ajonjolí
Aceite de nuez

Edulcorantes sin calorías

Cuenta cada paquete como un gramo de carbohidratos netos y no consumas más de tres al día.

Splenda (sucralosa)
Truvia o Sweet Leaf (productos naturales hechos de estevia)
Sweet'N Low (sacarina)
Xilitol (disponible en las tiendas naturistas y algunos supermercados)

---

* La mayoría de las mayonesas comerciales se hacen con aceite de frijol de soya. Busca alguna marca que la prepare con aceite de canola o de cártamo oleico y sin azúcar añadida. O prepara tu propia mayonesa con nuestra receta, la cual aparece en la tercera parte.

Alimentos preparados bajos en carbohidratos

Algunos productos bajos en carbohidratos pueden ser útiles cuando no puedes hallar alimentos adecuados, no tienes mucho tiempo para comer o necesitas una colación rápida. Cada vez hay más compañías que crean productos saludables, que pueden comerse durante la fase de Inducción de Atkins. Tan sólo recuerda dos cosas:

- No todas las barras, licuados y otros productos bajos en carbohidratos son iguales. Revisa tanto su lista de ingredientes como su información nutrimental para calcular el número de carbohidratos netos que contienen. ("Sin azúcar" no siempre significa "sin carbohidratos" o "bajo en carbohidratos".) Los productos adecuados para la Inducción no deben contener más de tres gramos de carbohidratos netos por ración.
- Estos alimentos pueden facilitar el seguimiento de la Dieta de Atkins. Pero no los consumas en exceso. No los uses para sustituir ninguno de los 12 a 15 carbohidratos que habrás de obtener de los vegetales de cimiento.

Condimentos, hierbas y especias

Los carbohidratos ocultos nos acechan en muchos condimentos. Lee las etiquetas con cuidado y cuídate del azúcar añadida, la harina y la fécula de maíz, así como otros espesantes no permitidos. La mayoría de las salsas cátsup, marinados y salsas *barbecue* contienen azúcar añadida (a menudo llamada jarabe de maíz, sólidos de jarabe de maíz, jarabe de caña o con otros nombres). La sal, la pimienta negra, el pimento de cayena, la mayoría de las especias, la albahaca, el cilantro, el eneldo, el orégano, el romero, la salvia, el estragón, el tomillo y otras hierbas secas prácticamente no contienen carbohidratos. Pero asegúrate de que tus hierbas o mezclas especiales no contengan azúcar añadida. Los siguientes productos son adecuados. Revisa los ingredientes de cualquier producto que no aparezca en la lista antes de consumirlo.

Condimento, hierba o especia	Ración	Gramos de carb. net.
Chile ancho	1 pieza	5.1
Pasta de anchoas	1 cucharada	0.0
Salsa de frijol negro	1 cucharadita	3.0
Alcaparras	1 cucharada	0.1
Chipotle en adobo	2 pimientos	2.0
Jugo de almeja	1 taza	0.0
Miel de coco, sin endulzar	½ taza	1.9
Chocolate en polvo, sin endulzar	1 cucharada	1.2
Salsa para enchiladas	¼ de taza	2.0
Salsa para pescado	1 cucharadita	0.2
Ajo	1 diente grande	0.9
Gengibre	1 cucharada de raíz rallada	0.8
Salsa de rábano picante	1 cucharadita	0.4
Chiles jalapeños	½ taza, rebanados	1.4
Pasta de miso	1 cucharada	2.6
Mostaza Dijon (francesa)	1 cucharadita	0.5
Mostaza amarilla	1 cucharadita	0.0
Chile pasilla	1 pimiento	1.7
Pesto	1 cucharada	0.6
Salsa Pickapeppa (jamaiquina)	1 cucharadita	1.0
Pepinillos, en vinagre o kosher	½ pepinillo	1.0
Pimiento rojo asado	1 onza	2.0
Salsa verde, sin azúcar añadida	1 cucharada	0.6
Salsa roja, sin azúcar añadida	1 cucharada	1.0

Condimento, hierba o especia	Ración	Gramos de carb. net.
Chile serrano	½ taza	1.6
Salsa de soya	1 cucharada	0.9
Salsa Tabasco u otra salsa picante	1 cucharadita	0.0
Salsa taquera	1 cucharada	1.0
Tahini (pasta de ajonjolí)	2 cucharadas	1.0
Vinagre balsámico	1 cucharada	2.3
Vinagre de manzana	1 cucharada	0.9
Vinagre de vino tinto	1 cucharada	1.5
Vinagre de arroz (sin endulzar)	1 cucharada	0.0
Vinagre de jerez	1 cucharada	0.9
Vinagre de vino blanco	1 cucharada	1.5
Pasta wasabi	1 cucharadita	0.0

BEBIDAS

- Caldo/consomé claro (*no* bajo en sodio y sin azúcares añadidas, aceites hidrogenados ni glutamato monosódico).
- Agua carbonatada.
- Crema, espesa o ligera, o mitad y mitad (1 a 1.5 onzas cada día).
- Café, con cafeína o descafeinado.
- Té, con cafeína o descafeinado.
- Refresco de dieta endulzado con edulcorantes sin calorías.
- Jugo de limón o lima; limítate a dos o tres cucharadas al día. Considera que dos cucharadas de jugo de limón contienen 2.5 gramos de carbohidratos netos; la misma cantidad de jugo de lima contiene 2.9 gramos.
- Agua mineral sola o con sabor (debe decir "sin calorías").
- Té de hierbas (sin azúcar de cebada ni otros azúcares frutales añadidos).

- Leche de soya o almendras sin edulcorantes ni sabores. Una porción de ocho onzas contiene 1.2 y un gramo de carbohidratos netos, respectivamente.
- Agua (de grifo, manantial, filtro o mineral).

LO PROHIBIDO

Por ahora necesitas alejarte de ciertos alimentos. Por supuesto no podemos enlistar cada alimento que debes evitar. Sigue los siguientes lineamientos y usa tu sentido común. Evita lo siguiente:

- Frutas y jugos (sin contar las frutas enlistadas como verduras, y los jugos de limón y lima).
- Refrescos con calorías.
- Alimentos preparados con harina u otros productos de grano (sin contar los productos bajos en carbohidratos que no contengan más de tres gramos de carbohidratos netos por ración) y/o azúcar, incluidos aunque no limitados al pan, pasta, tortillas, mantecadas, pan dulce, galletas dulces, papas fritas, pasteles y dulces en general.
- Cualquier alimento con azúcar añadida, sin importar qué tipo. Busca términos como jarabe oscuro, jugo de caña evaporado, glucosa, dextrosa, miel y jarabe de maíz.
- Cualquier clase de alcohol.
- Nueces y semillas, y cremas elaboradas con ellas (durante las dos primeras semanas de la Inducción), con excepción de las semillas de linaza, que son aceptables.
- Los granos, incluso los integrales: arroz, avena, cebada, quinua, sémola de trigo negro y similares.
- Frijoles, garbanzos, lentejas y otras legumbres.
- Cualquier verdura que no esté en la lista de alimentos aceptables para la Inducción, incluidos los vegetales fecu-

lentos como las chirivías, zanahorias, papas, ñame, el camote, la calabaza bellota y otras calabazas amarillas.

- Productos lácteos que no sean queso sólido, crema ácida y mantequilla. Por ahora, no consumas ningún tipo de leche de vaca o cabra, yogurt, queso cottage ni requesón.
- Productos "bajos en grasa", pues suelen ser altos en carbohidratos.
- Productos "de dieta", a menos que la etiqueta indique que no contiene carbohidratos o que no tiene más de tres gramos de carbohidratos netos por ración. Estos alimentos son adecuados principalmente para las dietas bajas en grasa, no para los planes bajos en carbohidratos. No te dejes engañar por letreros como "sin azúcar", "libre de azúcar", "natural", o "sin azúcar añadida". Lee el contenido de carbohidratos, el cual debe aparecer en la etiqueta.
- Cualquier tipo de "comida chatarra".
- Productos como goma de mascar, pastillas de menta, jarabes y gotas para la tos, e incluso vitaminas líquidas, pues suelen estar llenos de azúcar y otros edulcorantes calóricos. (Puedes consumir pastillas de menta o chicles endulzados con sorbitol o xilitol y contar un gramo por pieza, hasta tres al día.)
- Cualquier alimento con grasas trans preparadas (aceites hidrogenados o parcialmente hidrogenados).

Si tienes duda sobre algún producto, mejor evítalo.

DE LA LISTA A LA MESA

Tu objetivo es que tus comidas se basen en una amplia variedad de fuentes proteínicas, grasas naturales y vegetales de cimiento. Si te encantan las ensaladas frescas, cómelas con libertad. Cuando se trata de verduras cocidas, puedes elegir casi 50 especies. Cuécelas al vapor, ásalas o saltéalas, pero no las hiervas, pues destruirás sus nutrimentos, a menos que bebas el caldo o lo añadas a las sopas. De manera similar, las carnes rojas y de aves, los pescados y mariscos, y el tofu pueden prepararse dorados, a la plancha, asados, salteados, escalfados o guisados —pero no empanizados o cubiertos de harina y luego fritos en aceite abundante—. Disfruta con moderación de las frutas que parecen verduras —como los aguacates, aceitunas y jitomates—. Consulta los planes de alimentos de la Inducción en la tercera parte, los cuales puedes modificar según tus necesidades, siempre que respetes la lista de alimentos aceptables para la Inducción y lleves la cuenta de los carbohidratos.

REGLAS PARA LA INDUCCIÓN

Muchas personas notan un adelgazamiento notablemente rápido durante la Inducción. Otras tardan más. Cualquiera que sea tu ritmo, necesitarás seguir las reglas al pie de la letra para alcanzar el éxito. Esto también va para quienes trabajan por mejorar sus niveles de azúcar en la sangre, insulina o lípidos. De otra manera, te frustrarás antes de haber tenido la oportunidad de descubrir lo que Atkins en verdad puede hacer por ti. Lee las siguientes reglas de Inducción, y luego ¡reléelas para asegurarte de tenerlas bien afianzadas en el cerebro!:

- Haz tres comidas de tamaño normal al día, o bien, cuatro o cinco comidas pequeñas. No omitas comidas ni pases más de seis horas despierto sin comer.
- En cada comida, come al menos de cuatro a seis onzas de alimentos proteínicos. Hasta ocho onzas están bien si eres alto. No hay necesidad de quitar la grasa a la carne ni la piel al pollo, pero si prefieres hacerlo, está bien. Tan sólo

añade una salpicada de aceite de oliva o una untada de mantequilla a tus verduras para sustituir la grasa.

- Goza de la mantequilla, la mayonesa (preparada con aceite de oliva, canola o cártamo oleico), los aceites de oliva, de cártamo oleico, de canola y de nueces y semillas. Procura añadir una cucharada de aceite o una porción de mantequilla a cada ensalada o plato de verduras. Cocina los alimentos en aceite suficiente para asegurarte de que no se quemen, pero no más. O rocía la sartén con aceite de oliva en atomizador. Ve las guías para aceites en las páginas 149 y 150.

- Come hasta 20 gramos de carbohidratos netos al día y que entre 12 y 15 gramos de ellos sean en forma de vegetales de cimiento. Esto significa que puedes comer alrededor de seis tazas más o menos llenas de ensalada y hasta dos tazas de verduras cocidas. (Véanse los Alimentos de Inducción aceptables en la página 140.) El contenido de carbohidratos en los vegetales es variable.

- Come sólo los alimentos de esta lista. Éste no es el momento de tomarte libertades.

- Aprende a distinguir el hambre del hábito y modifica la cantidad que comes para que se ajuste a tu apetito a medida que decrece. Cuando tengas hambre, come hasta que te sientas satisfecho, pero no harto. Si no estás seguro se estar lleno, espera 10 minutos, toma un vaso de agua y come más sólo si aún te sientes insatisfecho. Si no tienes hambre a la hora de comer, come una colación baja en carbohidratos.

- No te mates de hambre y no restrinjas tu consumo de grasas.

- No supongas que cualquier alimento es bajo en carbohidratos. Lee las etiquetas de los alimentos empacados para descubrir ingredientes inaceptables, y revisa el número de carbohidratos netos (resta los gramos de fibra a los gramos totales). Utiliza también un contador de carbohidratos por gramos.

- Cuando comas fuera, cuídate de los carbohidratos ocultos. La salsa gravy suele hacerse con harina o fécula de maíz, ninguna de las cuales está permitida. Los aderezos de ensaladas a menudo contienen azúcar y a veces también la ensalada de col y otras ensaladas gourmet. Evita cualquier alimento empanizado o frito con aceite abundante.
- Usa sucralosa (Splenda), sacarina (Sweet'N Low), estevia (SweetLeaf o Truvia) o xilitol como edulcorantes. No consumas más de tres sobrecitos al día y cuenta cada uno como un gramo de carbohidratos.
- Para ir a lo seguro, consume con regularidad los productos bajos en carbohidratos de Atkins, y sólo los indicados para la Inducción. Limítalos a dos al día.
- Toma cada día al menos ocho porciones de ocho onzas de bebidas aprobadas para prevenir la deshidratación y los desequilibrios de electrolitos. Incluye en esta cuenta dos tazas de caldo (que no sea bajo en sodio), una en la mañana y la otra en la tarde.
- Toma diariamente un suplemento multivitamínico y multimineral sin hierro y otro de ácido graso omega 3.

QUÉ ESPERAR EN LA PRIMERA SEMANA

Si has acostumbrado comer muchos carbohidratos de mala calidad, esta manera de comer será un cambio significativo para ti, y quizá tu cuerpo requiera de cierto tiempo para ajustarse. Tal vez también vayas a dejar de consumir muchas de tus golosinas altas en carbohidratos, lo cual podría hacerte sentir privado. Ambas reacciones son normales. Registra esos sentimientos en tu diario de dieta, junto con una lista de los alimentos que has comido. Durante esta transición (y en cualquier otro momento) podrás encontrar apoyo en internet así como respuestas a preguntas específicas en la Comunidad de Atkins, además de relacionarte tanto con novatos como con veteranos de Atkins.

El hecho de que tu mejor amigo o tu cónyuge hayan bajado tres kilos en la primera semana de Inducción no significa que tú tendrás el mismo resultado. Es mejor empezar sin expectativas fijas. La mayoría de la gente pierde un kilo de peso de agua en los primeros días. Quizá tu adelgazamiento sea más drástico, o quizá no. Y no escatimes en líquidos ni evites la sal sólo para acelerar la pérdida de agua. Recuerda que los centímetros perdidos son igual de importantes. Si sientes tu ropa un poco más floja, aun cuando tu peso es constante, vas por buen camino. Es por esto que recomendamos que te peses una vez a la semana, más o menos a la misma hora del día (o usa el promedio de peso), y hagas tus mediciones. De esa manera tendrás mayores posibilidades de ver resultados positivos y no obsesionarte con las variaciones normales que ocurren diariamente a tu cuerpo.

Cada persona es distinta, y es posible que tu metabolismo tarde un poco en cambiar para quemar principalmente grasa. Una dieta baja en carbohidratos es diurética por naturaleza y, como consecuencia, hace que tu cuerpo deseche sodio y agua. La fatiga, el mareo al ponerte de pie o exponerte al calor (en una bañera caliente o mientras cortas el césped en un día cálido, por ejemplo), la debilidad, el estreñimiento, las jaquecas crónicas y los calambres en las piernas son señales de que quizá no estás obteniendo suficiente sodio. Al igual que la grasa, a la sal se le ha satanizado injustamente, a pesar de ser esencial para la vida y el bienestar.

Los síntomas que describimos no son resultado de la dieta —muy pocos carbohidratos, demasiadas proteínas, o lo que sea—. El verdadero problema es la falta de una pizca diaria de sodio. Es cierto que los individuos que son sensibles a la sal pueden experimentar hinchazón e hipertensión si comen demasiada sal. Pero curiosamente estos padecimientos son más marcados cuando la persona lleva una dieta alta en carbohidratos. La adaptación a un régimen bajo en carbohidratos cambia de manera fundamental el modo en que tu organismo maneja los nutrimentos que podrían causar problemas en un escenario de alto consumo de carbohidratos.

Nuestra estrategia para recuperar tu equilibrio de sodio detendrá la mayoría de estos síntomas antes de que empiecen. Según nuestra experiencia, la costumbre de salar la comida al gusto no es adecuada. Así que no esperes a que se presenten; en cambio, consume a diario dos tazas de caldo, media cucharadita de sal o dos cucharadas de salsa de soya común, desde tu primer día con la Dieta de Atkins. Continúa hasta que tu consumo de carbohidratos supere los 50 gramos de carbohidratos netos.

Si optas por el caldo, bebe una taza en la mañana y otra a media tarde. Lo ideal es que hagas tu propio caldo de pollo, res o verduras (véanse las recetas en la tercera parte), pero si no es posible, usa caldo en lata o cartón, o un cubo de consomé disuelto en agua. Si vas a hacer ejercicio vigoroso, bebe una porción alrededor de una hora antes. Si optas por la sal, mide la cantidad desde temprano, espárcela en tus alimentos a lo largo del día y asegúrate de acabártela toda. Si usas la salsa de soya, asegúrate de que no sea del tipo bajo en sodio y consúmela en al menos dos porciones a manera de condimento o ingrediente en las comidas.

Si tomas algún medicamento diurético o se te ha aconsejado que limites tu ingestión de sal, consulta a tu médico antes de añadir sodio a tu dieta. Mientras tanto, asegúrate de comer la cantidad recomendada de vegetales y las proteínas suficientes en cada comida, así como de beber suficientes líquidos y tomar tus suplementos. Si los síntomas empeoran o permanecen, tal vez te convenga incrementar tu consumo a 25 gramos de carbohidratos netos al comer más vegetales de cimiento. O disfruta de algunas nueces o semillas, o incluso una media taza de jugo de tomate, nada de lo cual suele consumirse sino hasta la fase de Pérdida de peso continua. Cuando ya te sientas mejor, elimina estos alimentos por el momento y regresa al consumo de sólo 20 gramos de carbohidratos netos para acelerar tu adelgazamiento.

Si sigues este consejo, será poco probable que experimentes los síntomas descritos.

TU ALIADA, LA VENTAJA DE ATKINS

En algún punto, hacia el final de la primera o segunda semana, la mayoría de las personas sienten un dramático aumento en su nivel de energía y una sensación de bienestar. Ésta es una señal clara de que ya tienes la Ventaja de Atkins y puedes empezar a aprovechar las habilidades de tu nueva vida baja en carbohidratos.

Desarrollar nuevos hábitos y aprender a resistir las tentaciones son factores cruciales para tu éxito, pero no bastan. Otro elemento fundamental para tener buenos resultados con la Dieta de Atkins es disfrutar lo que comes. Si es insulso, anodino o inadecuado nutrimentalmente, no habrá manera en que vayas a respetar el régimen lo suficiente como para volverte delgado y sano. Tener un extenso repertorio de opciones placenteras de alimentos y asegurarte de tener siempre los alimentos e ingredientes correctos en tu cocina es esencial para formar hábitos que den como resultado una versión permanentemente más delgada de ti. (Véase el recuadro de "Evita que se vacíe tu alacena".) La comida es necesaria para la vida. Una vez que descubres qué tipos y cantidades de alimentos son mejores para tu metabolismo, te programarás para el éxito en relación con tu salud y manejo de tu peso, así como en satisfacción y, sí, también en placer. Entonces, veamos con más profundidad lo que puedes comer durante la Inducción.

Evita que se vacíe tu alacena

Has seguido la Dieta de Atkins al pie de la letra, pero tras un arduo día de trabajo, los niños reclaman su cena y no hay nada en tu casa que sea adecuado para la Dieta de Atkins. Así que tu familia y tú acaban por comprar hamburguesas con queso para cenar. Si eso te suena conocido, necesitas una reserva de emergencia para tenerla a la mano en cualquier momento. Si llenas tu congelador, refrigerador y despensa con los siguientes alimentos, siempre deberás ser capaz de preparar una sabrosa comida baja en carbohidratos.

REFRIGERADOR: Huevos, tofu, queso, arenque en salsa de crema (sin azúcar añadida), pollo rostizado (que no sea rociado con miel), *roast beef* o pavo fresco rebanados, salami duro y otras carnes frías sin azúcar añadida; raciones de ensalada.

CONGELADOR: Carne para hamburguesa, chuletas de cordero, camarones, pechugas de pollo, todo en bolsas individuales resellables para descongelarlo rápido en un plato de agua tibia.

DESPENSA: Atún o salmón empacados en latas o bolsas selladas al vacío, sardinas, carne de cangrejo, almejas, salchichas de Viena.

EL RETO DE LOS VEGETALES

Una de las cosas que oímos con más frecuencia de las personas nuevas en la Dieta de Atkins es que les cuesta trabajo obtener suficientes vegetales en su conteo diario de carbohidratos. Los nuevos descubrimientos científicos que se han hecho en relación con la importancia de la fibra, los minerales y los fitoquímicos que contienen los vegetales nos han hecho cambiar nuestras recomendaciones sobre la cantidad de verduras que debes comer en la Inducción. Ahora sugerimos que comas entre 12 y 15 gramos de carbohidratos netos. Come al menos una ensalada al día, y si puedes, dos. Para facilitar que cuides tu consumo de carbohidratos, hemos creado pequeñas recetas de ensaladas de plato principal y de guarnición, las cuales podrás modificar:

• *Guarnición de ensalada:* Empieza con dos tazas de verduras frescas de hoja verde (0.8 gramos de carbohidratos netos). Añade seis rábanos rebanados (0.5 gramos), medio jitomate mediano (1.6 gramos) y una cucharada de aceite de oliva y un poco de vinagre y tendrás sólo cuatro gramos de carbohidratos netos. Si no te gustan los rábanos o los jitomates, sustitúyelos con vegetales que tengan la misma cantidad de carbohidratos y listo. O añade un par de rebanadas de aguacate para añadir otro gramo de carbohidratos.

• *Ensalada de plato principal:* Empieza con cuatro tazas de tus verduras de hoja favoritas (1.6 gramos de carbohidratos netos). Añade un cuarto de taza de ascalonias rebanadas (1.2 gramos), media taza de champiñones crudos (1.4 gramos) y media taza de rebanadas de pepino (un gramo), para un total de 5.2 gramos de carbohidratos netos. Añádele pechuga de pollo, camarones, rosbif, atún, tofu, huevos cocidos duros u otra fuente de proteínas y aderézalo con aceite y vinagre, para añadir más o menos otro gramo, y obtendrás no mucho más que seis gramos de carbohidratos netos. Otra opción es agregar guarniciones con pocos o nulos carbohidratos, como tocino en trocitos, cubos de huevo duro o queso rallado.

Preparar una ensalada no es un gran trabajo, sobre todo si inviertes en una centrifugadora para ensaladas. Para ahorrar tiempo, lava y pon a centrifugar verduras para un par de días y luego envuélvelas con suavidad en un trapo, mételas en una bolsa resellable y guárdalas en el cajón de las verduras en tu refrigerador.

Asimismo, lava, pela y corta tus demás verduras frescas favoritas y guárdalas en el refrigerador. O, para reducir el trabajo de lavado y preparación, compra paquetes de verduras prelavadas y de vegetales rebanados. O, algo aún más fácil, ve donde haya barras de ensaladas y llévate un montón de vegetales aceptables. El caso es que no permitas que nada te impida comer verduras frescas.

¿QUÉ HAY PARA DESAYUNAR?

A la mayoría de la gente le resulta bastante fácil seguir la Dieta de Atkins a la hora del almuerzo y la cena. Pero también es fácil seguirla en el desayuno, sobre todo si te gusta la infinidad de maneras en que pueden prepararse los huevos. Pero si no eres muy afecto a los huevos, necesitarás volverte un poco más creativo, como lo explicaremos abajo. Los estadounidenses han crecido con la idea de que el desayuno se compone de azúcar, en la forma de cereales endulzados, donas rellenas de mermelada, jugos, galletas para tostar y otros alimentos de dudoso valor. Pero en casi todo el resto del mundo los desayunos son mucho más variados. Los japoneses suelen comer sopa para desayunar y los escandinavos se deleitan con el pescado ahumado. Es hora de ampliar tus propios horizontes.

Algunas de nuestras sugerencias de desayunos para la Inducción son variaciones a un mismo platillo y, en efecto, abundan los huevos, pero no hay problema por eso. Recuerda, tu objetivo es no sólo controlar los carbohidratos, sino obtener suficientes proteínas y grasa en cada comida, incluida la primera del día. Las siguientes ideas, todas con menos de cuatro gramos de carbohidratos netos, deben añadir un poco de variedad a tu repertorio matutino. Algunas son portátiles, lo cual las hace buenas para las mañanas entre semana, y todas rinden para una persona, salvo que se indique lo contrario:

- *Rollos "a las carreras":* Envuelve rebanadas de queso y jamón y un par de ramos de pepino y un toque de mayonesa mezclada con mostaza. También puedes usar pavo o rosbif y hojas de lechuga u otra verdura. O envuelve queso crema en rebanadas de salmón ahumado.

- *Licuado de chocolate con coco:* En una licuadora, mezcla cuatro onzas de leche de soya o almendra sin endulzar, dos cucharadas de leche de coco sin azúcar, una pala de polvo de proteína de suero, dos cucharaditas de chocolate en polvo sin endulzar, media cucharadita de extracto de vainilla, tres cubos de hielo y un sobrecito de sucralosa (opcional), hasta que todo esté bien mezclado y espumoso.

- *Pimientos rellenos:* Rellena medio pimiento morrón con unas cuantas cucharadas de salchicha bola de cerdo o pavo y cuécelos en el horno de microondas por entre 10 y 15 minutos a temperatura alta, o en un horno a 350 grados Fahrenheit, por 45 minutos. Retira el exceso de grasa y sirve con salsa sin azúcar añadida o, si lo deseas, con un huevo poché y/o queso rallado. Haz una hornada con antelación y recalienta porciones individuales.

- *Sofrito de picadillo:* En lugar de las papas que indican muchas recetas, usa nabos blancos o coliflor picada. También puedes sustituir el picadillo con sobras de pollo o pavo.

- *Sofrito vegetariano:* Saltea cabezas de coliflor y corta nabos blancos y cebollas en grasa de tocino hasta que queden ligeramente doradas y tiernas. Añade tocino o salchicha en trocitos y sirve con salsa cátsup sin azúcar añadida.

- *Hongos portobello rellenos:* Unta la cabeza de un hongo portobello con aceite. Dórala durante un minuto por ambos lados. Cúbrela con carne de res molida y dorada y añade un poco de queso rallado y vuelve a ponerla en la parrilla por un minuto o dos.

- *Huevos Fu Yung:* Sofríe en un poco de aceite una ascalonia con media taza de germen de frijol hasta que se suavicen. Agrega dos huevos batidos y cocina, sin dejar de remover, por un minuto o dos. Sirve con salsa de soya o salsa sin azúcar añadida. Puedes remplazar el germen de frijol con calabacitas ralladas, espinacas o sobras de verduras. O sustitúyelo con medio paquete de fideos shirataki bien enjuagado y drenado.
- *Sopa de la mañana:* Pon a hervir una taza de agua. Reduce el fuego y añade un cubo de consomé, cuatro onzas de tofu firme cortado en pedazos pequeños, medio paquete de fideos shirataki bien enjuagado y drenado y una ascalonia finamente rebanada. Deja que todo se cueza durante unos minutos. Vierte en un plato hondo. Puedes sustituir el tofu con trozos de sobras de pollo, res o puerco y/u hojas de berro o espinaca tierna.

Mientras se trate del desayuno, no hay razón para evitar el café sin descafeinar. El consumo moderado de cafeína se asocia a una mejor salud y regulación del peso corporal a largo plazo.[1] El café contiene diversos antioxidantes y, además, refuerza ligeramente la quema de grasa.[2] Añade crema (pero no leche) y/o uno de los cuatro edulcorantes aceptables, si lo deseas. Cabe mencionar que un deseo abrumador de cafeína no es una verdadera adicción sino sólo el resultado de consumirla de manera regular. Si no consumes tu dosis diaria, quizá notes ligeros síntomas de abstinencia, como dolor de cabeza leve. Esta reacción es normal y no está relacionada con el hecho de seguir la Dieta de Atkins. Sin embargo, deberás abstenerte por completo de una bebida típica del desayuno, el jugo de naranja (y otros jugos de fruta). Si consideras que el jugo es una especie de azúcar líquida, entenderás por qué.

El mito de los huevos

EL MITO: Los huevos elevan los niveles de colesterol y aumentan los riesgos para la salud.

LA REALIDAD: Los huevos están entre los alimentos más densos en nutrimentos que puedes consumir. Un huevo grande proporciona seis gramos de proteínas de alta calidad y fácil digestión, además de todos los aminoácidos esenciales. Los huevos también son una fuente importante de un buen número de vitaminas y minerales. La yema de huevo contiene entre cuatro y cinco gramos de grasa, sobre todo del tipo insaturado, y también contiene colina, una sustancia necesaria para el procesamiento de la grasa y el funcionamiento cerebral. Los huevos también proporcionan proteínas de alta calidad a un costo menor que muchos otros alimentos proteínicos de origen animal.

Una gran cantidad de investigaciones de más de cinco décadas no ha revelado asociación alguna entre la ingesta de huevos y las enfermedades del corazón. Una investigación reciente, en la que participaron 9 500 adultos con sobrepeso aunque sin otros problemas de salud, mostró que comer uno o más huevos al día no tenía impacto alguno en los niveles de colesterol o triglicéridos y no incrementaban el riesgo del sujeto de sufrir un ataque cardiaco o apoplejía.[3] Además, parece relacionarse con la reducción de la presión arterial. Los sujetos que comieron huevos también perdieron más peso y se sintieron con mayor energía que los sujetos que comieron un *bagel* para desayunar. Ambos grupos seguían dietas bajas en calorías, y tanto la dieta del huevo como la del *bagel* tenían el mismo número de calorías.[4] Investigaciones anteriores indicaron que los individuos que comían huevos para desayunar se sentían más satisfechos y eran susceptibles de consumir menos calorías durante el almuerzo.[5] En comparación con quienes comieron los *bagels*, quienes comieron huevos perdieron 65 por ciento más de peso y tuvieron una reducción 51 por ciento mayor en su índice de masa corporal. Por último, otro estudio, el cual comparó los resultados de sujetos que siguieron la Dieta de Atkins con y sin huevos, halló que comer tres huevos al día se asocia con un mayor incremento en el colesterol LAD ("bueno").[6] Así que, adelante. Disfruta tu desayuno —o almuerzo o cena— de huevos en todas sus maravillosas variedades y sin una pizca de culpa.

LA HORA DE LA COLACIÓN

Las colaciones son una parte importante de la Dieta de Atkins. Un tentempié de media mañana y otro de media tarde deberán ayudarte a mantener tu energía a un nivel estable y eliminar la fatiga, el nerviosismo, la falta de concentración, antojos imperiosos de alimentos inadecuados o excesos alimentarios durante tu siguiente comida. Las verduras (y después las bayas y otras frutas) son buenas con moderación, pero siempre cómelas con un poco de grasa y/o proteínas para minimizar su impacto en tus niveles de azúcar en la sangre. Además de las barras y los licuados bajos en carbohidratos, aquí tienes 10 colaciones apropiadas para la Inducción, cada una con no más de tres gramos de carbohidratos netos, así que olvídate de la culpa:

- Una onza de queso de pasta hilada (Oaxaca, asadero, mozarela).
- Apio relleno con queso crema.
- "Barcos" de pepino rellenos de ensalada de atún.
- Cinco aceitunas verdes o negras, quizá rellenas de queso.
- Medio aguacate Haas.
- Cecina de res o pavo (curado sin azúcar).

- Un huevo endiablado.
- Queso Cheddar rallado y envuelto en una hoja de lechuga.
- Rollitos de jamón rellenos de frijoles verdes crudos o cocidos.
- Dos rebanadas de jitomate cubiertas con albahaca fresca picada y queso mozarela rallado y puesto a la parrilla durante un minuto.

Después de las dos primeras semanas, también podrás comer una onza de nueces o semillas.

EL POSTRE DURANTE LA INDUCCIÓN

La Dieta de Atkins permite los postres, incluso en la Fase 1. Aquí tienes ideas para toda una semana, y cada postre tendrá no más de tres gramos de carbohidratos netos —para concluir una comida baja en carbohidratos—. Una vez que hayas pasado las primeras dos semanas y puedas comer nueces y semillas, tus opciones se abrirán:

- *"Natilla" de chocolate:* Mezcla dos cucharadas de doble crema, una cucharada de chocolate en polvo y un paquete de sucralosa. Con un tenedor o espátula revuelve por dos minutos hasta que adquiera la consistencia de helado suave. Si lo deseas, añade una o dos gotas de extracto de vainilla.
- *"Natilla" de moca:* A la receta anterior añade una cucharadita de café en gránulos.
- *"Natilla" de chocolate con coco:* A la receta básica añade una cucharadita de extracto de coco.
- *Mousse de frambuesa:* Sigue la receta de un paquete de gelatina de frambuesa sin azúcar y deja que cuaje parcialmente en el refrigerador. Bate media taza de doble crema. Mézcla-

la suavemente con la gelatina. Vuelve a ponerla en el refrigerador hasta que acabe de cuajar. Rinde para cuatro personas.

- *Mousse de lima:* También puedes usar gelatina de lima (o de cualquier otro sabor) sin azúcar.
- *Compota de ruibarbo:* Trata esta verdura como si fuera una fruta. Corta un tallo en pedazos de una pulgada y cocina en una cacerola a fuego lento con una cucharada de agua y un paquete de sucralosa hasta que se suavice. Sírvela caliente o fría, cubierta con un poco de doble crema. (Rinde para dos personas.)
- *Frapé de vainilla:* En un gran plato hondo para cereal, disuelve una pala de polvo de proteína sabor vainilla bajo en calorías en media taza de leche de soya sin azúcar. Añade una taza de hielo en trocitos y remueve hasta que el hielo haga que la mezcla adquiera la consistencia de helado suave. Añade un poco más de leche de soya si acaso te queda demasiado espeso. O ponlo en una licuadora después de triturar el hielo. Endulza con alguno de los edulcorantes aceptables si lo deseas.

COMAMOS FUERA

Al igual que mucha gente, es posible que tú comas fuera de casa muy a menudo. Quizá la comida rápida sea conveniente y poco costosa, pero lo que ahí se ofrece de manera más común suele estar repleto de carbohidratos vacíos: el pan, la costra, los empanizados, condimentos y, por supuesto, las papas fritas. Por fortuna, hay otras opciones, siempre y cuando te tomes la molestia de hallarlas. Algunas cadenas de restaurantes de pollo ahora ofrecen pollo a la parrilla, asado a la parrilla, rostizado o *a la broasted* (preparado en freidora de presión con especias), que no está cubierto de harina ni empanizado. Sin embargo, deberás cuidarte de algunas de las salsas, pues podrían estar llenas de azúcar.

Si no queda más remedio, puedes retirar la piel rebozada de una pieza de pollo frito y comer sólo la carne.

Muchas cadenas de restaurantes de comida rápida ahora ofrecen ensaladas con jamón y queso, e incluso aderezos de ensaladas que no nadan en azúcar. Si lo pides, la mayoría te dará una hamburguesa con queso sin el bollo, o tan sólo pide un tenedor y quítale el bollo. Las cadenas grandes proporcionan en sus páginas de internet datos nutrimentales completos sobre sus alimentos. Burger King y Dairy Queen incluso te permiten sumar o restar el bollo y/o los condimentos y ver de inmediato el impacto nutrimental. Por ejemplo, sin el bollo y la cátsup, una whopper pasa de tener 51 gramos de carbohidratos netos a tan sólo tres. Para sugerencias específicas sobre qué ordenar y qué evitar en 12 cadenas nacionales, véase el capítulo 11, "Alimentos bajos en carbohidratos en la comida rápida y los restaurantes".

Y ¿qué hay de tus tradiciones culinarias favoritas? Insisto, siempre y cuando respetes ciertos lineamientos, podrás comer fuera y seguir la Dieta de Atkins. Elige carnes y pescado asados a la parrilla, asado a la parrilla o al horno. Evita los alimentos fritos en aceite abundante, los cuales están empanizados y pueden contener las nocivas grasas trans. De manera similar, evita los guisados, pues suelen contener papas u otros vegetales feculentos. A la salsa gravy a menudo la espesan con harina o fécula de maíz, así que no la consumas. En lugar de las papas u otros vegetales ricos en almidón, pide una porción adicional de verduras frescas (ojalá lo estén) o una guarnición de ensalada.

Casi cada tradición culinaria tiene un ingrediente fundamental como la papa, pan, arroz, pasta, maíz o frijoles. Aunque parecería casi imposible consumir comida italiana, por ejemplo, sin un plato de pasta, lo que da a cualquier cocina su identidad es ciertas maneras de sazonar y los métodos de cocina. Esos elementos pueden aplicarse a una amplia variedad de fuentes proteínicas y vegetales. Para recomendaciones sobre cómo navegar por menús italianos, mexicanos, hindúes, chinos, japoneses y otros, véase el capítulo 11, "Alimentos bajos en carbohidratos en la comida rápida y los restaurantes".

Sin importar el tipo de cocina ni el precio, todos los restaurantes tienen algunas cosas en común:

- *Están en el negocio de los servicios.* Y les encanta que los clientes regresen. No dudes en preguntar qué contiene cierto platillo. No necesitas explicar por qué estás interesado en eso. Especifica cualquier cambio que quieras, como de aderezo o cualquier salsa de acompañamiento, y pide que no te pongan en la mesa las canastas de pan, papas y salsa.
- *No creas en el menú.* Aunque las grandes cadenas y algunos restaurantes han cumplido con su responsabilidad, el hecho de que un platillo se encuentre en la sección de comida "sana" o "reducida en carbohidratos" de su menú no significa que en verdad lo sea. Si no especifica la cantidad de carbohidratos, desconfía de cualquier afirmación.
- *Controla tus porciones.* La mayoría de las cadenas y muchos otros restaurantes han aumentado mucho sus porciones. Siempre tienes la opción de llevar sobras al perro.
- *Ve a lo seguro con las ensaladas.* Sólo para asegurarte de ordenar un aderezo con una base de aceite y vinagre, ya sea francés, italiano o griego. Está bien consumir mayonesa de vez en cuando (a veces no se puede evitar el aceite de frijol de soya), al igual que el aderezo de queso azul, el cual tiene una base de mayonesa —o, de preferencia, de crema ácida—.
- *Pregunta al camarero acerca del aderezo* y abstente de consumirlo si su explicación no te convence. Muchos aderezos comerciales están repletos de azúcar, fécula de maíz o jarabe de maíz.
- *Revisa el menú por adelantado.* Incluso algunos restaurantes pequeños muestran su menú por internet. Decide qué orde-

narás antes de llegar, de manera que no te sientas tentado a pedir platillos menos adecuados.

- *Aléjate de las tentaciones.* Si te preocupa que comer en un restaurante mexicano, por poner un ejemplo, podría tentarte a comer algunos de tus platos favoritos altos en carbohidratos, come en otro lugar.

PARA LLEVAR

Muchos de nosotros vivimos "a las carreras", recorremos grandes distancias para ir al trabajo, llevar a nuestros hijos a la escuela y realizar diversas actividades, mientras corremos de un compromiso a otro. Cuando llega el hambre, a menudo te encuentras a merced de máquinas tragamonedas o tentempiés que sólo te ofrecen azúcares y almidones. Por eso es esencial tener un repertorio de alimentos bajos en carbohidratos que puedas llevar contigo en el auto o hasta en el avión. Algunas de nuestras colaciones idóneas para la Inducción, como el queso de hebra, son una buena opción, al igual que lo hacen las barras y licuados empaquetados bajos en carbohidratos. Un solo producto te funcionará como botana, pero si necesitas una comida completa, tendrás que incluir varios. Guarda cada producto por separado en una bolsa resellable, dentro de una bolsa aislante. Aquí tienes algunas sugerencias:

- Verduras rebanadas con queso crema.
- Queso en rebanadas o cubos.
- Huevos duros.
- Carnes frías.
- Nueces y semillas de calabaza (tras las primeras dos semanas de la Inducción).
- Atún empacado al vacío.

- Tiras de pechuga, alas o muslos de pollo cocido, o bistec en rebanadas.

¿Y qué hacer cuando estás de viaje de trabajo o placer? Sigue los mismos consejos que te acabamos de dar. Si pides servicio a la habitación, especifica qué y *qué no* quieres y pide al camarero que retire cualquier producto indeseable que llegue hasta tu habitación. Tener un par de gruesas piezas de pan blanco frente a ti mientras ves televisión no es una buena idea. De manera similar, tan pronto como termines, coloca el carrito de comida afuera del cuarto, de modo que no acabes por picar las sobras horas después. Resiste el impulso de revisar el contenido del *frigobar* de tu habitación. Además de agua embotellada, la cual podrás conseguir a mejor precio en cualquier otro lugar, ese refrigerador es todo un campo minado, lleno de tentempiés azucarados y feculentos. Si crees que puedes caer en tentación, no aceptes la llave del refrigerador o regrésala a la recepción.

¿CÓMO TE VA?

Tras más o menos una semana de haber comenzado la Inducción, ya deberás tener las bases bien afianzadas. Si lo sientes como un alivio, es obvio que has perdido una impresionante cantidad de peso y te sientes vigorizado. Pero prepárate para una ligera desaceleración tras haber perdido ese exceso de agua con el que cargabas. Para añadir variedad (y evitar el aburrimiento), es buena idea empezar por probar nuevos alimentos, sobre todo nuevos vegetales de cimiento, y explorar nuevas maneras de preparar antiguos platos favoritos.

Si has escrito en tu diario todos los días, serás capaz de ver si has comido suficientes verduras y bebido suficientes líquidos. También empezarás a reconocer patrones como un decaimiento vespertino si has omitido tu colación. Si sientes hambre con regularidad, revisa tu consumo de proteínas; es casi seguro que no estés comiendo lo necesario. También es probable que ya hayas descubierto la diferencia entre hambre y hábito. Si es así, ¡bravo! Algunas personas pasan toda la vida sin haber entendido tal distinción. Si te sientes débil o mareado, revisa cuándo ingeriste tu última taza de caldo. Si han pasado más de seis a ocho horas, toma otra.

Si tu primera semana no fue propiamente un juego de niños o los kilos y centímetros no se van tan rápido como lo habrías esperado, quizá sólo requieras de unos cuantos ajustes para echar a andar tu adelgazamiento. Si has tenido problemas para cambiar algunos hábitos muy arraigados, ahora es tiempo de corregir cualquier vicio y preparar el terreno para toda una nueva serie de hábitos. Ésta es una labor mucho más difícil que la de bajar unos cuantos kilos durante la primera semana de una nueva dieta. Y sabemos que los cambios no ocurren de la noche a la mañana. A medida que avanzas por las tres primeras fases de la Dieta de Atkins, tendrás la oportunidad de perfeccionar esos nuevos hábitos. Llegará el día en que puedas pasar por enfrente de los pasillos de las galletas y botanas o por la sección de helados del supermercado sin siquiera inmutarte. Entonces te darás cuenta de que te has deshecho de uno de tus viejos hábitos. A lo mejor en este momento es difícil creer que tal día llegará. Pero te prometemos que así será.

Aunque cambiar de hábitos es esencial, tal vez seas alguien —y no eres el único— que, aun cuando haya seguido el programa al pie de la letra —y por desgracia esto suele ser más un problema para las mujeres—, avanzas con lentitud. Describiremos el perfil de este tipo de persona al final de este capítulo. La resistencia metabólica tan sólo significa que tu cuerpo es resistente a perder peso. Si en el pasado reciente has perdido peso y luego lo has recuperado, éste bien podría ser tu caso. Si tras dos semanas en la Inducción no has perdido peso, o sólo has perdido el kilo que a menudo es mero peso de agua, necesitas confirmar que estás haciendo todo correctamente. Son raras las personas que no bajan de peso con la Dieta de Atkins, de modo que los dos consejos más importantes que podemos darte son: en primer lugar, asegurarte de estar en total acuerdo con el programa, y segundo, ser paciente. A veces esos primeros y escasos kilos tardan un tiempo insoportablemente lento en desaparecer de tu vida. Aun cuando consideres que estás haciendo todo bien, este cuestionario específico deberá ponerte en buen camino.

¿Fueron irreales tus expectativas?

Si ya has perdido más de un kilo (en algunos casos como peso de agua), vas por buen camino. De aquí en adelante perderás grasa. Aunque algunas personas experimentan resultados más drásticos, perder sólo unos cuantos kilos es algo normal. Si te mantienes firme en el programa, esos pequeños incrementos pronto crecerán.

Corrección de la estrategia: Reajusta tus expectativas. Tras las primeras semanas, tu ritmo promedio de adelgazamiento podría ser de hasta sólo 500 gramos o un kilo a la semana.

¿Comes demasiadas proteínas?

A veces las personas que son nuevas en la Dieta de Atkins comen una enorme cantidad de proteínas. Las proteínas son esenciales para fortalecer tu cuerpo, pero comer demasiadas puede dificultar que tu cuerpo queme grasa y así estancar el adelgazamiento.

Corrección de la estrategia: Si reduces tu consumo a un máximo de seis onzas en cada comida (a menos que seas una persona alta que necesite un poco más) y sigues las reglas para la ingestión diaria total en el capítulo 4, deberás ver resultados.

¿No comes lo suficiente o te abstienes de comer grasa?
Por extraño que parezca, comer demasiado poco u omitir comidas puede desacelerar tu metabolismo. Haz tres comidas al día o, si no tienes hambre, come un tentempié que incluya grasa y proteínas. Cuando has comido cantidades suficientes de ambos, deberás empezar a perder kilos. Si tu ingestión de calorías es demasiado baja, tu metabolismo se hace más lento para conservar los órganos y la masa muscular de tu cuerpo.

Corrección de la estrategia: Sigue las reglas sobre la ingestión de grasa para asegurarte de obtener suficiente energía para mantener tu ritmo metabólico. ¡No sigas una dieta baja en carbohidratos y grasa!

¿Comes demasiadas calorías?
Aunque en la Dieta de Atkins no tienes que contar calorías, si comes muchas proteínas y grasas quizá acabes por ingerir demasiadas calorías. Como dijimos, en este programa no tienes que contar las calorías, y la gran mayoría de las personas no lo hace, pero quizá necesites ser más realista.

Corrección de la estrategia: Ve "Saborea, no te atragantes" en la página 104 y consulta los rangos recomendados de proteínas en la página 82. Las mujeres deben procurar un rango de entre 1 500 y 1 800 calorías al día, mientras que los hombres deben obtener entre 1 800 y 2 000. Si no pierdes peso, come menos. Si estás acostumbrado a contar calorías, sabrás cuál es tu rango. Si no, un vistazo a www.fitday.com te dirá si vas o no por buen camino. (Si estás bajando de peso sin problemas, entonces no te preocupes por las calorías.)

¿Cuentas los gramos de carbohidratos netos?
Si sólo calculas al tanteo, quizá estés consumiendo demasiados carbohidratos.

Corrección de la estrategia: Anota en tu diario el contenido de carbohidratos netos de cada producto que comes. Si comes 20 gramos de carbohidratos netos y no pierdes peso, asegúrate de no exceder las porciones recomendadas de proteínas.

¿Comes de 12 a 15 de tus gramos de carbohidratos en forma de vegetales de cimiento?
Si no es así, quizá te estriñas, lo cual tendrá un obvio impacto en los números de la báscula y la cinta métrica. La fibra y la humedad de las verduras también te ayudan a sentirte lleno, de modo que comes menos.

Corrección de la estrategia: Aprende a incorporar más vegetales de cimiento en tus comidas, ve "El reto de los vegetales" en la página 162.

¿Consumes carbohidratos ocultos?
A menos que leas las etiquetas de todas las salsas, condimentos, bebidas y productos empacados, quizá no seas consciente de que consumes azúcares añadidos y otros carbohidratos. ¡Y se acumulan rápido!

Corrección de la estrategia: No comas algo si no estás cien por ciento seguro de que no contiene carbohidratos ocultos.

¿Consumes demasiados licuados y barras de cereal?
El límite es de dos al día durante la Inducción para productos con no más de tres gramos de carbohidratos netos.

Corrección de la estrategia: Si ingieres tres o más licuados y/o barras al día, redúcelos a dos. (Si esto ocurre, es casi seguro que no estés comiendo suficientes vegetales de cimiento.) Si ingieres dos, redúcelos a uno.

¿Usas más de tres sobrecitos de edulcorantes no calóricos?
Los edulcorantes en sí mismos no contienen carbohidratos, pero

están hechos con un agente en polvo que evita que se compacten, el cual contiene un poco menos de un gramo de carbohidratos por sobre. Esas pequeñas cantidades se pueden acumular demasiado rápido cuando tu total es de 20 gramos al día.

Corrección de la estrategia: Reduce tu consumo a tres paquetes. Si eso no funciona, elimina cualquier refresco endulzado con productos no calóricos.

¿En verdad bebes al menos ocho vasos de ocho onzas de agua y otros líquidos?

Los líquidos te ayudan a sentirte lleno, de modo que eres menos susceptible de comer en exceso.

Corrección de la estrategia: Cuida tu ingestión de líquidos y procura un mínimo de 64 onzas.

¿Omites una comida y luego te atracas en la siguiente?

Una razón de que recomendemos una colación por la mañana y otra por la tarde es para evitar que tengas tanta hambre que pierdas el indicio interior que te alerta cuando ya has comido suficiente.

Corrección de la estrategia: Haz tres comidas más dos colaciones al día para mantener tu apetito bajo control.

¿Tomas medicamentos sin prescripción que podrían desacelerar tu ritmo de adelgazamiento?

Los medicamentos antiinflamatorios no esteroides (MAINE), incluida la aspirina, el ibuprofeno (Motrin, Advil), el naproxeno (Aleve, Naprosyn) y el ketoprofeno (Orudis) provocan retención de agua y pueden obstruir la quema de grasa. Otros fármacos que se venden sin prescripción también pueden interferir con la pérdida de peso.

Corrección de la estrategia: Reduce la ingestión de estos medicamentos si te es posible. Si requieres mayor alivio para el dolor, usa paracetamol (Tylenol o Panadol), que no es un MAINE. Tu médico deberá ser capaz de sugerir otros remedios antiinflamatorios alternativos.

¿Tomas medicamentos prescritos que pudieran hacer más lenta tu pérdida de peso?
Hay muchos fármacos capaces de interferir con el adelgazamiento. Éstos incluyen los estrógenos presentes en las terapias de remplazo hormonal y las píldoras anticonceptivas, muchos antidepresivos, la insulina y los medicamentos estimulantes de insulina, los fármacos antiartríticos (incluidos los esteroides), los diuréticos y los bloqueadores beta.

Corrección de la estrategia: Pregunta a tu doctor si puedes usar otros medicamentos. Precaución: *No suspendas ni reduzcas la dosis de medicamento alguno sin consultar a tu médico.*

¿Estás bajo estrés?
La tensión emocional repercute de manera muy profunda en el adelgazamiento. Cuando produces una gran cantidad de cortisol (o hidrocortisona), la hormona del estrés, tu cuerpo libera más insulina para amortiguar sus efectos. Como sabes, la insulina es la hormona del almacenamiento de grasa, y la deposita primero en la cintura. También provoca la retención de sodio, lo cual te hace retener agua. Si tu cintura es tanto o más larga que tus caderas, es posible que tengas una sensibilidad particular al cortisol, lo cual es una las razones por las que te recomendamos tomarte medidas antes iniciar la Dieta de Atkins.

Corrección de la estrategia: La meditación, la biorrealimentación, el ejercicio de baja intensidad y el yoga son conocidos reductores del estrés.

OTRAS MEDIDAS PARA EL ÉXITO

¿Qué pasa si no has perdido peso —o has perdido muy poco— pero has revisado con cuidado todas las preguntas y respuestas anteriores y puedes decir con franqueza que ninguna coincide contigo? Es probable que no tuvieras, de entrada, un exceso de agua (hinchazón) y, por ende, no experimentaras la acostumbrada pérdida de peso de agua. Pero a veces no hay explicación para el adelgazamiento lento. Tu cuerpo tiene su propia agenda y horarios. No es una copia del cuerpo de alguien más. A la larga, casi siempre responde a un manejo prudente, pero a corto plazo puede decidir hacer las cosas a su modo, por sus razones propias e inexplicables. Sé paciente. Tú puedes esperar más que él. Tras las primeras semanas te habrás adaptado a la dieta al hacer que tu metabolismo comience a quemar grasa y empezarás a bajar de peso.

Recuerda, además, que el desvanecimiento de los kilos no es la única manera de medir el éxito. ¿Te sientes mejor que antes? ¿Tienes más energía? Si es así, eso significa que a tu cuerpo le están ocurriendo cosas buenas. ¿Te has probado esa ropa que te ajustaba demasiado hace apenas dos semanas y ya la sientes más holgada? Ojalá hayas seguido nuestros consejos y te hayas medido pecho, cintura, caderas, muslos y antebrazos. Si has perdido centímetros, la báscula acabará por reflejarlo. Es un error ignorar este consejo. Quizá hayas perdido peso pero ganado algo de músculo. Si es así, maravilloso. Tu ropa te ajustará mejor y la báscula pronto se pondrá a la par de la cinta métrica.

Quizá sea útil que aumentes tu actividad a medida que avanzas por las fases. Como lo dijimos, tómalo con calma durante las dos primeras semanas de la Inducción, pero si permaneces más tiempo en esta fase, tal vez decidas que es hora de empezar a ejercitarte. Si tu única actividad durante años ha sido ver la televisión, empieza poco a poco. Es probable que una caminata alrededor de tu manzana después de cenar sea todo lo que puedas hacer por ahora, pero incluso los pequeños esfuerzos son capaces de acumularse. Si el ejercicio fue una de tus cualidades en el pasado, es hora de retomarlo para siempre. Si siempre has sido activo, proponte elevar un poco tu nivel de actividad a medida que tu peso desciende. Muchos de ustedes descubrirán que la Dieta de Atkins y el ejercicio se complementan uno a otro.

¿LISTO PARA AVANZAR? ESO DEPENDE DE TI

Para finales de tu segunda semana en la Inducción, tendrás que tomar una decisión. Aun cuando hayas tenido un inicio difícil, al terminar la segunda semana deberás haber corregido cualquier error y tus resultados lo reflejarán. Deberás perder peso y centímetros —aunque quizá no tan rápido como lo habías esperado—, y sentirte vigorizado. Tras la primera semana, la falta de energía suele ser una señal de que no has consumido la sal suficiente de manera regular. Revisa en este capítulo los párrafos dedicados a cómo resolver la carencia de sodio. Obtener la cantidad adecuada de sal también elimina o reduce otros de los síntomas que a veces acompañan el cambio hacia el metabolismo de la grasa.

Si no te has sentido satisfecho con tus alimentos y colaciones, eso puede ser una señal de que no comes suficientes proteínas y/o grasa. Insisto, la combinación moderará tu apetito y elevará tu nivel de energía. Además, si no has consumido la cantidad recomendada de vegetales de cimiento, es posible que también te pierdas del beneficio llenador de la fibra. Omitir comidas o colaciones también te puede hacer más susceptible a los antojos de azúcar, almidón y otros alimentos inaceptables. Como sabes, los azúcares y los carbohidratos refinados obstruyen la quema de grasa.

Ya sabes qué hacer. ¡Pues hazlo! ¡Olvídate de los carbohidratos! En lugar de decir que la Dieta de Atkins es muy restrictiva, explora los fantásticos alimentos que puedes comer y que te saciarán, de modo que el hambre no tome el control de tus buenas intenciones. Si logras apegarte al programa aunque sea por sólo dos semanas, podrás experimentar la Ventaja de Atkins. Otro efecto benéfico de quemar grasa para obtener energía es que modera el hambre y los antojos. Sin eso, es poco probable que hagas realidad tu sueño de tener un cuerpo más sano y esbelto.

EL MOMENTO DE DECIDIR

Con base en tu experiencia de las dos semanas anteriores, más tu peso deseado, has llegado a una de las bifurcaciones del camino. Ha llegado el momento de decidir si permaneces en la Inducción o avanzas a la Fase 2, Pérdida de peso continua, o incluso a la Fase 3, Preconservación. Tener mucho peso por perder es una razón común para permanecer por más tiempo en la Inducción, pues en esta fase se adelgaza de manera más rápida y constante que en las siguientes. Si por ahora estás contento con las opciones de alimentos para la Inducción, deberías considerar quedarte más tiempo ahí. Pero, como siempre, la decisión es tuya. Por otro lado, si estás cerca de tu peso deseado, adelgazas muy rápido o te sientes tentado a desviarte de la dieta por tener opciones de comida limitadas, es hora de avanzar a la fase de Pérdida de peso continua.

No cometas el error de quedarte demasiado tiempo en la Inducción sólo porque te encanta el ritmo en que estás adelgazando. Al final, es importante que avances por las fases para asegurarte de haber dejado tus viejos hábitos y poder reintroducir alimentos sin detener tu adelgazamiento o provocar antojos. Bajar de peso rápido es emocionante, pero si no encuentras tu zona de comodidad para comer en el "mundo real", aquello probablemente no será sino un placer temporal. Desacelerar de manera intencional tu ritmo de adelgazamiento a medida que te aproximas a tu meta facilitará que esas libras perdidas pasen a la historia para siempre. Permanecer en la Inducción no representa riesgo alguno para la salud, pero necesitas tratar de avanzar por las fases para que puedas encontrar tu tolerancia a los carbohidratos, ya sea de 30, 50, 60 o más gramos al día.

Avanza a la PPC si...
- Ya estás a siete kilos o menos de de tu peso deseado. Es importante que avances para que aprendas una manera de comer nueva y permanente.
- Estás aburrido con tus opciones actuales de alimentos.
- Si has estado en la Inducción por varios meses, llevas recorrido más de medio camino hacia tu meta. Insisto, es importante que la mayoría de las personas circulen por las fases.

Puedes elegir permanecer en la Inducción si...
- Aún te faltan más de 14 kilos por perder.

Deberías permanecer en la Inducción por ahora si...
- Aún te falta mucho peso que perder.
- Aún batallas con los antojos de carbohidratos.
- No te has apegado del todo a las reglas de la Inducción.
- Aún tienes niveles elevados de azúcar en la sangre o presión arterial.
- Tu adelgazamiento es lento y no haces ejercicio.

Avanza a la Preconservación si...
- Estás a cinco kilos o menos de tu peso deseado y aún adelgazas a un ritmo veloz.

MÁS ALLÁ DE LAS DOS SEMANAS

Si decides permanecer en la Inducción, seguirás con tu consumo de 20 gramos de carbohidratos netos al día, pero podrás añadir nueces y semillas a tu lista de alimentos aceptables. Un par de cucharadas (una onza) de nueces de nogal, almendras, pecanas, semillas de calabaza u otras nueces y semillas es una colación fabulosa. También puedes esparcirlas sobre una ensalada o verduras cocidas.

Después de dos semanas, ahora que te sientes con más energía, tal vez consideres incorporar la actividad física en tu programa, si acaso no lo has hecho ya. Un programa regular de caminata es una manera fantástica de empezar. Una vez que has adquirido el hábito, descubrirás cuán benéfico es para tonificar tu cuerpo y mejorar tu estado de ánimo. Por último, recuerda mantener al día tu diario de dieta (y ejercicio) al anotar cada alimento que reincorpores a tu alimentación para detectar cualquier problema.

Mientras te despides de la Inducción, revisa el siguiente capítulo para aprender cómo pasar a la Fase 2, Pérdida de peso continua. Aun cuando pases directamente a la Preconservación, es importante que revises el contenido de la PPC. Pero primero lee sobre el éxito que tuvo Rebeca Latham con Atkins después de probar muchas otras dietas.

HISTORIA DE ÉXITO 7

YA NO TENGO HAMBRE

Tras llevar una dieta "de inanición" durante décadas sin lograr perder peso, Rebeca Latham decidió unirse a su marido para seguir la Dieta de Atkins. Dueña de una resistencia inusual al adelgazamiento, por fin ha empezado a ver resultados y se acerca a su peso deseado.

ESTADÍSTICAS VITALES

Fase actual: Preconservación
Consumo diario de carbohidratos netos: 25 gramos
Edad: 54
Estatura: 1.57 metros
Peso anterior: 68 kilos
Peso actual: 63 kilos
Peso perdido: 5 kilos
Peso deseado: 58 kilos
IMC anterior: 26.6
IMC actual: 24.8
Presión arterial actual: 120/80

¿Qué te hizo decidirte a seguir la Dieta de Atkins?
Cuando a mi esposo le diagnosticaron síndrome metabólico, nuestro médico le recomendó la Dieta de Atkins y yo decidí unírmele. Yo empecé a engordar cuando tenía 30 años, y durante los siguientes 20 años, subí poco a poco 18 kilos.

¿Tenías algún problema de salud importante?
Tengo predominio de estrógeno e hipotiroidismo. Aunque en mi familia hay casos de enfermedades del corazón y diabetes, mis lípidos y otros indicadores siempre han sido normales.

¿Has probado otros programas de adelgazamiento?
¡Los he probado todos! He sufrido las dietas South Beach, NutriSystem, LA Weight Loss, del Helado, Hawaiana, Deal-A-Meal, Schwarzbein Principle, la de los Adictos a los Carbohidratos, GI, Nautilus, Pritkin, Seattle Sutton's Healthy Eating y Weigh Watchers. Mi esposo y yo seguimos la dieta de La Zona justo antes de empezar con Atkins. Ambos habíamos perdido unos cuantos kilos, ¡pero moríamos de hambre!

¿Ya habías probado la Dieta de Atkins?
Sí, hace años, pero ahora sé que no la seguía correctamente. No

comía verduras y seguí reduciendo las calorías hasta llegar a 1 000, y entonces la dejé.

Entonces, ¿qué cambió esta vez?
Leí algunos de los libros de Atkins, así como *Good Calories, Bad Calories* de Gary Taubes, el cual influyó en mí para volver a probar la Dieta de Atkins. En www.atkins.com descubrí que limitar severamente las calorías me haría dejar de adelgazar. Sé que de no haber contado con el apoyo de los foros de la Comunidad de Atkins, habría vuelto a fracasar. Ahora también sé que aunque quizá mi adelgazamiento ocurrió de manera lenta, los kilos perdidos también indican éxito. ¡He perdido más de dos kilos sólo en el área del ombligo!

¿Cómo adaptas la Dieta de Atkins a tus necesidades?
Mi desequilibrio hormonal e hipotiroidismo me dificultan de manera extrema bajar de peso. Por ello Colette Heimowitz, nutrióloga especializada en la Dieta de Atkins, me prescribió una versión modificada de la Inducción. Empecé con 11 gramos de carbohidratos netos, de los cuales ocho provenían de vegetales de cimiento. Ahora que estoy en la Preconservación consumo 25 gramos de carbohidratos netos, de los cuales al menos 15 provienen de vegetales. En ocasiones también como nueces, bayas, yogurt, puré de manzana y legumbres.

¿Cuál es tu régimen de ejercicio físico?
Empecé a caminar y levantar pesas tres semanas después de haber iniciado la Dieta de Atkins. Cuando empecé, mis músculos estaban atrofiados y yo estaba muy débil. Mi médico me había indicado que perdiera 16 kilos de grasa y ganara cinco de músculo. Cuando bajé a 63 kilos, los cinco que había perdido en realidad representaban la pérdida de casi ocho kilos de grasa y la ganancia de tres kilos de músculo.

8

Avance a la fase 2, Pérdida de peso continua

> Al principio, las diferencias entre la Inducción y la
> Pérdida de peso continua (PPC) son relativamente me-
> nores, pero las adiciones graduales a tu dieta marcan
> tu retorno a una manera de comer permanente. En la
> PPC tu objetivo es descubrir cuántos carbohidratos
> puedes consumir sin dejar de perder peso, mantener
> tu apetito bajo control y sentirte vigorizado.

Bienvenido a la Fase 2, Pérdida de peso continua —o PPC para
los iniciados en la Dieta de Atkins—. Al principio, las diferencias entre las fases 1 y 2 son relativamente menores, pero las
adiciones graduales a tu dieta marcan tu retorno a una manera de comer permanente. Todo lo demás quedará igual que en
la Inducción. Contarás carbohidratos netos. Comerás las cantidades recomendadas de proteínas y bastantes grasas naturales. Seguirás bebiendo alrededor de ocho vasos de agua y otros
líquidos aceptables, y te asegurarás de consumir suficiente sal (en
caso de que no te encuentres bajo medicación diurética). Y también continuarás con tu consumo de suplementos multivitamí-
nico/multimineral y de omega-3.

Hay, sin embargo, una distinción clave entre ambas fases:
la gama de alimentos aceptables es ligeramente más amplia en la
Pérdida de peso continua. Aun así, a pesar de que podrás comer
más carbohidratos y reintroducir poco a poco una mayor varie-

dad de los mismos, es mejor que consideres estos dos cambios como pininos. Quizá el mayor error que puedes cometer cuando pasas de la Inducción a la PPC es considerar la transición como un paso drástico.

La mayoría de la gente pasa gran parte del tiempo (de adelgazamiento) en esta fase. A menos que tengas sólo una pequeña lonjita que perder y planees pasar pronto a la Fase 3, Preconservación, tendrás bastante tiempo para conocer la Pérdida de peso continua. Te recomendamos permanecer aquí hasta que estés a sólo cinco kilos de tu peso deseado. Si inicias la Dieta de Atkins en esta fase, asegúrate de leer el capítulo anterior sobre la Inducción, el cual es clave para entender buena parte de la PPC y prepararte bien antes de iniciar el programa.

En este capítulo, además de ayudarte a pasar a esta fase, procuraremos:

- Incrementar gradualmente tu ingestión de carbohidratos en incrementos de cinco gramos sin detener el adelgazamiento ni promover el regreso de los viejos síntomas.
- Reintroducir alimentos en cierto orden.
- Resolver dificultades como periodos de estancamiento o infiltración de carbohidratos.
- Encontrar tu tolerancia personal al consumo de carbohidratos en esta fase, conocida como tu Nivel de carbohidratos para perder (NCP).
- Integrar la actividad física en tu programa de control de peso.
- Adaptar la PPC a tus propias necesidades.

Aprende el idioma

Las personas nuevas en la Dieta de Atkins a veces se confunden con las abreviaturas que utilizan las veteranas. Aquí está la traducción:

carb. net.: Por lo general, los gramos de carbohidratos totales menos los gramos de fibra.

PPC: Pérdida de peso continua, Fase 2 de la Dieta de Atkins.

NCP: Nivel de carbohidratos para perder, el máximo número de carbohidratos que puedes comer cada día sin dejar de adelgazar.

ECA: Equilibrio de carbohidratos de Atkins, el número máximo de carbohidratos netos que puedes comer cada día y aún mantener tu peso.

NERVIOS DE TRANSICIÓN

Antes de describir cómo realizar la Pérdida de peso continua, atendamos un asunto importante. La libertad de elegir entre más alimentos ricos en carbohidratos viene acompañada del riesgo de que te alejes de tu zona de seguridad. Tras la autocontención que te exigió la Inducción, quizá temas ir demasiado lejos durante la PPC. Sin duda ésta es una de las razones de que a algunas personas les cueste trabajo salir de la Inducción. Además, para cuando inicies la PPC es posible que tu entusiasmo inicial se debilite un poco y te resulte más difícil concentrarte en el trabajo que falta. No estás solo. Te apoyaremos en cada paso del proceso. Siempre podrás retroceder un poquito si un nuevo alimento te causa problemas. Dediquemos un momento a poner en perspectiva tu transición.

¿Te sientes abrumado por lo que aún te falta?
Por supuesto que sí. Si eres obeso, tardaste cierto tiempo en aco-
jinar tu cuerpo al comer los alimentos equivocados. Si tienes
problemas de salud, éstos tampoco ocurrieron de la noche a la
mañana. Tal como la liebre de la fábula de Esopo lo aprendió
en su carrera, el que va lento y estable gana la carrera. Aprende a celebrar tus victorias pequeñas pero crecientes en lugar de
enfocarte sólo en la meta final.

¿Usas todas las herramientas y ayuda disponibles?
Escribir en tu diario y revisarlo pocos días después a menudo
puede ofrecerte perspectivas valiosas. La aparente recuperación de 500 gramos o un kilo de repente no se percibe tan mala
una semana después, cuando los has vuelto a perder, junto con
otro kilo. Tener un compañero y/o recurrir a la red de apoyo en
internet en la página de Atkins tal vez resulte invaluable cuando necesites un hombro sobre el cual llorar o una plataforma
para alzar el vuelo.

¿Tienes más energía que antes de iniciar la Dieta de Atkins?
Si comes proteínas, grasas, vegetales y sal suficientes, deberás
rebosar de energía. Si no, debemos volver a recordarte que no
omitas comidas ni escatimes las proteínas. Para mantener tu
nivel de energía si eres de edad madura o avanzada, quizá necesites aumentar tu consumo de proteínas dentro del rango recomendado para tu estatura al comer un poco más de carne roja,
de aves y pescado. Eliminar los azúcares y otros carbohidratos de
mala calidad también deberá haber eliminado esa aflicción tan
común, el decaimiento de media tarde. Si has empezado a ejercitarte o incrementado tu nivel de actividad física recientemente,
es probable que hayas notado que tus niveles de energía y resistencia también se han elevado.

¿Y qué hay de tus estados de ánimo?

La mayoría de los seguidores de Atkins manifiestan una sensación de emoción acompañada de un aumento de su energía durante o poco después de las primeras dos semanas en el programa. Ése es otro de los beneficios de la Ventaja de Atkins. Por fortuna también experimentarás toda una serie de emociones positivas respecto de otros cambios que puedes hacer en tu vida. La actividad física también es conocida por mejorar el estado de ánimo. Eso no equivale a decir que no hayas batallado con la tentación y, en ocasiones, sucumbido a ella. Estamos dispuestos a apostar a que en al menos una ocasión te has hallado en una situación donde no había cosa alguna que pudieras comer. En esos periodos que la báscula y la cinta métrica no cambiaban o parecían apuntar en la dirección equivocada, quizá te hayas preguntado si valía la pena luchar por este nuevo estilo de vida. Todo esto es perfectamente normal. El solo hecho de que ahora pases a la PPC es una prueba del éxito que has tenido hasta ahora.

SI COMIENZAS EN LA PPC

Si has decidido empezar directamente en la PPC en lugar de la Inducción, es probable que tengas una o más de estas razones:

- Estás a siete kilos o menos de tu peso deseado.
- Tu peso deseado es modesto y realizas una intensa actividad física.
- No importa cuál es tu peso actual, quieres más variedad en tu dieta de la que te ofrece la Inducción y estás dispuesto a perder peso de manera un poco más lenta.
- Eres vegetariano o vegano.
- El peso no es un problema, pero quieres sentirte mejor y tener más energía.

CÓMO HACER LA PPC

Al principio incrementarás tu consumo diario de carbohidratos por sólo cinco gramos hasta 25 gramos de carbohidratos netos, y luego aumentarás en incrementos de cinco gramos mientras amplías las opciones de alimentos que tenías en la Inducción. Además de los Alimentos de Inducción aceptables (página 140), ahora puedes empezar a seleccionar Alimentos Aceptables para la PPC, que están justo debajo de aquéllos. (Asegúrate de revisar también los planes de alimentos para la Fase 2 en la tercera parte, los cuales incorporan muchos de esos productos.) Te recomendamos que primero añadas nueces y semillas, luego bayas y algunas otras frutas, luego las opciones lácteas adicionales y al último las legumbres. Quienes permanecieron en la Inducción más allá de las primeras dos semanas, tal vez ya disfruten del satisfactorio crujido de las nueces, almendras, semillas de calabaza, piñones y similares. Pero si la dulzura de unas pocas bayas (con énfasis en lo de *pocas*) te interesa más que unas cuantas nueces, reacomoda el orden de tus preferencias. Nosotros llamamos a estos diferentes grupos de alimentos los peldaños de la escalera de carbohidratos. (Véase el recuadro de "La escalera de carbohidratos".) Más adelante discutiremos las necesidades de quienes desean limitar u omitir su consumo de proteínas animales y de quienes tienen una herencia culinaria latina.

Añade sólo un alimento nuevo dentro de cierto grupo cada vez. De esa manera, si algo vuelve a despertar en ti antojos de alimentos, te provoca malestar gástrico o interfiere con tu proceso de adelgazamiento, podrás identificarlo con facilidad. Así, por ejemplo, puedes empezar con una pequeña porción de moras azules un día. Si eso no te causa problemas, podrías empezar a comer fresas en uno o dos días.

La escalera de carbohidratos

La escalera de carbohidratos te ayuda de dos maneras. Primero, te provee de una progresión lógica con la cual añadir alimentos ricos en carbohidratos. En segundo lugar, jerarquiza su cantidad y frecuencia. En los peldaños inferiores se encuentran los alimentos que comerás más a menudo. En los superiores, están los que —incluso en la fase de Conservación permanente— comerás sólo ocasionalmente, rara vez o nunca, según tu tolerancia a los carbohidratos.

Peldaño 1: Vegetales de cimiento: verduras de hoja verde y otros vegetales bajos en carbohidratos.

Peldaño 2: Productos lácteos altos en grasa y bajos en carbohidratos: crema, crema ácida y la mayoría de los quesos sólidos.

Peldaño 3: Nueces y semillas (pero no castañas).

Peldaño 4: Bayas, cerezas y melón (pero no sandía).

Peldaño 5: Yogurt de leche entera y quesos frescos, como el queso cottage y ricota (requesón).

Peldaño 6: Legumbres, incluidos garbanzos, lentejas y similares.

Peldaño 7: Jugo o "coctel" de jitomate y verduras (con jugo de lima y limón adicionales).

Peldaño 8: Otras frutas (pero no jugos de frutas ni frutas secas).

Peldaño 9: Vegetales ricos en carbohidratos, como la calabaza amarilla, zanahorias y chícharos (guisantes).

Peldaño 10: Granos integrales.

EXPECTATIVAS REALISTAS

Si bajaste de peso rápido durante la Inducción, debes saber que ese ritmo tan confiable y emocionante no continuará de manera indefinida. Es casi seguro que tu promedio de adelgazamiento semanal se desacelerará a medida que incrementes tu consumo de carbohidratos y pierdas peso. Esto es intencional, pues poco a poco añades una mayor cantidad y variedad de carbohidratos y adoptas una manera de comer nueva y sostenible. Es posible que el camino que te falta lo sientas como tránsito pesado: te arrastrarás a paso de caracol por unos pocos kilómetros y quizá volverás a apresurar el paso un poco durante un tiempo para luego detenerte, desacelerar y así sucesivamente. Sin duda este progreso discontinuo pondrá a prueba tu paciencia, pero saber que eso no es raro deberá ayudarte a lidiar con ello. Más adelante volveremos a hablar sobre cómo puedes influir en tu avance.

CÓMO REINTRODUCIR CIERTOS ALIMENTOS

Hay tres puntos importantes que entender cuando empiezas a reintroducir alimentos. En primer lugar, si hasta ahora sólo has calculado al tanteo el número de carbohidratos, es hora de que empieces a contarlos. En segundo lugar, aunque expandirás tu gama de alimentos, no aumentarás mucho la cantidad que comes cada día. Mientras sigues agregando pequeñas cantidades de alimentos ricos en carbohidratos, no tendrás otra cosa que hacer más que asegurarte de no excederte en tu consumo de proteínas. Deja que tu apetito te guíe. Manténte hidratado y deja de comer justo en el momento que te sientas satisfecho. Si has pertenecido durante toda tu vida al club de los platos limpios, es hora de dejarlo. O no comas tan a menudo en lugares de comida rápida. Por último, no todo el mundo será capaz de reintroducir la totalidad de alimentos aceptables para esta fase; algunas personas sólo podrán comerlos de manera muy ocasional.

A medida que añadas nuevos alimentos, sustituirás algunos de ellos por otros alimentos ricos en carbohidratos que ya has empezado a comer, pero no tus 12 a 15 gramos de carbohidratos netos de los vegetales de cimiento. Por ejemplo, ahora puedes comer queso cottage en lugar de algunos quesos sólidos que comiste durante la Inducción. En lugar de una colación vespertina de aceitunas verdes, tal vez empieces a consumir nueces de macadamia. Aún comerás los alimentos adecuados para la Inducción, pero podrás variarlos un poco. Si llevas la cuenta de tu ingestión de carbohidratos, comes la cantidad de vegetales recomendados y te sientes lleno pero no a reventar, todo deberá salir bien. Tus porciones de proteínas en cada comida deberán mantenerse dentro de un rango aproximado de entre cuatro y seis onzas.

No podemos dejar de recalcar la extrema importancia de que anotes en tu diario de dieta cada alimento que reintroduzcas. Este proceso no siempre ocurre sin dificultades, y tú querrás saber qué alimento te está provocando determinada respuesta, así que, si es necesario, sabrás cuál evitar. No dejes de anotar lo que añades, cuánto añades y tus reacciones, si acaso las tienes.

ALIMENTOS ACEPTABLES PARA LA PPC

Nueces y semillas

La mayoría de las personas empiezan por reintroducir las nueces y semillas, así como las cremas producidas con esos productos. Evita los productos asados con miel o ahumados. Una o dos onzas de nueces de nogal, pecanas o semillas de calabaza serán una colación perfecta. (La siguiente lista muestra porciones equivalentes a una onza.) O rocíalas encima de ensaladas o queso cottage. Las nueces saladas son buenas pero, como comprenderás, es notablemente difícil comerlas con moderación. Guarda las nueces y semillas en el refrigerador para evitar la rancidez. Los cacahuates (maníes), nueces de la India (anacardos) y frijoles de soya tostados ("nueces de soya") no son verdaderas nueces. Las últimas dos contienen más carbohidratos que las verdaderas nueces, así que cómelas con cuidado. (Las castañas son muy altas en almidón y carbohidratos, por lo que son inadecuadas para la PPC.) La fibra, que es benéfica para el corazón, ayuda a moderar la cantidad de carbohidratos de las nueces y semillas, pero sus grasas saludables hacen que todas las nueces sean altas en calorías, así que mantén tu consumo en no más de dos onzas (alrededor de un cuarto de taza) al día. Las cremas (mantequillas) de almendra, macadamia y otras nueces o semillas son una gran alternativa de la crema de cacahuate, pero evita productos como la Nutella, pues contienen azúcar y otros edulcorantes. Los cereales y harinas de nueces amplían tus opciones para cocinar.

Consejo: Cuando compres una bolsa grande de nueces o semillas, divídela en raciones de una onza; colócalas en bolsas resellables pequeñas y guárdalas en el refrigerador. No hay necesidad de cambiar nada; si es una bolsa de medio kilo, tan sólo divide los contenidos en 16 porciones iguales. Cuando estés listo para una colación de nueces, consume una —y sólo una— bolsa. O cuenta el número adecuado de un tipo de nuez en particular, de acuerdo con la siguiente guía de porciones, y devuelve el resto de la bolsa o recipiente al refrigerador.

Nuez o semilla		*Gramos de carb. net.*
Almendras	24 nueces	2.3
Crema de almendra	1 cucharada	2.5
Harina o harina de almendra	¼ de taza	3.0
Castañas de Pará	5 nueces	2.0
Nueces de la India (anacardos)	9 nueces	4.4
Crema de nuez de la India	1 cucharada	4.1
Coco en tiras, sin azúcar	¼ de taza	1.3

Nuez o semilla		Gramos de carb. net.
Nuez de macadamia	6 nueces	2.0
Crema de macadamia	1 cucharada	2.5
Avellanas	12 nueces	0.5
Cacahuates	22 nueces	1.5
Crema de cacahuate natural	1 cucharada	2.4
Crema de cacahuate lisa	1 cucharada	2.2
Pecanas	10 mitades	1.5
Piñones	2 cucharadas	1.7
Pistaches	25 nueces	2.5
Semillas de calabaza peladas	2 cucharadas	2.0
Ajonjolí	2 cucharadas	1.6
"Nueces" de soya	2 cucharadas	2.7
Crema de "nuez" de soya	1 cucharada	3.0
Semillas de girasol peladas	2 cucharadas	1.1
Crema de semilla de girasol	1 cucharada	0.5
Tahini (pasta de ajonjolí)	1 cucharada	0.8
Nueces (de nogal)	7 mitades	1.5

Bayas y otras frutas

Hay buenas razones de que sean las bayas las primeras frutas (dulces) que retomarás. Son relativamente altas en fibra —las semillas ayudan—, lo cual reduce su total de gramos de carbohidratos netos. También están repletas de vitaminas y antioxidantes. Entre más brillante es el color de una fruta o vegetal, mayor es su nivel de antioxidantes. ¿Y qué colores podrían ser más atrevidos que el azul, el negro y el rojo de la mayoría de las bayas? El melón (que no la sandía) y las cerezas tienen un contenido ligeramente mayor de carbohidratos. Cómelos con moderación —y sólo tras introducir las bayas— para asegurar que no estimulen antojos de cosas más dulces. Todas las frutas deben considerarse guarniciones, no componentes importantes de una comida o colación.

Come bayas frescas con un poco de queso, crema, crema ácida o yogurt entero para amortiguar su impacto sobre tu azúcar en la sangre. Añade algunas bayas a un licuado matutino. Añádelas a una ensalada verde o mézclalas en una vinagreta. También puedes comer porciones pequeñas (una cucharada) de conservas, preparadas sin azúcar añadida. Cada cucharada debe proveer no más de dos gramos de carbohidratos netos.

Fruta		
Zarzamoras frescas	¼ de taza	2.7
Zarzamoras congeladas	¼ de taza	4.1
Moras azules frescas	¼ de taza	4.1
Moras azules congeladas	¼ de taza	3.7
Moras Boysen frescas	¼ de taza	2.7
Moras Boysen congeladas	¼ de taza	2.8
Cerezas agrias frescas	¼ de taza	2.8
Cerezas dulces frescas	¼ de taza	4.2
Arándanos crudos	¼ de taza	2.0
Grosellas frescas	¼ de taza	2.5
Grosellas espinosas crudas	½ taza	4.4
Moras Logan crudas	¼ de taza	2.7
Melón cantalupo en perlas	¼ de taza	3.7
Melón persa (Crenshaw) en perlas	¼ de taza	2.3
Melón honeydew en perlas	¼ de taza	3.6
Frambuesas frescas	¼ de taza	1.5
Frambuesas congeladas	¼ de taza	1.8
Fresas frescas rebanadas	¼ de taza	1.8
Fresas congeladas	¼ de taza	2.6
Fresas frescas	1 grande	1.0

Queso y productos lácteos

Ahora también puedes reintroducir el resto de los quesos frescos, que son ligeramente más altos en carbohidratos que los que podías comer en la Inducción. Media taza de queso cottage o requesón con una onza o dos de nueces proporcionan bastantes proteínas para una comida. Evita el queso cottage o el requesón semidescremado o descremado, pues son más altos en carbohidratos. Añade cualquiera de ambos quesos a unas cuantas verduras frescas para un almuerzo rápido o a algunas bayas para desayunar. Los amantes del yogurt ahora podrán saborear del yogurt natural entero y sin endulzar. El yogurt griego tiene un contenido aún menor de carbohidratos. Asegúrate de comprar la versión "original" con leche entera y sin sabor. Agrégale un poco de edulcorante o una cucharada de jarabe de fruta sin azúcar o, si lo prefieres, conservas sin azúcar añadida. Las bayas —sean frescas o congeladas— y el yogurt son compañeros naturales. Pero cuídate del yogurt preparado con frutas u otros sabores, o con cualquier clase de azúcar añadida. De manera similar, evita los productos de yogurt semidescremados o descremados pues, de manera invariable, tienen un mayor contenido de carbohidratos. Insisto, "bajo en calorías" no necesariamente significa bajo en carbohidratos.

	Ración	Gramos de carb. net.
Queso o producto lácteo	½ taza	4.1
Queso cottage, 2% de grasa	½ taza	2.8
Queso cottage, entero	2 cucharadas	3.0
Leche entera evaporada	½ taza	3.8
Requesón de leche entera	4 onzas	3.0
Yogurt bajo en carbohidratos	4 onzas	5.5
Yogurt solo, sin azúcar, entero	4 onzas	3.5

Legumbres

A la mayor parte de la familia del frijol (judías, alubias, habichuelas), incluidas las lentejas, garbanzos, frijoles de soya, chícharos secos partidos, frijolitos blancos, frijoles negros y muchos otros (pero no los ejotes ni los chícharos, que son buenos durante la Inducción) se les conoce como legumbres o leguminosas. A muchos se les vende deshidratados; unos cuantos, como los frijoles lima y los edamame, también se pueden conseguir frescos o congelados. Los vegetarianos y veganos dependen de las legumbres para poder satisfacer sus necesidades de proteínas. Su alto contenido en fibra y proteínas las hacen muy llenadoras. A pesar de su contenido de fibra, son bastante más ricas en carbohidratos que los vegetales de cimiento que has comido durante la inducción. También varían mucho en su cantidad de carbohidratos, como lo verás a continuación. Cuando reintroduzcas las leguminosas, si decides hacerlo, usa porciones pequeñas y considéralas como guarnición. Evita los frijoles horneados estilo inglés, pues están llenos de azúcar, al igual que otros productos como los frijoles en salsa de tomate hecha con azúcar o almidón, y los *dips* de frijol. Siempre revisa la cuenta de carbohidratos y la lista de ingredientes antes de comprar cualquier producto.

> *Consejo:* Los frijoles de soya negros son mucho más bajos en carbohidratos que los frijoles negros comunes (un gramo de carbohidratos netos por cada media taza de frijoles cocidos, en comparación con los 12.9 gramos de los frijoles negros), sin demérito del sabor.

Legumbre	Ración	Gramos de carb. net.
Frijoles negros	¼ de taza	6.5
Chícharos de vaca	¼ de taza	6.2

Legumbre	Ración	Gramos de carb. net.
Frijoles cannellini	¼ de taza	8.5
Garbanzos	¼ de taza	6.5
Frijoles cargamento	¼ de taza	6.3
Alubias	¼ de taza	6.0
Frijoles blancos medianos	¼ de taza	6.3
Humus	2 cucharadas	4.6
Frijoles bayos	¼ de taza	5.8
Lentejas	¼ de taza	6.0
Frijoles lima, pequeños	¼ de taza	7.1
Frijoles lima, grandes	¼ de taza	6.5
Frijolitos blancos	¼ de taza	9.1
Chícharos secos partidos	¼ de taza	6.3
Chícharos gandules	¼ de taza	7.0
Frijoles rosados	¼ de taza	9.6
Frijoles pintos	¼ de taza	7.3
Frijoles refritos, enlatados	¼ de taza	6.5
Frijoles de soya negros	½ taza	1.0
Frijoles de soya, edamames verdes	¼ de taza	3.1

Nota: Las raciones para las legumbres deshidratadas son para después de cocinadas. Las raciones para las legumbres frescas son para los frijoles en vaina.

Jugos de verduras y frutas

La mayoría de los jugos de frutas han de considerarse como azúcar líquida, por lo cual quedan del todo prohibidos. Las únicas excepciones son los jugos de limón y lima, de los cuales es aceptable ingerir dos cucharadas diarias durante la Inducción. Durante la PPC podrás duplicar esa cantidad para servirla sobre pescado y hacer bebidas o postres bajos en carbohidratos. Es asombroso cuánto sabor puedes extraer a cuatro cucharadas de estos jugos, pero esa cantidad contiene más de cinco gramos de carbohidratos netos. Ahora también puedes introducir pequeñas porciones de jugo de tomate o coctel de jugo de tomate.

Jugos	Ración	Gramos de carbohidratos netos
Jugo de limón	¼ de taza	5.2
Jugo de lima	¼ de taza	5.6
Jugo de tomate	4 onzas	4.2
Coctel de jugo de tomate	4 onzas	4.5

Productos bajos en carbohidratos adecuados para la PPC

No todos los productos bajos en carbohidratos se producen de la misma manera. Los fabricantes usan toda una serie de edulcorantes distintos y otros ingredientes, algunos de los cuales son capaces de producirte malestar estomacal, tentarte a comer en exceso o revivir antojos a los que creías en hibernación. Además de las barras y los batidos que podías disfrutar durante la Inducción, en la PPC serás capaz de manejar otros productos bajos en carbohidratos. En cada caso te proporcionaremos la máxima cantidad aceptable de carbohidratos para una sola ración. Siempre lee la información nutrimental y la lista de ingredientes antes de comprar cualquier producto. Cualquier alimento salado o dulce puede estimularte para comer de más. Creer que puedes comer grandes cantidades de cierto alimento tan sólo porque una pequeña porción de él es baja en carbohidratos es un autoengaño. Compra y consume estos productos con cuidado. Los productos bajos en carbohidratos pueden ser muy convenientes, pero no sustituyen a las verduras y otros alimentos sin procesar. No pruebes más de un producto cada vez, y limítate a dos raciones de estos alimentos al día. Repito, si la cuenta de carbohidratos de un producto específico excede la cantidad que se enlista a continuación, evítalo.

Producto bajo en carbohidratos	Ración	Gramos máximos de carbohidratos netos
Bagels bajos en carbohidratos	1	5.0
Panecillos mixtos bajos en carbohidratos	¾ de taza	5.0
Pan bajo en carbohidratos	1 rebanada	6.0
Chocolate/dulce bajo en carbohidratos	1.2 onzas	3.0
Bebida de leche baja en carbohidratos	8 onzas	4.0
Harina para hot cakes (panqueques) baja en carbohidratos	2	6.0
Pan árabe bajo en carbohidratos	1, de 15 centímetros	4.0
Rollos bajos en carbohidratos	1	4.0
Papas fritas de soya bajas en carbohidratos	1 onza	5.0
Tortillas bajas en carbohidratos	1, de 18 centímetros	4.0
Helado sin azúcar añadida	½ taza	4.0

A tu salud, con moderación

¡Di salud! Ahora que estás en la PPC, puedes beber alcohol si lo deseas y si la experiencia te muestra que puedes manejarlo. Hay varias cosas a considerar acerca de beber alcohol mientras tratas de adelgazar. La mayoría de los mezcladores, incluida el agua quina, son altísimos en carbohidratos, sobre todo los que se elaboran con jugo de frutas. (El agua quina sin azúcar es aceptable.) También lo son el brandy de sabores y otras bebidas (aunque el brandy añejado y el coñac son bajos en azúcar). Aunque la mayoría de las bebidas alcohólicas no contienen carbohidratos, tu cuerpo metabolizará el alcohol antes que la grasa (en este sentido, el alcohol es un macronutrimento), de modo que beber alcohol hace más lenta la quema de grasa y

puede desacelerar tu adelgazamiento. Y, por supuesto, asegúrate de contar los carbohidratos.

Consume las bebidas alcohólicas solas o en las rocas y con unas gotas de limón. Una ración de 12 onzas de cerveza regular contiene hasta 13 gramos de carbohidratos, lo cual es demasiado para permitirlas durante la PPC. Una sola cerveza *light* o, mejor aún, cerveza baja en carbohidratos deberá ser tu opción de bebida para esta fase, y sólo una cada vez. Un vaso de vino con la cena puede convertir una cena sencilla en una ocasión especial, pero aléjate de las sangrías azucaradas y los vinos generosos de postre. Es posible que te sientas más susceptible a los efectos del alcohol mientras sigues la Dieta de Atkins. Y como el alcohol es capaz de desinhibirte, tal vez te resulte más complicado alejarte de las papas fritas y otras botanas ricas en carbohidratos con las que se suele acompañar el consumo de alcohol. Por todas estas razones, el mejor consejo que podemos darte es que te moderes. Si tienes problemas para refrenarte, quizá sea mejor que evites el alcohol hasta que tengas más autocontrol.

Bebida	Ración	Gramos de carb. net.
Cerveza *light*	12 onzas	7.0
Cerveza baja en carbohidratos	12 onzas	3.0
Bourbon	1 onza	0.0
Champaña	4 onzas	4.0
Ginebra	1 onza	0.0
Mezcladores sin azúcar	1 ración	4.0
Ron	1 onza	0.0
Whisky	1 onza	0.0
Jerez seco	2 onzas	2.0
Vodka	1 onza	0.0
Vino seco de postre	3.5 onzas	4.0
Vino tinto	3.5 onzas	2.0
Vino blanco	3.5 onzas	1.0

RESOLUCIÓN DE PROBLEMAS

Tarde o temprano casi todo el mundo descubre que su adelgazamiento se detiene de manera temporal. A medida que te acostumbras cada vez más a una alimentación baja en carbohidratos, corres el riesgo de descuidar tu conteo de los mismos. Por ejemplo, en lugar de consumir los 35 gramos de carbohidratos netos que crees, es posible que estés más cerca de los 55 (o incluso de los 75). Ya sea como resultado del descuido, la arrogancia, el exceso de confianza o el afán de probar los límites, la "infiltración de carbohidratos" puede parar en seco el adelgazamiento. Peor aún, podrías incluso perder la adaptación de tu cuerpo a quemar principalmente grasa —la Ventaja de Atkins—. Es tentador llamar a esto un periodo de estabilidad. Pero lo primero que debes hacer es analizar con cuidado tu conducta reciente y, si es necesario, hacer correcciones. Hazte las siguientes preguntas:

- ¿En verdad has comido los alimentos correctos o has tentado al destino con comida inadecuada? Elimina cualquier alimento cuestionable.
- ¿En verdad cuentas los carbohidratos? Si has sido descuidado o has dejado de contar, regresa al nivel de carbohidratos en el que estabas perdiendo peso y mantente ahí hasta que reinicie tu adelgazamiento.
- ¿Has sido demasiado entusiasta respecto de retomar la fruta? Si es así, elimina todas las frutas que no sean bayas y, si es necesario, reduce el tamaño de tus porciones de bayas.
- ¿Comes cantidades excesivas de proteínas? Reduce hasta el rango recomendado para tu estatura, pero conserva tu ingestión de grasa.

EL ESTANCAMIENTO

El ritmo de adelgazamiento siempre es variable, pero la definición de estancamiento es cuando no adelgazas nada, a pesar de haber hecho todo bien, en un periodo de al menos *cuatro* semanas. Si tu ropa te ajusta mejor y has perdido pulgadas, aunque peso no, en realidad no estás en estancamiento. Prosigue con lo que haces. Un estancamiento puede poner a prueba la paciencia de un santo. Pero paciencia es justo lo que necesitas, y en grandes cantidades. Para que las cosas fluyan, además de las sugerencias anteriores, prueba todas o algunas de estas modificaciones:

- Refuerza tu disciplina para escribir. Anota todo.
- Disminuye tu consumo diario de carbohidratos netos en 10 gramos. Quizás hayas excedido tu tolerancia a los carbohidratos mientras adelgazabas y, sin darte cuenta, descubriste tu tolerancia a la conservación de un nuevo peso. Cuando se haya reanudado tu adelgazamiento, vuelve a aumentar tus carbohidratos en incrementos de cinco gramos.
- Cuenta todos tus carbohidratos, incluido el jugo de limón, los edulcorantes, etcétera.
- Encuentra y "elimina" los carbohidratos ocultos en salsas, bebidas y alimentos procesados que puedan contener azúcares o almidones.
- Incrementa tu nivel de actividad; esto funciona para algunas personas pero no para todas.
- Incrementa tu ingestión de líquidos a un mínimo de ocho vasos de ocho onzas de agua (u otros líquidos no calóricos) al día.
- Reduce tu consumo de edulcorantes artificiales, productos bajos en carbohidratos y frutas que no sean bayas
- Haz un análisis realista de tu consumo de calorías. (Véase la página 177 en el capítulo 7).

• Si has consumido alcohol, modérate más o absténte por ahora.

Si ninguna de estas modificaciones hace que la báscula se mueva por un mes, entonces te encuentras en un verdadero estancamiento. Por frustrante que sea, la única manera de superarlo es esperar. Si sigues comiendo correctamente y tratas de seguir los consejos anteriores, tu cuerpo (y la báscula) acabará por ceder.

ROMPER LOS LÍMITES

Veamos otra razón muy común de la desaceleración o el estancamiento. Podemos decir que es una forma de autoengaño. A diferencia de la infiltración de carbohidratos, ésta es una forma de conducta consciente. Quizá hayas notado que a veces pudiste comer una rebanada de pan blanco o incluso devorar un vaso de tu helado favorito sin dejar de adelgazar. Tal vez pienses: "Tengo un metabolismo muy rápido, así que puedo romper los límites y aún hacer que la Dieta de Atkins me funcione". Tarde o temprano —y lo más probable es que sea temprano— tu pérdida de peso se detendrá y experimentarás una nueva hambre y antojo de carbohidratos, lo cual te llevará a comer más de los alimentos de los cuales debes alejarte.

Tanto la infiltración de carbohidratos como el hecho de comer alimentos inapropiados pueden echar a perder semanas e incluso meses de trabajo duro. Sean conscientes o inconscientes, esas acciones pueden conspirar para hacerte creer que no puedes seguir el programa y causar que tires la toalla. ¡No lo hagas! Ahora sabes que puedes adelgazar con Atkins. Tan sólo necesitas usar el conocimiento que has obtenido. Si ciertos alimentos —como el pan o la fruta bajos en carbohidratos, por ejemplo— parecen despertarte antojos o tan sólo no puedes dejar de comerlos, elimínalos por unas semanas y luego trata de reintroducirlos. O no lo hagas. No hay una regla que diga que debes expandir tu ingestión de carbohidratos netos más allá de 30 o 40 gramos al día.

Pero, en primer lugar, no te odies por haber caído del vagón. Esas cosas pasan. Reflexiona sobre lo que te hizo vulnerable. ¿Estabas en una fiesta o reunión? ¿Acababas de regresar de un paseo en bicicleta o el gimnasio y te sentías con derecho? ¿Morías de hambre y no había alimentos adecuados en el refrigerador? ¿Sentías pena de ti mismo por alguna razón y necesitabas "mimarte"? Cualquiera que haya sido la razón, anótala en tu diario junto con tu plan para no volver a rendirte ante ese alimento. Recuerda que la capacidad de tu cuerpo para quemar su propia grasa corporal es un valioso regalo que te has dado. No lo descuides.

Si has tenido un mal día en relación con los carbohidratos, tan sólo come de manera adecuada el día siguiente —y los días que siguen también—. Es posible que tu pérdida de peso se desacelere y sientas algunos antojos. Si has estado totalmente fuera de control por más de unos cuantos días, quizá necesites regresar a la Inducción por una semana o dos hasta que tengas tu apetito y antojos bajo control. Si haces una comida de gran contenido de carbohidratos y tienes una sensibilidad particular a éstos, tu cuerpo podría tardar hasta una semana en volver a quemar grasa como su fuente principal de energía. Ése es un precio muy alto por el placer de comer un plato de papas fritas.

ALIMENTOS DETONADORES

Muy bien, acéptalo. Al igual que la mayoría de nosotros, es probable que en alguna ocasión hayas comido toda una caja de galletas, una bolsa extragrande de papas fritas o un pastel de queso entero. Los detalles pueden diferir, pero la culpa, el asco de ti mismo, la incomodidad física y la sensación general de haber perdido el control son similares. No debemos confundir esta conducta con la de tener antojo de más carbohidratos varias horas después de haber hecho una comida alta en carbohidratos. Con los alimentos detonantes es algo más inmediato. No puedes comer sólo uno. Aún no terminas la primera probada y ya estás con la segunda, la tercera y más, hasta que se acaba. Cuando la caja o bolsa está casi vacía, piensas: "Qué diablos, debería acabármela", aun cuando el deseo físico de eso ya haya pasado.

Si vives solo o con una pareja comprensiva, quizá seas capaz de tan sólo erradicar tus alimentos detonadores de la casa. Pero mientras no enfrentes la razón subyacente de que te provoquen una reacción tan incontrolable, estarás a su merced cada vez que te los topes. En muchos casos los alimentos detonadores se asocian con experiencias placenteras del pasado. Quizás las galletas con chispas de chocolate te recuerdan cuando llegabas a casa de la escuela y encontrabas la casa llena de su dulce aroma. Tal vez asocies esas galletas con el amor y la seguridad que ahora crees perdidos en tu vida. Quizá el helado de pistache te recuerda cuando tus padres y tú se detenían en cierta cadena de restaurantes en épocas más felices, antes de que se divorciaran. Entender por qué ciertos alimentos ejercen cierto poder sobre ti puede ayudarte a tomar el control.

LA URGENCIA DE COMER EN EXCESO

La Ventaja de Atkins también puede ser tu aliado para controlar tales ansias. Aquí está la prueba: si estás en o bajo tu umbral de carbohidratos, es normal que a veces sientas un vacío cómodo sin tener que sentir hambre. Pero si has excedido tu límite de carbohidratos, sentirse vacío *siempre* detona el hambre. Si sientes demasiada hambre antes de cada comida, o si sueles atracarte, trata de reducir tu consumo diario de carbohidratos hasta que se vaya el hambre o la urgencia de comer en exceso. Dicho de la manera más sencilla, atracarte puede ser un síntoma de que consumes demasiados carbohidratos, de modo que ya no eres capaz de quemar tus propias reservas de grasa ni experimentas el control del apetito que acompaña al cambio en tu metabolismo.

Aquí tienes maneras más prácticas para erradicar los atracones:

- Nunca compres alimentos cuando tengas hambre.
- No esperes a morir de hambre para comer.
- No compres alimentos que sabes que comerás en el auto rumbo a casa. (Mejor aún, ¡no comas mientras conduces!)
- Distingue cuándo comes por razones emocionales y no por hambre.
- Llama de inmediato a tu compañero de dieta cuando estés al alcance de un alimento detonador.
- Pide a tu cónyuge o cohabitante que te ayuden cuando te sientas fuera de control.
- Come con prudencia. No comas frente al televisor o en el cine, cuando podrías perder el rastro de qué y cuánto comes.
- Ten siempre colaciones adecuadas en casa. Si el chocolate es un problema para ti, ten siempre a la mano un sustituto, como una barra baja en calorías.

¿CÓMO SERÁ LA PPC PARA TI?

Aunque la experiencia de cada persona es única, aquí tienes dos posibles escenarios para los dos primeros meses de PPC. Los individuos que necesitan perder menos peso suelen pasar menos tiempo en esta fase que otros que requieren adelgazar más.

ESCENARIO 1

- Semana 1: Subes a 25 gramos diarios de carbohidratos netos y sigues consumiendo de 12 a 15 gramos de carbohidratos en la forma de vegetales de cimiento, además de reintroducir un tipo de nueces o semillas, y luego otro, cada día o cada cierto número de días. Pierdes más de un kilo.
- Semana 2: Subes a 30 gramos de carbohidratos netos, empiezas a comer bayas, de un solo tipo a la vez, y quizá un poco de melón. Para el final de la semana habrás perdido un kilo pero te das cuenta de que apeteces más fruta.
- Semana 3: Avanzas a 35 gramos de carbohidratos netos y reduces tu consumo de bayas y melón. En cambio, pruebas un poco de yogurt griego un día, requesón otro y queso cottage otro más. Otro kilo dice adiós a tu cuerpo.
- Semana 4: Avanzas a 40 gramos de carbohidratos netos, reintroduces pequeñas porciones de bayas, esta vez sin estimular antojos. Pierdes otro kilo.
- Semana 5: Subes a 45 gramos de carbohidratos netos y te complaces con una pequeña bebida alcohólica el fin de semana para celebrar la pérdida de otro kilo.
- Semana 6: Subes hasta 50 gramos de carbohidratos netos pero no añades otro grupo nuevo de alimentos. Estás sorprendido y complacido por bajar más de un kilo.
- Semana 7: Avanzas hasta 55 gramos de carbohidratos netos y comes una pequeña porción de ensalada de lentejas un día, un poco de edamame otro día y una taza de sopa de chícharos partidos otro más. Bajas otro kilo.
- Semana 8: Incrementas tu consumo a 60 gramos de carbohidratos netos y reintroduces pan bajo en carbohidratos como "plataforma" para tus almuerzos de huevo o atún. No obstante, te desprendes de otro kilo.

ESCENARIO 2

- Semana 1: Avanzas a 25 gramos diarios de carbohidratos netos, reintroduces nueces y semillas, de un solo tipo a la vez. Tu adelgazamiento se detiene durante la semana.
- Semana 2: Permaneces en 25 gramos de carbohidratos netos pero dejas las nueces y semillas para remplazarlas con más vegetales de cimiento. Para el final de la semana has bajado un kilo.
- Semana 3: Te mantienes en 25 gramos y reintroduces las nueces y semillas. Esta vez pareces ser capaz de tolerarlas, pero sólo adelgazas medio kilo.
- Semana 4: Frustrado por tu avance tan lento, te mantienes en 25 gramos de carbohidratos netos. Pierdes un kilo para el fin de la semana.
- Semana 5: Incrementas tu consumo de carbohidratos a 30 gramos pero no añades nuevos alimentos. Desaparece otro medio kilo.
- Semana 6: Animado por tu capacidad para manejar tu consumo de las nueces y semillas, tratas de introducir las bayas sin cambiar tu cuenta de carbohidratos netos. Descubres que las bayas te generan antojos, lo cual te dificulta seguir el programa al pie de la letra. Aunque bajas otro medio kilo, estás batallando.
- Semana 7: decides dejar las bayas por el momento pero aumentas tu consumo a 35 gramos de carbohidratos netos. Vuelves a tener problemas con el hambre y no pierdes peso durante una semana.
- Semana 8: Reduces tu consumo a 30 gramos de carbohidratos netos y comes pequeñas raciones de bayas cada tercer día. Bajas otro medio kilo y tus antojos se calman.

Si tu experiencia se parece al Escenario 1, te será relativamente fácil introducir nuevos alimentos y aumentar tu consumo general de carbohidratos. El Escenario 2 es una situación muy diferente. Tal vez tu propia experiencia se encuentre en cualquier punto de este espectro, o quizá incluso adelgaces más rápido, aun durante tu segundo o tercer mes de la Dieta de Atkins. Quizá seas capaz de incrementar tu ingestión de carbohidratos netos semana a semana sin desacelerar tu adelgazamiento, o tal vez descubras que necesitas incrementarla de manera muy lenta para no interferir con tu pérdida de peso ni reactivar el hambre y los antojos. El avance lento también te ayuda a identificar los alimentos detonadores que quizá te cueste trabajo comer con moderación. (Revísese la discusión sobre Alimentos detonadores en la página 210.)

No todo el mundo será capaz de reintroducir todos los alimentos aceptables para la PPC, y algunas personas serán capaces de tolerarlos sólo de manera ocasional y/o en pequeñas cantidades. Esto es particularmente notorio en las legumbres y los productos de grano bajos en carbohidratos, a los que muchas personas no pueden reintroducir sino hasta una fase posterior o tal vez nunca. A veces un alimento que al inicio te da problemas puede reintroducirse después sin consecuencias adversas.

TU TOLERANCIA PERSONAL A LOS CARBOHIDRATOS

Como lo demuestran estos dos escenarios, tu objetivo en la PPC es determinar cuántos carbohidratos puedes consumir sin dejar de adelgazar, mantener tu apetito bajo control y sentirte vigorizado. Vale la pena mencionar que quizá también veas una mejoría en diversos indicadores de salud. La Fase 2 también te permite explorar y decidir qué alimentos no puedes manejar. Todo esto forma parte del proceso de encontrar tu tolerancia personal a los carbohidratos, conocido como Nivel de carbohidratos para perder (NCP).

Piensa en esto como una exploración de tu barrio alimentario en la cual lograrás esquivar el territorio del bravucón metabólico. Las personas que siguen la Dieta de Akins reportan una amplia gama de NCP. Aquellas con una tolerancia mayor quizá tengan un NCP de entre 60 y 80 gramos, o incluso más. Aun así, otros descubren que no pueden ir mucho más allá de los 25 gramos de carbohidratos netos con que inicia la PPC. Si pierdes, en promedio, menos de medio kilo por semana es probable que estés cerca de tu NCP y no debes incrementar tu ingestión de carbohidratos. Si tu ritmo de adelgazamiento se acelera, quizá seas capaz de aumentar ligeramente tu consumo de carbohidratos. Tu objetivo debe ser gozar de la mayor variedad de alimentos posible, pero no al grado de arriesgarte a perder los beneficios de la restricción de carbohidratos, es decir, la Pérdida de peso continua, el control del apetito, la ausencia de pensamientos obsesivos en relación con la comida, un alto nivel de energía y una sensación general de bienestar.

Siempre es mejor mantenerte un poco por debajo de tu nivel de tolerancia a los carbohidratos que excederte y luego tener que retroceder. El delicado acto de equilibrio de encontrar tu NCP es crucial para entender de verdad tu metabolismo de manera que puedas aprender a mantener un peso sano. Dicho lo anterior, es posible que debas pasar por más "avances y retrocesos" hasta identificar tu NCP. Si te mantienes en la PPC, permanecerás en o alrededor de ese número y seguirás perdiendo kilos y centímetros.

Tu NCP está influido por tu edad, sexo, nivel de actividad física, cuestiones hormonales, medicamentos que puedas tomar y otros factores. Insisto, las personas jóvenes y de sexo masculino tienden a poseer una ventaja. Incrementar tu nivel de actividad o programa de ejercicios es capaz de elevarlo, aunque no por regla. Sin embargo, no importa cuál sea tu tolerancia a los carbohidratos, es del todo normal bajar de peso de manera discontinua. Y, como sabes, la báscula no es una herramienta perfecta para medir los cambios positivos que experimentas.

Después de uno o dos meses en la PPC, deberás tener una buena idea de dónde se detendrá tu NCP. Esto, a su vez, predecirá el camino que tomarás después de esta fase. Si tu experiencia es como el Escenario 1, es muy probable que puedas retomar toda una variedad de alimentos con carbohidratos y exceder los 50 gramos de carbohidratos al día sin perder la Ventaja de Atkins. Sin embargo, si tu experiencia se parece más al Escenario 2, es probable que tengas dificultades para reintroducir alimentos altos en carbohidratos y tengas un NCP de entre 25 y 50. En el capítulo 10 veremos en detalle dos métodos diferentes que te permitirán adaptar tu dieta permanente a tus necesidades individuales.

PERSONALIZA LA PPC

Una vez que hayas concluido satisfactoriamente la fase de Pérdida de peso continua será hora de que aprendas a adaptar la PPC a tus necesidades, bagaje o preferencias culinarias y metabolismo. En el supuesto de que continúes adelgazando de manera continua, quizá seas capaz de cambiar el orden establecido en la escalera de carbohidratos, siempre y cuando te apegues a tu cuota diaria de carbohidratos. Entonces, si prefieres añadir las bayas antes de las nueces o el yogurt antes de las bayas, haz la prueba. Pero no lo intentes con las leguminosas (a menos que seas vegetariano o vegano), pues son más altas en carbohidratos. Lo que no es negociable es seguir obteniendo al menos entre 12 y 15 gramos de carbohidratos netos en forma de vegetales de cimiento. Además, asegúrate de:

* Eliminar cualquier alimento que te produzca antojos.
* Mantener pequeñas tus porciones.

- Contar —no calcular— tus carbohidratos.
- Registrar en tu diario de dieta cualquier reacción como aumento de peso, cambio en el nivel de energía o antojos, y modificar tus opciones en concordancia.

PPC PARA VEGETARIANOS

En la tercera parte encontrarás planes de alimentos de pérdida de peso continua para vegetarianos, los cuales empiezan en 30 gramos de carbohidratos netos y te permiten comer todos los productos lácteos sin endulzar, excepto la leche (sea entera, semidescremada o descremada) y suero de leche. Si eres una de las muchas personas que optan por la comida sin carne ocasional, o incluso uno o dos días sin carne a la semana, estos lineamientos y planes de alimentos también te ayudarán.

Algunos sustitutos de carne se producen con proteínas vegetales texturizadas (PVT), proteína de soya (tofu y tempeh), gluten de trigo (setain) e incluso hongos (quorn), entre otros ingredientes. (Véase Alimentos de Inducción aceptables: Soya y otros productos vegetarianos en las páginas 140-143 para una lista más completa.) Algunos de estos productos contienen azúcares y almidones añadidos, y algunos están empanizados, así que lee con cuidado la lista de ingredientes. Durante la PPC evita los productos tempeh que contengan arroz u otros granos. Otros contienen huevo, lo cual los convierte en prohibidos para vegetarianos que no consumen huevo. Muchos productos contienen un número de carbohidratos adecuado, procura no consumir más de seis gramos de carbohidratos netos por ración, de modo que puedas seguir obteniendo la mayor parte de tus carbohidratos de los vegetales de cimiento. Otros consejos para vegetarianos:

- La mayoría de las fuentes proteínicas no animales (salvo el tofu y las cremas de nueces) son bajas en grasa. Obtén suficiente grasa saludable en otros platillos al aderezar tus vegetales y ensaladas con aceite de oliva y otros aceites monoinsaturados y comer colaciones altas en grasa, como medio aguacate Haas o algunas aceitunas.

- Reintroduce las nueces y semillas antes de las bayas. Las nueces y semillas contienen grasa y proteínas que harán que la Dieta de Atkins sea más fácil de seguir y más efectiva.

- El tempeh, elaborado con frijoles de soya fermentados, tiene mayor contenido de proteínas que el tofu y también más sabor. Puedes preparar el tempeh salteado con verduras, desmoronarlo sobre chile con carne, sopa o salsas, o marinarlo y asarlo a la plancha.

- Si no comes huevos, tan sólo ignora las recetas de huevos en los planes de alimentos y sustituye los huevos revueltos con tofu desmoronado —una pizca de cúrcuma le brindará una apetitosa tonalidad amarilla—. Para hornear, utiliza algún producto sustituto del huevo. En las páginas 164-166 encontrarás varias sugerencias de desayunos sin huevos.

- Los vegetarianos pueden reintroducir las legumbres antes de otros alimentos aceptables para la PPC, pero habrán de hacerlo con extrema moderación (raciones de dos cucharadas) y comerlos como guarnición en sopas o ensaladas.

Las siguientes sugerencias van para los veganos y vegetarianos por igual. Los batidos elaborados con leche de soya sola sin endulzar (o leche de almendras), proteína de soya (o cáñamo), bayas y un poco de edulcorante pueden constituir un sabroso desayuno. Usa el tofu en los batidos (molido con crema de cacahuate o almendra para añadir proteínas) o salteado con verduras para acompañar unos huevos revueltos. Puedes hacer una deliciosa ensalada sin huevos al mezclar mayonesa preparada con soya en lugar de huevo, tofu desmoronado, apio y cebolla picados y un poco de polvo de curry. Para el postre puedes usar tofu de soya liso y cremoso, al igual que agar-agar en postres con gelatina.

Existen numerosos quesos de soya y arroz, hamburguesas de soya y productos similares a los descritos arriba, así como "crema ácida" y "yogurt" elaborados sin leche. Los sustitutos de productos lácteos tienden a ser más bajos en carbohidratos que los propios lácteos, aunque algunos quesos en realidad son más altos. Como siempre, lee las etiquetas. Si estos productos no contienen rellenos o azúcares añadidos, entonces son aceptables en la Dieta de Atkins. Productos tales como "tocino", "salchichas", "hamburguesas" y "albóndigas" suelen contener sólo unos pocos carbohidratos por ración.

El seitan está hecho de gluten de trigo (el componente proteínico del trigo) y se le utiliza en muchos sustitutos de carne. Puede sofreírse, pero su textura mejora cuando se le cuece a fuego lento o se le guisa u hornea. Los veganos deben evitar los productos quorn, elaborados con hongos, los cuales contienen sólidos de leche y proteínas de huevo.

PPC PARA VEGANOS

Seguir la Dieta de Atkins es más difícil para los veganos, pero no imposible. Si eres vegano, es probable que dependas en gran medida de los frijoles y otras leguminosas, granos integrales y nueces y semillas como fuentes de proteínas. Como no comes productos lácteos, huevos, carne ni pescado, no es posible satisfacer tus necesidades de proteínas en la Inducción. Sin embargo, si comienzas en la fase de PPC, con un consumo mayor de carbohidratos que los vegetarianos o los omnívoros, es posible seguir una versión de Atkins que esté libre de todos los productos animales.

- Comienza en la PPC con un consumo 50 gramos de carbohidratos netos y aumenta cinco gramos de carbohidratos netos cada semana —o cada dos o tres semanas—, siempre y cuando tu adelgazamiento continúe, hasta que estés a cinco kilos de tu peso deseado.
- Puedes comer, desde el principio, vegetales aceptables para la Inducción, así como nueces y semillas en forma natural o en crema, bayas y otras frutas así como legumbres, todo lo cual deberá ser aceptable para la PPC.
- Consume suficientes productos de soya y similares para satisfacer tus requerimientos de proteína, y asegúrate de ingerir al menos dos tipos diferentes de proteínas al día para obtener una mezcla de aminoácidos esenciales.
- Asegúrate de añadir aceite de linaza, oliva, nuez u otros aceites naturales a las ensaladas y vegetales para compensar la cantidad tan pequeña de grasa que contiene la mayoría de tus fuentes proteínicas.

Sigue el plan de Pérdida de peso continua para veganos que encontrarás en la tercera parte. Quizá tardes más en conseguir un metabolismo *quemagrasa*, pues tu ingestión inicial de carbohidratos es de más del doble de 20 carbohidratos netos al día, indicados para la Inducción. También deberás tener especial cuidado con los antojos y el hambre injustificada durante tu periodo de mayor consumo de carbohidratos. Después de una semana de ingerir 50 gramos de carbohidratos netos, bajo el supuesto de que has adelgazado y no experimentas antojos, puedes avanzar a 55 gramos y adaptar los planes de alimentos para vegetarianos a tus necesidades.

PPC CON RITMO LATINO

Ahora que estás en la fase de PPC, sigue los lineamientos generales para la fase y no dejes de enfocarte en comer platillos sencillos y ricos en proteínas. Ten siempre presente lo siguiente:

- Reintroduce las legumbres sólo después de que has reintroducido las nueces y semillas, las bayas y productos lácteos adicionales.
- Si sientes que debes reintroducir las leguminosas antes, trata de añadir un solo tipo de frijol a la vez —y siempre con moderación— como guarnición (dos cucharadas de frijoles ya cocinados). Deja de comerlos si te incitan antojos o desaceleran tu adelgazamiento.
- Puedes tratar de introducir tortillas bajas en carbohidratos (o preparar las propias al usar Atkins All-Purpose Bake Mix), pero suspende su consumo si te generan antojos o no puedes comer sólo dos.
- Si los frijoles o las tortillas resultan ser alimentos detonadores para ti y no puedes consumir sólo porciones pequeñas, no los comas.
- Para reintroducir los granos (incluidos el maíz y el arroz) y los vegetales feculentos, espera hasta la Fase 3, Preconservación.
- Recuerda que las legumbres, los granos y los vegetales feculentos se cuentan entre los alimentos que te han dado problemas en el pasado, y es probable que nunca vuelvan a ser una parte principal de tu dieta, aun cuando ya hayas llegado a la Fase 4, Conservación permanente.

¿QUÉ DESAYUNAR DURANTE LA PPC?

Una vez que has retomado tu consumo de nueces, semillas y bayas, tendrás al alcance de tu mano toda una nueva serie de opciones para el desayuno. Además de nuestras ideas de desayunos para la Inducción (véase la página 163) y de las muy diversas formas de preparar huevos, aquí tienes una semana entera de desayunos que te harán agua la boca. Salvo en un solo caso, todos estos desayunos contienen no más de seis gramos de carbohidratos netos por ración. A menos que se indique otra cosa, cada receta rinde para una persona.

Queso cubierto de granola: Cubre media taza de requesón o queso cottage (que no sea bajo en grasa) con una mezcla de una cucharada de nueces picadas y dos cucharadas de harina de linaza. Si lo deseas, añade un sobrecito de edulcorante.

Casi Muesli: Este clásico desayuno suizo ya tiene una versión baja en carbohidratos. Mezcla dos cucharadas de harina de linaza y una cucharada de almendras picadas con media raza de yogurt griego entero o yogurt bajo en carbohidratos. Añade un sobrecito de edulcorante y canela al gusto. Si lo deseas, añade algunas bayas.

Smoothie de fresa: En una licuadora, vierte dos cucharadas de polvo de proteína de suero sin endulzar; seis onzas de leche de almendras sola, fría y sin endulzar; un sobrecito de edulcorante; dos cucharadas de doble crema; un cuarto de taza de fresas congeladas, y un cuarto de cucharadita de extracto de vainilla puro. Licua hasta que quede liso y añade un poco de agua si está demasiado denso.

Smoothie verde tropical: Suena raro, pero es delicioso. En una licuadora, vierte dos cucharadas de polvo de proteína de suero sin endulzar, un cuarto de aguacate Haas, dos onzas de leche de coco sin endulzar, dos cubos de hielo y cuatro onzas de leche de almendras sin endulzar. Licua hasta que quede liso y añade un poco de agua si está demasiado denso.

Smoothie de calabaza: Esta receta es un poco más alta en carbohidratos que las demás. En una licuadora, vierte un cuarto de taza de puré de calabaza (no de mermelada de calabaza), dos cucharadas de polvo de proteína de suero sin endulzar, seis onzas de leche de soya sola sin endulzar, dos cucharadas de doble crema, un sobrecito de edulcorante, un cuarto de cucharadita de nuez moscada o especia para tarta de calabaza y dos cubos de hielo. Licua hasta que quede liso y añade un poco de agua si está demasiado denso.

Hot Cakes de mora azul con nuez: Bate dos huevos medianos con una cucharada de doble crema y una cucharada de aceite de canola o de cártamo oleico. En otro caso, mezcla media taza de harina de almendra y media taza de harina de linaza con un cuarto de cucharadita de sal y dos cucharaditas de canela. Añade de un cuarto a un tercio de agua carbonatada o gasificada. Combínala con la mezcla de huevo. Vierte en una sartén caliente, agrega unas cuantas moras azules en cada uno y voltéalos cuando la superficie inferior adquiera un tono café claro. Sirve con jarabe sin azúcar. Rinde seis *hot cakes* de cuatro pulgadas cada uno. La ración es para dos personas.

Barco de aguacate: Cubre medio aguacate Haas con tres cuartos de taza de queso cottage y adereza con salsa sin azúcar añadida.

ES HORA DE UN TENTEMPIÉ

Durante la PPC continuarás con tu hábito de comer una colación de media mañana y otra de media tarde, pero además de las colaciones adecuadas para la Inducción, la mayoría de las personas ahora tendrán opciones un poco más amplias. Ninguna de estas 10 dulces y sabrosas colaciones contiene más de cinco gramos de carbohidratos netos:

- Media taza de yogurt natural entero y sin endulzar mezclado con dos cucharadas de coco rallado sin azúcar añadida y un sobrecito de edulcorante.
- Tallos de apio llenos de crema de cacahuate o de otra nuez o semilla.
- "Barcos" de pepino rellenos de requesón y sazonados con sal de especias.
- Dos rebanadas de melón envueltas en rebanadas de jamón o de salmón ahumado.
- "Kebab" de dos fresas, dos cuadrados de queso suizo y dos cubos de jícama.
- *Dip de queso con nuez:* Mezcla dos cucharadas de queso crema, una cucharada de queso Cheddar fuerte rallado, unas cuantas gotas de salsa picante, una pizca de páprika y una cucharada de nueces pecanas picadas. Sírvelo con tiras de pimiento rojo.
- *Dip de queso azul:* Mezcla dos cucharadas de queso azul en tres cucharadas de yogurt natural entero y sin endulzar. Sírvelo con ramos de calabacita u otro vegetal.
- Una bola de queso cottage cubierta con dos cucharadas de salsa sin azúcar añadida.
- En un tazón, mezcla cuatro onzas de jugo de tomate con una cucharada de crema ácida. Tendrás una refrescante sopa fría. Si lo deseas, añade trozos de aguacate.
- Machaca un cuarto de taza de moras azules con dos cucharadas de queso mascarpone y cubre con un poco de harina de linaza.

¿QUÉ HAY DE POSTRE EN LA PPC?

Ya que has vuelto a comer nueces y bayas, tus opciones de postres se incrementan de manera exponencial. Sin embargo, no es necesario que comas postre a diario. Si lo has planeado durante el día y has hecho espacio a los cerca de seis gramos de carbohidratos netos que contienen estas golosinas, muy bien. La mayoría de las minirrecetas de la Inducción, que encontrarás en las páginas 169-170, pueden aderezarse con nueces o bayas. (Revisa también las recetas de www.atkins.com/recipes.) Cada receta rinde para una persona, a menos que se indique otra cosa:

- *Batido de chocolate y cacahuate:* Con una espátula, mezcla una cucharada de chocolate en polvo sin azúcar, una cucharada de crema de cacahuate lisa y un sobrecito de edulcorante. Bate dos cucharadas de doble crema, forma picos a punto de nieve y dóblalos con suavidad dentro de la mezcla de crema de cacahuate. También es delicioso si usas crema de almendra.
- *Queso "azul":* Machaca un cuarto de taza de moras azules junto con un sobrecito de edulcorante. Mezcla con dos cucharadas de queso crema y una cucharada de doble crema.
- *Parfait de frambuesa:* Bate media taza de doble crema hasta que se formen picos a punto de nieve. Añade cuatro onzas de queso mascarpone y dos sobrecitos de edulcorante. Bate hasta que quede liso. Con media taza de frambuesas, distribuye la mezcla láctea en dos vasos para parfait. Rinde para dos personas.
- *Parfait de ruibarbo con nuez:* Prepara la compota de ruibarbo de la página 170. Enfría antes de disponerla con la mezcla de crema batida y queso mascarpone encima. Cubre con nueces picadas. Rinde para dos personas.
- *Compota de fresa con ruibarbo:* Prepara la compota de ruibarbo de la página 170, pero añade media taza de fresas rebanadas y cocínalas brevemente junto con el ruibarbo. Rinde para dos personas.
- *Smoothie de melón cantalupo con naranja:* En una licuadora, mezcla una pala de polvo de proteína de suero sin endul-

zar, media taza de leche de soya sin endulzar, un sobrecito de edulcorante, una taza de hielo en trocitos, un cuarto de taza de perlas de melón cantalupo y un cuarto de cucharadita de extracto de naranja. Licua hasta que la mezcla tenga la consistencia de helado suave.

- *Mousse de lima con coco:* En una batidora, mezcla dos onzas de queso crema suave y cuatro sobrecitos de edulcorante hasta que la mezcla quede lisa. Poco a poco, añade un cuarto de jugo de lima y licua hasta que esté cremosa. Añade una cucharadita de extracto de coco y una taza de doble crema hasta que se ponga esponjosa. Vierte en cuatro tazones, rocía con hojuelas de coco sin endulzar y refrigera hasta servir. Rinde para cuatro personas.

LA ACTIVIDAD FÍSICA: TU ALIADA PARA LOGRAR LA SALUD Y LA BUENA FIGURA

Ahora que has concluido la Inducción, te sientes vigorizado y has perdido algunas libras, considera incorporar la actividad física en tu programa de mejoramiento de la salud y la figura, si acaso no lo has hecho ya. Si no estás acostumbrado al ejercicio físico, empieza poco a poco. No necesitas gastar una fortuna en gimnasios, membresías en clubes, lecciones, máquinas, pesas ni aparatos para ejercitarte. Todo lo que necesitas es un par de zapatos deportivos o un tapete de yoga, ropa holgada y quizá unas botellas de leche vacías para llenarlas con agua y usarlas como pesas, y una banda de resistencia, todo lo cual puede ahorrarte algunos dólares. Si tienes una bicicleta fija o alguna otra máquina olvidada en tu sótano o cochera, desempólvala y úsala. Si vas a iniciar un programa de caminata, vale la pena que inviertas en un podómetro —no es indispensable, pero siempre es fortalecedor registrar tus kilómetros semanales en tu diario—.

¿No sabes bien cómo incorporar la actividad física en tu ajetreado horario? Intenta dedicar al ejercicio media hora del tiempo que sueles usar para ver televisión o navegar en internet. O haz varias cosas a la vez al mirar las noticias mientras haces elevaciones de piernas. Levántate media hora más temprano para realizar estiramientos de yoga. Sube y baja las escaleras durante 10 minutos antes del desayuno. Da una caminata durante tu receso para almorzar. Si vives cerca de tu trabajo, ve a pie o en bicicleta en lugar de ir en auto o camión. Si la escuela de tus hijos está cerca de casa, llévalos a pie. (Con el aumento de la obesidad infantil, bien podrías hacerles un favor.) Si te empeñas, hallarás media hora al día que puedas dedicar a hacer ejercicio. Si entre semana te resulta imposible, aparta un tiempo en fin de semana, cuando podrás convertirlo en una actividad familiar. Cuando empieces a sentir sus múltiples efectos positivos, al igual que los de tu nueva manera de comer, es muy probable que conviertas la actividad física en un hábito.

¿LLEGÓ LA HORA DE AVANZAR A LA PRECONSERVACIÓN?

Nuestra recomendación acostumbrada es que avances a la Fase 3 cuando estés a más o menos cinco kilos de tu peso deseado. Para decidir si ya es momento para avanzar a la Fase 3 y cuándo hacerlo, hazte las siguientes preguntas:

¿Has estado adelgazando de manera estable y ya estás a cinco kilos de tu peso deseado?
Si es así, ha llegado el momento de que empieces la transición hacia tu manera de comer nueva y permanente, lo cual es el propósito de la Preconservación.

¿Aún necesitas perder más de cinco kilos pero sigues adelgazando a un NCP de 50 o más, sin padecer antojos ni hambre voraz, pero estás ansioso por probar una mayor variedad de alimentos?

Puedes tratar de ir directo a la Preconservación, pero no regresar de inmediato a la PPC si dejas de perder peso y vuelve cualquiera de los síntomas previos.

¿Aún necesitas perder más de cinco kilos pero...
- Tu adelgazamiento se ha estancado?
- Ciertos alimentos aún detonan antojos?
- A veces comes alimentos inadecuados?
- Tus niveles de azúcar en la sangre e insulina aún no se normalizan?

En tal caso, será mejor que permanezcas en la PPC por el momento.
   O, ¿acaso *alguna de estas situaciones describe la tuya?*:

- Fuiste capaz de perder peso en la Inducción pero no en la PPC.
- La mayor variedad de alimentos te crea problemas de antojos y hambre injustificada.
- Durante la PPC quizá incluso has recuperado algunos kilos que ya habías perdido.

Si es así, tal vez seas una persona particularmente sensible los carbohidratos y tengas que mantener su consumo bajo de manera indefinida. Si has dejado de perder peso durante más de cuatro semanas y experimentas síntomas que te dificultan continuar con la PPC, entonces aún no es momento de avanzar a otra fase. Es posible que hayas alcanzado tu Equilibrio de carbohidratos de Atkins (ECA) —o lo hayas sobrepasado— antes de lo que esperabas. Sólo como aclaración, tu NCP es el nivel diario de ingestión de carbohidratos que te permite seguir perdiendo peso, y tu ECA es el nivel que te permite mantener tu peso estable. Para algunas personas estos dos números pueden ser bastante bajos y cercanos, por ejemplo, 30 y 45 gramos. Supongamos que has alcanzado un consumo diario de 40 gramos de carbohidratos netos. Si aún pierdes peso pero sientes demasiada hambre, este nivel podría estar desestabilizando indicadores que recientemente lograste tener bajo control.

Cuando te estrellas contra tu ECA antes de alcanzar tu objetivo, eso significa que tu bravucón metabólico está de regreso y debes volver a despacharlo. Ahora te diremos cómo. Reduce tu consumo en cinco gramos durante una o dos semanas. Si aún no te sientes mejor ni pierdes peso, entonces deja de consumir otros cinco gramos. Tal vez un buen NCP para ti sea de 35 o 30 gramos, o quizá menos. Cuida muy bien lo que comes. Por ejemplo, si recién has añadido las bayas y sospechas que ellas podrían ser las culpables, cómelas sólo un par de veces por semana y no todos los días. No reintroduzcas nuevos grupos de alimentos sino hasta que te sientas mejor. Una vez que te estabilices, podrás seguir intentando agregar nuevos alimentos para la PPC, siempre y cuando continúes adelgazando y mantengas una sensación general de bienestar. Cuando te encuentres a cinco kilos de tu peso deseado, avanza a la Preconservación.

Sin embargo, si consumes entre 25 y 50 gramos de carbohidratos netos, no puedes elevar tu NCP y estás a cinco kilos de tu peso deseado, no tiene caso tratar de introducir alimentos con mayor contenido de carbohidratos. Mejor permanece en la PPC hasta que alcances tu peso deseado, manténlo durante un mes y luego sigue el enfoque bajo en carbohidratos para la Conservación permanente, creada para personas más sensibles a los carbohidratos. Es probable que necesites reducir tu consumo de carbohidratos y aumentar el de grasas. No te sientas mal si descubres que tienes un NCP bastante bajo. En cambio, agradece que Atkins te haya permitido hallar el nivel individualizado que permitirá a tu cuerpo corregir o estabilizar el problema de fondo y mantener a raya al bravucón.

Concluiremos este capítulo con una breve recapitulación de la PPC:

- Comienza la PPC con un consumo de 25 gramos de carbohidratos netos al día.
- Eleva tu ingestión en incrementos de cinco gramos a un ritmo que te resulte cómodo y no dejes de escuchar con cuidado las señales de tu cuerpo ni de registrar los avances de tu adelgazamiento.
- Reintroduce los alimentos con carbohidratos en el siguiente orden: nueces y semillas, bayas y algunas otras frutas bajas en carbohidratos, productos lácteos adicionales, jugos de verduras y, por último, las legumbres, pero comprende que no todas las personas pueden reintroducir todos estos alimentos.
- Continúa con tu consumo de las cantidades recomendadas de proteínas, come bastantes grasas naturales y no dejes de contar los carbohidratos.
- Sigue bebiendo unos ocho vasos diarios de agua o de otros líquidos aceptables y mantén un buen consumo de sodio en forma de caldo, sal o salsa de soya, siempre y cuando consumas 50 gramos o menos de carbohidratos netos al día.
- Si puedes tolerarlos, consume moderadamente ciertos productos comerciales bajos en carbohidratos.
- Prosigue con tu régimen de ejercicio físico, o empieza a hacerlo, si te sientes cómodo.
- Entiende que el adelgazamiento avanza de manera errática y es posible que pases por periodos de estancamiento.

No importa que aún no avances a la Preconservación o que nunca vayas a hacerlo, hazte el propósito de leer el siguiente capítulo. Pero antes lee sobre cómo Jessie Hummel recuperó la salud y el vigor gracias al adelgazamiento que logró con la Dieta de Atkins.

HISTORIA DE ÉXITO 8

DE NUEVO EN FORMA

Cuando no cupo más dentro de un viejo traje, Jessie Hummel se dio cuenta de que era hora de hacer algo con su peso. Tres años después, tanto su sobrepeso como sus malos hábitos son historia.

ESTADÍSTICAS VITALES

Fase actual: Conservación permanente
Consumo diario de carbohidratos netos: 60-70 gramos
Edad: 65
Estatura: 1.80 metros
Peso anterior: 103 kilos
Peso actual: 88 kilos
Peso perdido: 15 kilos

¿Siempre tuviste problemas con tu peso?
No. Nunca me había puesto a dieta sino hasta que cumplí 60 años. Pero justo cuando los cumplí, mi metabolismo cambió y empecé a retener peso. La parte más difícil de engordar era mirarme al espejo, pero el momento decisivo ocurrió cuando quise usar mi traje negro para asistir al funeral de uno de mis cuñados y descubrí que ya no cabía en él. Durante el funeral, algunas personas que no me habían visto en años le comentaron a mi esposa, "Jessie luce igual, sólo que más gordo".

¿Qué hizo que te decidieras a seguir la Dieta de Atkins?
Cuando era más joven, ya había oído sobre la Dieta de Atkins, pero fue mi esposa quien me sugirió que la siguiera, pues ella sabe cuánto me gusta mi coctel vespertino. Aunque puedes volver a consumir bebidas alcohólicas durante la Pérdida de peso continua, yo no lo hice sino hasta que alcancé mi peso desea-

do. Y no he vuelto a probar el azúcar ni el pan desde que sigo la Dieta de Atkins.

¿Tuviste algún problema de salud que influyera en tu decisión?
Hace varios años, ya con sobrepeso, empecé a sufrir de dolor e incomodidad en mi rodilla izquierda, los cuales se volvieron crónicos. Mi "huesero" dijo: "Bienvenido a la artritis", lo cual pude rastrear hasta mi juventud. Pues bien, una vez que adelgacé, para lo cual tardé unos cuatro meses, las rodillas me dejaron de doler. Mi médico estuvo de acuerdo con que yo siguiera la dieta, pero quiso revisar mi colesterol cada seis meses, y mis niveles han sido buenos. Ahora sólo lo revisa una vez al año.

¿Cuál fue la parte más difícil para ti?
Sonará raro, pero me costó trabajo comer tres veces al día. Nunca acostumbré desayunar, ni incluso almorzar, a menos que tuviera alguna comida de negocios. Simplemente no me daba hambre, aunque sabía que era importante comer con regularidad. Incluso ahora suelo almorzar una barra de Atkins.

¿Y qué hay del ejercicio?
Tras bajar de peso, inicié un programa diario de aerobicos con el que ejercito más o menos el 80 por ciento de mi cuerpo. Ahora que me he jubilado, mi pasión es la natación, que es un excelente ejercicio. Tengo que nadar todos los días. Afortunadamente vivimos en Florida y tengo una alberca con calentador, pero salir de ella durante el invierno aún es un reto. Mi condición física es tan buena como cuando estuve en el ejército, hace ya varios años.

¿Qué te inspiró a apegarte al programa?
Yo siempre he podido motivarme solo, pero mientras adelgazaba, pesarme una vez a la semana era de gran ayuda. También

cambié mis hábitos, de modo que algunas cosas que hice durante años, como comer tentempiés a altas horas de la noche, ya no forman parte de mi vida. Ahora que estoy en mi peso deseado, usar pantalones talla 36 después de haber llegado a usar 42 es un recordatorio diario de lo que he conseguido.

¿Has tenido algún problema para mantener tu peso?
No. Con base en mi peso de cada semana, ajusto mi ingestión de carbohidratos en un rango de 10 gramos, de modo que nunca subo más que un kilo, el cual puedo bajar de inmediato.

¿Qué consejos puedes dar a otras personas?
Deshazte de la ropa vieja que ya no te quede. Fórmate nuevos hábitos. Encuentra algún ejercicio que te encante y practícalo.

9

En la recta final: Preconservación

Los últimos kilos y centímetros suelen ser los más difíciles de soltar, sobre todo si tratas de incrementar tu consumo de carbohidratos demasiado rápido. Esta fase puede tomarte hasta tres meses, o quizá aún más, pero no hay problema. Ahora es momento de que pienses como la tortuga y no como la liebre.

Para quienes iniciaron la Dieta de Atkins en la Inducción o en la Pérdida de peso continua (PPC), el final está a la vista. (Aunque tú sabes que, en realidad, "el final" es sólo el inicio de tu nuevo estilo de vida.) Si tu objetivo era adelgazar, eso está a tu alcance. Si estabas determinado a reducir tu presión arterial o tus niveles de azúcar e insulina en la sangre o mejorar tus niveles de colesterol y triglicéridos, tus indicadores deben mostrar una marcada mejoría. Sólo por curiosidad, revisa algunos de los apuntes que hiciste en tu diario de dieta para recordar cuán lejos has llegado en los últimos meses (o semanas, si tus objetivos eran pequeños). Tus logros son el resultado de que no has quitado la vista de tu objetivo, has alimentado tu cuerpo de una manera que minimiza la tentación y no has dejado que los pequeños reveses te desvíen.

Aclaremos un asunto. Mucha gente no entiende por qué la Dieta de Atkins se compone de cuatro fases en lugar de tres. Una vez que alcanzas tu meta, ya has terminado, ¿no es así? ¡No! Por más difícil que sea perder peso, no se compara con el reto de conservar tu peso nuevo y saludable. Casi cualquiera puede apegarse a una dieta durante semanas, o incluso meses. Pero es mucho más difícil cambiar permanentemente tu manera de comer. Es por ello que la Fase 3, Preconservación, y la Fase 4, Conservación permanente, son distintas. En la Fase 3 alcanzarás tu peso deseado y entonces te asegurarás de poder conservarlo por un mes. (Como lo discutimos en el capítulo anterior, algunas personas permanecen en la Pérdida de peso continua, o PPC, hasta alcanzar su peso deseado.) Este "ensayo con vestuario" te prepara para la verdadera función, el resto de tu vida en la Conservación permanente. Considera la Preconservación como el inicio de tu transición a una manera de comer permanente y sostenible.

Ya sea que el Nivel de carbohidratos para perder (NCP) que hayas encontrado en la PPC sea de 30 u 80 gramos de carbohidratos netos, es obvio que hallaste una mezcla de nutrimentos que te funciona, al menos para adelgazar. Date una ronda de aplausos mientras empiezas a deshacerte de esos últimos kilos y centímetros, y a normalizar tus indicadores de salud. Revisa los planes de alimentos de la Fase 3 en la tercera parte para que tengas una idea aproximada de cómo comerás durante dicha fase, en la cual muchas personas tienen la oportunidad de probar alimentos del resto de los grupos de alimentos que contienen carbohidratos. Éstos incluyen frutas distintas de las bayas, vegetales feculentos (ricos en almidón) y granos integrales. Esto no significa que tú *tengas que* comer estos alimentos y ni siquiera que *puedas* hacerlo.

Explorarás tu tolerancia a alimentos más altos en carbohidratos a medida que incrementes tu consumo general de carbohidratos (por lo general, en incrementos de 10 gramos) hasta que alcances y mantengas tu peso deseado durante un mes. Aunque esta meta parece relativamente pequeña, sobre todo si ya has perdido una cantidad considerable de peso extra, los últimos kilos y centímetros suelen ser los más difíciles de soltar, sobre todo si tratas de incrementar tu consumo de carbohidratos demasiado rápido. Esta fase puede tomarte hasta tres meses, o quizá aún más, pero no hay problema. Ahora es momento de que pienses como la tortuga y no como la liebre. Pero primero hagamos un análisis objetivo de la realidad.

¿Estás impaciente por alcanzar tu meta?

Claro que lo estás. Es natural querer superar los últimos obstáculos cuando la meta está a la vista. Pero es importante que entiendas que alcanzar tu peso ideal es sólo una batalla en la guerra que librarás por un manejo permanente de tu peso. Además de despedirte de esos últimos cinco kilos de grasa excedente, necesitas identificar tu tolerancia general a los carbohidratos, así como los alimentos que puedes manejar y los que no. En esta fase ajustarás con precisión estos dos conceptos. Por más difícil que resulte en este momento tan decisivo, concéntrate en el proceso, lo cual te conducirá de manera natural a tus resultados deseados. Es posible que si te apresuras demasiado a perder esos últimos y tercos kilos, nunca aprendas lo que necesitas saber para deshacerte de ellos para siempre.

¿Estás ansioso por retomar tu manera de comer anterior?

Si te sientes privado y estás impaciente por volver a probar tus viejos alimentos favoritos lo antes posible, estás en gran riesgo. A menos que estés dotado de poderes sobrehumanos de autocontrol del metabolismo de un superhéroe −en cuyo caso dudamos que leyeras este libro− es muy poco realista pensar que puedes adelgazar o tener bajo control tu azúcar en la sangre, presión arterial y lípidos y luego retomar tu antigua manera de comer sin que haya consecuencias. En verdad, no importa cómo pierdas peso, pero abandonar tu nueva manera de comer tan pronto como has alcanzado tu meta te lleva de manera casi inevitable a engordar de nuevo. Si recaes en una dieta alta en carbohidratos –que por lo general estará repleta de alimentos muy procesados–, también es muy probable que experimentes los problemas de salud inherentes que ya hemos mencionado y que discutiremos con detalle en la cuarta parte. En este capítulo te ayudaremos a definir una manera *razonable* y regular de comer. Si planeas celebrar la consecución de tu meta con pasta, papas fritas y donas rellenas, ¿para qué pierdes tiempo en adelgazar con la Dieta de Atkins? Tan sólo retrocederás al sube y baja alimentario. Quienes ya han alcanzado su peso deseado con Atkins tan sólo para volver a engordar han aprendido esta lección por las malas. Insisto, la Preconservación te entrena para una manera permanente de comer.

¿Has alcanzado buenos resultados hasta ahora, pero sólo mediante un esfuerzo considerable?
Es posible que hayas perdido kilos, pero sólo para recuperarlos. Si has seguido el programa al pie de la letra y descubierto que ciertos alimentos reviven tus antojos, quizá hayas rebasado tu Nivel de carbohidratos para perder (NCP). O quizá hayas avanzado demasiado rápido. Como ahora lo sabes, ambas cosas son capaces de despertar al bravucón metabólico latente. Aunque estas experiencias de seguro han sido frustrantes, también te han proporcionado información valiosa sobre lo que puedes comer y lo que no. El conocimiento es poder. Aun cuando no te guste todo lo que has aprendido, la educación que has adquirido con tanto sacrificio acerca de la respuesta de tu cuerpo a los carbohidratos te permitirá trabajar dentro de su rango de comodidad –y ponerte a ti en control, y no a esa caja de galletas o rebanada de pizza–.

¿Fue tu experiencia en la PPC un ejercicio de frustración?
Tal vez hayas descubierto que reintroducir ciertos alimentos hacía que tu adelgazamiento se detuviera, o quizá hasta te haya

hecho recuperar unos cuantos kilos. Quizá hayas conocido algunos de los viejos y conocidos demonios: antojos, apetito descontrolado, fatiga de media tarde. Probablemente hayas sentido que entrabas de nuevo en el altibajo del azúcar en la sangre. Te guste o no, es posible que tu cuerpo sea particularmente sensible a los carbohidratos y tengas que mantener bajo tu consumo de los mismos para evitar volver a engordar y experimentar otros efectos metabólicos nocivos. Quizá necesites curar tu metabolismo al continuar con un consumo de carbohidratos relativamente bajo en un futuro cercano. Como lo verás en el siguiente capítulo, hemos modificado la Conservación permanente para hacer una nueva versión que te permita mantener de manera segura tu consumo de carbohidratos en no más de 50 gramos de carbohidratos netos.

SI EMPIEZAS EN LA PRECONSERVACIÓN

Si empiezas en esta fase y sólo tienes cinco o 10 kilos que perder, o estás contento con tu peso y necesitas cambiar tu alimentación por razones de salud, puedes empezar en esta fase a 40 gramos de carbohidratos netos al día, aumentar en incrementos de 10 gramos semanales hasta que te aproximes al Equilibrio de carbohidratos de Atkins (ECA), el cual discutiremos a continuación. Si tu peso no es un problema, sabrás que has excedido tu ECA cuando empieces a presentar antojos o hambre injustificada, tu nivel de energía decaiga o tus indicadores de salud dejen de mejorar o incluso regresen a niveles anteriores. Lee los capítulos anteriores sobre la Inducción y la Pérdida de peso continua (PPC) y sigue las indicaciones que acabamos de describir. Si necesitas perder más· peso pero no estás dispuesto a limitar tus opciones de alimentos aunque sí a tener un adelgazamiento más lento, también puedes iniciar en esta fase. Sin embargo, entiende que el paso por las cuatro fases maximiza la quema de grasa, aun cuando hayas pasado un tiempo relativamente breve en las anteriores. Si no ves resultados (o son insatisfactorios) en la Preconservación después de dos semanas, quizá deberías reiniciar la PPC en 30 gramos de carbohidratos netos.

Los veganos o vegetarianos con metas de adelgazamiento más modestas, o quienes tan sólo quieren sentirse mejor y con más energía, también pueden iniciar la Dieta de Atkins en la Preconservación.

QUÉ ESPERAR EN LA PRECONSERVACIÓN

A medida que incrementes tu ingestión de carbohidratos y vayas llegando a tu peso deseado, es posible que tan sólo pierdas, en promedio, unos 250 gramos a la semana, lo cual es bastante natural. Mientras tanto, aprenderás los hábitos de alimentación que te guiarán durante el resto de tu vida. Al igual que en la PPC, deberás experimentar para descubrir qué puedes comer y qué no. Este proceso en el que pruebas tus límites, o incluso retrocedes temporalmente –al usar tu peso como el indicador imperfecto que ahora sabes que es–, forma parte de la curva de aprendizaje.

Es muy probable que en cierto momento llegues a un punto de estancamiento. Si durante la PPC pasas por una o más de esas inexplicables detenciones del adelgazamiento, sabrás qué hacer. Si nunca antes te has estancado, relee con cuidado la sección "El estancamiento", en la página 208. Lidiar pacientemente y aprender del estancamiento es esencial para el éxito continuo. (Si parece que no llegas a ninguna parte pese a que has seguido estas sugerencias, es probable que hayas llegado a tu ECA de manera prematura y necesites dejar de consumir 10 o 20 gramos de carbohidratos netos para seguir adelgazando.) Después de todo, tu mayor éxito en la fase de Preconservación es lograr un estancamiento permanente, es decir, tu peso deseado. Tal vez te sientas desalentado y tentado a regresar a la PPC (o incluso a la Inducción) para desvanecer esos últimos y obstinados kilos lo antes posible. ¡No lo hagas! La Preconservación es donde aprendes a comer en el mundo real de las cenas familiares, almuerzos de trabajo, fiestas, vacaciones y demás ocasiones en que la comida desempeña un papel importante.

LOS PRINCIPIOS BÁSICOS DE LA PRECONSERVACIÓN

Ahora que estás en la Fase 3, seguirás con un régimen muy similar al que has llevado hasta ahora para poder conservar un metabolismo que queme grasa. Ya debes saberlo muy bien: cuenta tus carbohidratos, asegúrate de que entre 12 y 15 gramos de tu consumo total diario de carbohidratos netos se componga de vegetales de cimiento. Ellos aún serán la plataforma alimentaria sobre la que reintroducirás nuevos alimentos con carbohidratos. Además, continúa con tu consumo de las cantidades recomendadas de proteínas y suficientes grasas naturales para sentirte satisfecho al final de cada comida. No dejes de beber bastante agua y otras bebidas aceptables y consume suficiente sal, caldo o salsa de soya (a menos que consumas diuréticos) si tu ingestión de carbohidratos es de 50 gramos o menos, y toma tus suplementos.

Entonces, ¿qué cambia? Poco a poco incrementarás tu consumo diario de carbohidratos netos, siempre y cuando no dejes de perder peso, y seguirás los planes de alimentos para la Preconservación que están en la tercera parte. En efecto, cambiarás tu velocidad de adelgazamiento por un NCA un poco más alto. Pero si esto hace que tu pérdida de peso se detenga de manera desesperante o incluso vuelves a subir 500 gramos o un kilo y eso te dura más de una semana, tan sólo deja de consumir 10 gramos.

Quédate así por un par de semanas y, si vuelves a adelgazar un poquito, trata de incrementar tu consumo de carbohidratos por cinco gramos hasta que veas si consigues la misma reacción que tuviste con un incremento de 10 gramos. Es posible que acabes por permanecer con el mismo NCP que tuviste durante la PPC, aun cuando reintroduzcas algunos de los alimentos aceptables para esta fase. Una vez que sobrepases los 50 gramos de carbohidratos netos, ya no necesitarás comer caldo salado, salsa de soya o media cucharadita de sal todos los días.

ALIMENTOS ACEPTABLES PARA LA PRECONSERVACIÓN

Además de los alimentos que puedes comer en la Inducción y la PPC, los siguientes son aceptables en la Preconservación –siempre y cuando tu metabolismo pueda tolerarlos–. También puedes añadir pequeñas porciones de leche entera (cuatro onzas contienen casi seis gramos de carbohidratos netos) o suero de leche, pero nunca leche desnatada, descremada o semidescremada. Si tienes intolerancia a la lactosa, puedes optar por productos lácteos deslactosados o suero de leche (también en porciones de cuatro onzas). No comas nada que no esté en estas tres listas, a menos que conozcas su total de carbohidratos e ingredientes (incluidos los azúcares añadidos). Sigue "La escalera de carbohidratos" (página 195), y empieza por las legumbres, a menos que ya las hayas reintroducido en la PPC –algo casi seguro en el caso de los vegetarianos y veganos–.

LEGUMBRES

Aunque las legumbres son relativamente altas en carbohidratos, también contienen mucha fibra y proveen de proteína a las comidas. Introdúcelas una por una y en pequeñas porciones. Si te apetece comer un plato de sopa de lentejas, una guarnición de frijoles edamame al vapor o una colación de humus, este paso te hará sentir contento. Si los frijoles no son lo tuyo, tan sólo evita este grupo de alimentos con carbohidratos. (Para una lista de legumbres con su número de carbohidratos, ve las páginas 202-203.)

OTRAS FRUTAS

Si no tuviste problemas al reintroducir porciones moderadas de bayas, cerezas y melón en la PPC, ahora podrás experimentar con otras frutas. Como los verás a continuación, sus cuentas de carbohidratos varían de manera significativa. Recuerda que toda la fruta es alta en azúcar y debe comérsele como guarnición. Empieza con porciones de no más de media taza de frutas frescas relativamente bajas en carbohidratos, tales como ciruelas, duraznos, manzanas, mandarinas y kiwis. Un pequeño plátano maduro, por otro lado, contiene 21 gramos de carbohidratos netos, y su pariente cercano, el plátano macho, aún más. Evita las frutas enlatadas. Incluso la fruta empacada en jugo concentrado o jarabe *lite* está retacada de azúcar añadida.

Evita los jugos de fruta que no sean de limón y lima. Una taza de jugo de manzana *sin endulzar,* por ejemplo, contiene 29 gramos de carbohidratos, y el jugo de naranja (incluso recién extraído) está muy cerca. Sin la fibra que haga más lenta su absorción, el jugo de frutas golpea tu metabolismo como un martillo. De manera similar, la fruta seca, incluidos los chabacanos (albaricoques), pasas, ciruelas pasas y rebanadas de manzana concentran los azúcares, lo cual eleva su número de carbohidratos. Pero, como puedes verlo en esta tabla, hay muchas opciones de frutas que tienen menos de 10 gramos de carbohidratos netos por porción. Las siguientes cuentas de carbohidratos son de fruta en estado fresco.

Fruta	Ración	Gramos de carbohidratos netos
Manzana	½ mediana	8.7
Chabacano	3 medianos	9.2
Plátano	1 pequeño	21.2
Carambolo (fruta estrella)	½ taza en rebanadas	2.8
Chirimoya	½ taza	24.3
Higos frescos	1 higo pequeño	6.4
Uvas verdes	½ taza	13.7
Uvas moradas	½ taza	7.4
Uvas rojas	½ taza	13.4
Toronja rosada	½ toronja	7.9
Toronja blanca	½ toronja	8.6
Guayaba	½ taza	5.3
Kiwi	1 kiwi	8.7
Naranjita china (quinoto)	4 naranjitas	7.5
Níspero japonés (loquat)	10 nísperos	14.2
Ciruela china (lichi)	½ taza	14.5
Mango	½ taza	12.5
Naranja	½ naranja	12.9
Naranja en grumos	½ taza	8.4
Nectarina	½ nectarina	13.8
Papaya	½ papaya pequeña	6.1
Maracuyá (fruta de la pasión)	¼ taza	7.7
Durazno	1 durazno pequeño	7.2
Pera Bartlett	1 pera mediana	21.1
Pera Bosc	1 pera pequeña	17.7
Persimón (caqui)	½ persimón	12.6
Piña	½ taza	8.7
Plátano macho	½ taza	21.0
Ciruela	1 ciruela pequeña	3.3
Granada	¼ de granada	6.4
Membrillo	1 Membrillo	12.3
Mandarina	1 mandarina	6.2
Sandía	½ taza en perlas	5.1

VEGETALES FECULENTOS

Los vegetales como la calabaza amarilla, el camote, y los tubérculos como la zanahoria, el betabel y la chirivía tienen sus virtudes. Todos los tubérculos son ricos en minerales, y los que poseen colores brillantes están llenos de antioxidantes. Lo malo es que estos vegetales tienen un contenido significativamente mayor de carbohidratos que los vegetales de cimiento. Será mejor que mantengas bajas tus porciones de vegetales feculentos a menos que tengas una tolerancia muy alta a los carbohidratos. Incluso dentro de este grupo, la cantidad de carbohidratos varía considerablemente. La zanahoria y el betabel, por ejemplo, tienen sólo un poco menos que el elote y las papas. Y una sola ración de yuca supera el consumo total de carbohidratos para un día en la Inducción, seguida inmediatamente del ñame.

Fruta	Ración	Gramos de carbohidratos netos*
Betabel (remolacha)	½ taza	6.8
Bardana	½ taza	12.1
Calabaza española, en puré	½ taza	5.9
Zanahoria	1 mediana	5.6
Yuca en puré	½ taza	25.1
Maíz	½ taza	12.6
Elote	1 mazorca	17.2
Tupinambo (alcachofa de Jerusalén)	½ taza	11.9
Chirivías cocinadas	½ taza	10.5
Papa (patata) al horno		10.5
colinabo	½ papa	5.9
Calabaza bellota al horno	½ taza	7.8
Calabaza bellota al vapor	½ taza	7.6
Calabaza amarilla al horno	½ taza	7.9
Camote al horno	½ taza	12.1
Malanga	½ camote	19.5
Yautía (arracache) en rebanadas	½ taza	29.9
Ñame en rebanadas	½ taza	16.1

* Todos los vegetales se miden después de cocinados, excepto el tupinambo.

GRANOS INTEGRALES

Éste es el último grupo de alimentos que se reintroduce (si acaso se reintroduce), y por buenas razones. Onza por onza, los granos poseen el mayor contenido de carbohidratos de todos los alimentos integrales. Nótese que nos referimos a esta categoría como granos *integrales* y no sólo granos. La avena, trigo negro (alforfón), arroz integral son buenas fuentes de fibra, complejo B, vitamina E y minerales como zinc y magnesio. Pero estos cereales y los productos elaborados con ellos –pan integral, por ejemplo– tienen un alto contenido de carbohidratos. Incluso en personas con un alto ECA, estos alimentos podrían provocar al bravucón metabólico. Introdúcelos con cuidado y, si los toleras, consúmelos con moderación.

Fruta	Ración	Gramos de carbohidratos netos
Cebada pelada	½ taza	13.0
Cebada perlada	½ taza	19.0
Trigo burgol	½ taza	12.8
Harina de maíz*	2 cucharadas	10.6
Cuscús de trigo integral	½ taza	17.1
Trigo partido	½ taza	15.0
Maíz grueso (pozolero)	½ taza	9.7
Kasha (granos de trigo negro)	½ taza	14.0
Mijo	½ taza	19.5
Salvado de avena*	2 cucharadas	6.0
Avena en rollos*	1/3 de taza	19.0
Avena semimolida sin cáscara*	¼ de taza	19.0
Quinua	¼ de taza	27.0
Arroz integral	½ taza	20.5
Arroz silvestre	½ taza	16.0
Granos de trigo tosco	½ taza	14.0

* Salvo estas excepciones, todas las medidas son para granos cocinados.

PROCEDE CON PRECAUCIÓN

Los granos refinados y los alimentos procesados que se elaboran con ellos son una cosa muy distinta. A su alto contenido de carbohidratos se suma un escaso valor nutrimental. En la medida de lo posible, mantente alejado de los granos refinados como la harina blanca, el pan y las galletas hechas con ellos. A los granos refinados, entre los que se incluye el arroz blanco, se les ha despojado de su valioso salvado y germen (el brote, que es rico en antioxidantes, ácidos grasos y otros micronutrimentos).

Notarás que la lista de alimentos aceptables para la Preconservación no incluye alimentos procesados como pan, pasta, pan árabe, tortillas, galletas saladas, cereales empaquetados y similares, pues su número de carbohidratos varía de manera considerable de un fabricante a otro. Aunque no deberás dejar de revisar la información nutrimental en las etiquetas de todos los productos procesados, los alimentos que incorporan granos puedes considerarlos particularmente como campos minados. Además de evitar alimentos con grasas trans y azúcar añadida, cuídate de la harina blanca o "enriquecida". Los panes elaborados con trigo integral y otros granos integrales –búscalos con 100 por ciento de grano integral– tienden a ser más ricos en fibra y, por ende, más bajos en carbohidratos, además de tener un alto contenido de micronutrimentos. Si la harina blanca es el primer ingrediente de la lista y está seguida de la harina integral, entonces no lo consumas.

Pequeños cambios, gran impacto

Aun cuando seas capaz de incorporar en tu dieta la mayoría o totalidad de los alimentos con carbohidratos, aquí tienes algunos consejos para evitar la súbita recuperación de peso y el regreso de los síntomas que indican sensibilidad a los carbohidratos:

- En lugar de arroz o pasta como base para las salsas, curry y otros platillos, utiliza lechuga o col picada, germen de frijol mungo, calabacita cruda o rábano japonés, calabaza espagueti o fideos shirataki (hechos de frijol de soya y un ñame no feculento).

- Come las zanahorias crudas, pues su cocción eleva su número de carbohidratos.

- Algunas frutas tienen un contenido menor de carbohidratos antes de madurar por completo. Unas cuantas rebanadas de pera verde proporcionan un toque ácido a una ensalada mixta sin añadir demasiados carbohidratos. Con papaya verde rallada puedes preparar una fantástica ensalada similar a la de col y aderezarla con vinagre de arroz sin endulzar y aceite de ajonjolí.

- Envuelve los ingredientes de un emparedado en *nori*, la hoja de alga que se usa para el sushi, en lugar de tortillas de trigo o maíz. El aguacate con salmón o pollo en rebanadas son un paquete natural, al igual que la ensalada de atún y la lechuga picada.

- Considera media papa al horno como una porción. Rebana la papa a lo largo antes de hornearla, y cuando esté lista, haz puré con la pulpa y añádele queso azul, pesto o mantequilla con hierbas.

- Algunas variedades de pan plano (tortillas, pan árabe) integral son altas en fibra y relativamente bajas en carbohidratos netos, lo cual las convierte en una buena opción para emparedados abiertos. El pan de centeno tostado escandinavo es aún más bajo en carbohidratos.

- Haz tu propio muesli o granola con rollos de avena, nueces y semillas picados y linaza molida. Sirve una porción de media taza con yogurt natural entero, algunas bayas o media manzana picada y un poco de edulcorante, si lo deseas.

> - Rocía pequeñas porciones de cebada, trigo burgol, trigo negro, grano de trigo tosco o arroz silvestre sobre ensaladas o sopas para darles una deliciosa textura sin demasiado impacto de carbohidratos.

¿CÓMO ES LA PRECONSERVACIÓN?

Al igual que antes, añadirás los alimentos aceptables de manera gradual, un grupo a la vez, siempre y cuando puedas manejarlo, y un alimento a la vez dentro de cada grupo. Es importante que sigas registrando en tu diario cómo respondes a cada nuevo alimento, pues ahora estás entrando a un territorio lleno de alimentos que quizá ya te hayan incitado antojos, e incluso atracones. Veamos, pues, tres posibles escenarios para tus primeras semanas de Preconservación.

ESCENARIO 1

Supongamos que has dejado la PPC con un NCP de 50.

- Semana 1: Aumentas a 60 gramos de carbohidratos netos al día y pruebas algunas variedades de legumbres en el transcurso de la semana, durante la cual pierdes otros 500 gramos.
- Semana 2: Avanzas a 70 gramos de carbohidratos netos y reintroduces pequeñas porciones de frutas nuevas. No pierdes peso y batallas con antojos de más fruta.
- Semana 3: Regresas a 60 gramos de carbohidratos netos y continúas con pequeñas porciones de fruta, siempre acompañada de crema, yogurt o queso. Los antojos disminuyen y bajas 250 gramos durante la semana.

- Semana 4: Permaneces en 60 gramos de carbohidratos netos e introduces pequeñas porciones de zanahorias, camote y chícharos en días alternados. Pierdes otros 500 gramos para el final de la semana.
- Semana 5: Avanzas a 70 gramos de carbohidratos netos y, con cuidado, introduces minúsculas porciones de granos integrales cada tercer día, y te deshaces de otros 250 gramos para el final de la semana.
- Semana 6: Aumentas tu consumo a 80 gramos de carbohidratos netos y sigues probando con cuidado diferentes frutas, legumbres, vegetales feculentos y, ocasionalmente, granos integrales. Para el final de la semana, habrás perdido otros 250 gramos.

ESCENARIO 2

De nuevo, supongamos que tienes un NCP de 50 al dejar la PPC.

- Semana 1: Avanzas a 60 gramos de carbohidratos netos al día. No te importaría abstenerte para siempre de comer legumbres, pero pruebas algunos tipos diferentes de fruta durante la semana. Tu peso no cambia para el final de la semana.
- Semana 2: Permaneces en 60 gramos de carbohidratos netos y sientes antojo de más fruta, de modo que te aseguras de siempre combinarla con queso, crema o yogurt, y logras bajar 250 gramos.
- Semana 3: Aumentas tu consumo a 65 gramos de carbohidratos netos y reintroduces pequeñas porciones de zanahorias, camote y arvejas dulces cada tercer día. Para el fin de semana has subido 500 gramos.
- Semana 4: Regresas a 55 gramos de carbohidratos netos y sigues consumiendo con cuidado fruta y algunos vegetales feculentos. Aunque no ganas peso, tampoco lo pierdes.

- Semana 5: Avanzas a 60 gramos de carbohidratos netos pero dejas de comer vegetales feculentos. Para el final de la semana, has bajado 250 gramos y te preguntas si acaso estás por alcanzar tu ECA.
- Semana 6: Continúas con el mismo consumo de carbohidratos netos pero suspendes los carbohidratos feculentos y pierdes 250 gramos esa semana.

ESCENARIO 3

Ahora supongamos que has dejado la PPC con un NCP de 35.

- Semana 1: Avanzas a 45 gramos de carbohidratos netos y añades pequeñas porciones de leguminosas. Aunque tu peso permanece estable, para el final de la semana has tenido algunas fuertes apetencias y te sientes hinchado.
- Semana 2: Regresas a 35 gramos de carbohidratos netos y suspendes las legumbres. Tu adelgazamiento reinicia mientras que la hinchazón y los antojos desaparecen.
- Semana 3: Te sientes bien y pierdes peso poco a poco, de modo que decides no probar suerte y te quedas en 35 gramos de carbohidratos netos por otra semana.
- Semana 4: Aumentas tu consumo a 40 gramos de carbohidratos netos e intentas reintroducir pequeñas porciones de legumbres. Tu bienestar continúa y bajas otros 250 gramos.
- Semana 5: Avanzas a 45 gramos de carbohidratos netos y añades pequeñas cantidades de fruta, lo cual te produce antojos y detiene tu adelgazamiento.
- Semana 6: Al entender que sentirte bien y en control es más importante que tratar de forzar las cosas, regresas a 40 gramos de carbohidratos netos y experimentas con pequeñas porciones de nuevos alimentos hasta que alcanzas tu peso deseado.

Como puedes verlo, hay tremendas variaciones en la manera de responder de los individuos a los incrementos en el consumo de carbohidratos y a diferentes alimentos. Sin duda, tu propio escenario será distinto. Recuerda también que tu peso tal vez varíe unas cuantas libras de un día a otro, independientemente de los incrementos en el consumo de carbohidratos y de los diferentes alimentos. Por ello es importante que sigas usando el método del promedio del peso, el cual se describe en las páginas 131-132.

TU TOLERANCIA A LOS CARBOHIDRATOS

Te guste o no, tal vez descubras que hay algunos alimentos que simplemente no puedes manejar o debes comer con mucho cuidado para no volver a subir de peso y estimular antojos. Asimismo, si la elevación del azúcar en la sangre o el síndrome metabólico han sido un problema para ti, es probable que necesites ser muy cuidadoso al introducir alimentos más altos en carbohidratos. (Para más información sobre el síndrome metabólico, véase el capítulo 13.) Conocer tus límites te permitirá tener un enfoque realista de la planeación de comidas una vez que estés en la fase de Conservación permanente. Por más ansioso que estés de lograr tu peso deseado, alcanzarlo de una manera similar a la manera en que comerás para conservar ese nuevo peso te dará más probabilidades de tener éxito a largo plazo.

Una vez que hayas alcanzado tu peso ideal, pero antes de que pases a la Conservación permanente, tendrás que encontrar tu Equilibrio de carbohidratos de Atkins (ECA). A diferencia de tu NCP, que se relaciona con tu adelgazamiento, tu ECA es el número de carbohidratos netos que puedes comer cada día *sin perder ni ganar* peso. Muchas personas acaban por tener un ECA de entre 65 y 100 gramos de carbohidratos netos, otras lo tienen considerablemente más bajo y muy pocas lo tienen más alto.

Es importante entender que buscar sólo el adelgazamiento puede simplificar demasiado el problema de la tolerancia a los carbohidratos. También debes considerar tu nivel de energía, capacidad de concentración, tendencia a retener líquidos y, por supuesto, las viejas señales de hambre injustificada y antojo de carbohidratos. Por ejemplo, aun cuando pierdas peso a un NCP de, digamos, 50 gramos de carbohidratos netos al día, es posible que aún revivas antojos de alimentos, tengas cambios bruscos en tus niveles de azúcar en la sangre o sufras de baja energía, todo lo cual podría hacer que conservar ese nivel de consumo de carbohidratos resulte problemático a largo plazo. ¿Por qué sacamos esto a colación? Porque, por una variedad de razones, algunas personas descubren que les va mejor con 25 a 50 gramos de carbohidratos netos en las fases en que pierden peso o en las que lo conservan. Tu objetivo es no forzar tu ingestión de carbohidratos hasta su límite absoluto sino avanzar hasta el punto en que te sientas cómodo y no estimules el regreso de ninguno de los viejos síntomas que te metieron en problemas al principio. Conclusión: Encontrar tu ECA es no sólo cuestión de alcanzar el peso correcto; si tratas de forzar tu ECA para que sea demasiado alto, quizá no sea sostenible.

Lo que es único en relación con el régimen de alimentación bajo en carbohidratos en comparación con otras dietas es que la adhesión, primero a tu NCP y luego a tu ECA, resulta en cambios profundos en tu metabolismo, los cuales te permiten controlar mejor tu ingestión de calorías. Lo malo es que, si sobrepasas tu ECA, fuerzas a tu cuerpo a quemar más glucosa e inhibes tanto la descomposición como la utilización de las grasas.

PARA ADAPTAR LA PRECONSERVACIÓN

Por lo general recomendamos que introduzcas los alimentos con contenido de carbohidratos en la secuencia que muestra la escalera de carbohidratos tanto para la PPC como para la Preconservación. Pero si sigues adelgazando a un ritmo razonablemente regular y los alimentos que has reintroducido recientemente no han generado hambre incontrolable u otros síntomas, quizá seas capaz de cambiar el orden. Si prefieres una pequeña ración de arroz integral a una crujiente manzana para acompañar tu curry de pollo, es tu decisión. Pero ten cuidado con los peligros. El deseo de ciertos alimentos, sobre todo de los que tienen mayor contenido de carbohidratos, podría ser una señal de que vas a tener problemas para comerlos con moderación. Como siempre, cuenta los carbohidratos para asegurarte de no exceder tu NCP y permanece alerta a esas conocidas señales de advertencia.

PARA INCORPORAR LA GRASA

Por todo lo que te hemos dicho hasta ahora, tal vez pienses que son los carbohidratos en tu dieta lo que detiene el adelgazamiento cuando logras tu objetivo. Esto es parcialmente cierto, pues los carbohidratos ejercen un fuerte control sobre tu metabolismo –todo el asunto del bravucón–. Pero cuando pasas de perder peso a conservarlo, necesitas incrementar un poco tu consumo de grasas naturales y saludables para satisfacer tus necesidades de conservación de energía. Y no necesitas medir o contar tu ingestión de alimentos ricos en grasa. Con tu apetito como guía, tan sólo permítete comerlos. En el siguiente capítulo te diremos cómo hacerlo. Por ahora todo lo que necesitas saber es que, a medida que te acerques a tu peso deseado, es probable que te vuelvas consciente de algo que los pueblos cazadores han conocido durante siglos: El "hambre de grasa". Es una sensación diferente y más sutil que la del decaimiento que sigue a la hiperactividad ocasionada por el azúcar. Pero si un día ves que husmeas en el refrigerador y miras fijamente la mantequilla, queso o aderezo de ensaladas, es posible que hayas consumido muy poca grasa. Aprender a reconocer y responder adecuadamente al hambre de grasa es una importante habilidad para tener éxito en la Conservación permanente.

EL PESO CORRECTO PARA TI

Cuando empezaste tu aventura con la Dieta de Atkins, te recomendamos establecer tus metas, incluido un peso deseado. Sin duda has guardado en la mente ese número, así como una imagen de ti mismo con esa talla. Tal vez ahora mismo estés alcanzando esa cifra y figura. Al parecer la Dieta de Atkins permite a la gente encontrar su peso saludable natural, el cual podría ser mayor o menor de lo que habías visualizado en un principio.

No es raro que en este punto las personas descubran que no pueden llegar a su meta original. Entonces, ¿qué hacer si avanzas por la Preconservación y llegas a un punto en el que eres capaz de estabilizar tu peso, pero resulta ser un poco más alto que el que te proponías? Si es sólo cuestión de unos pocos kilos, te sientes a gusto con tu apariencia y te sientes bien, entonces éste es el peso correcto para ti. Después de todo, ¿no preferirías tener un peso que puedas mantener con relativa facilidad en lugar de librar una batalla continua por estar uno o dos kilos más delgado?

Pero, ¿qué ocurre si es más que unos cuantos kilos? Si aún no has empezado a hacer ejercicio físico, una opción es empezar a hacerlo. Ten presente que no todo el mundo está programado genéticamente para adelgazar mucho con el ejercicio. Sin embargo, aun cuando no te deshagas de más kilos, puedes ser capaz de moldear tu cuerpo con ejercicios de soporte del peso corporal. La otra opción es ser paciente, perfeccionar tus habilidades de conservación y dar a tu mente y cuerpo un descanso de unos seis meses. Si ves que te angustias demasiado por tratar de perder

20 kilos de un tirón, a veces es mejor bajar, digamos, 15 kilos, y luego avanzar a la Conservación permanente para estabilizar tu peso al practicar tus nuevos hábitos. Después de al menos seis meses –es muy probable que tu cuerpo resista perder más peso antes de tu periodo de descanso– puedes regresar a la PPC para perder algunos o muchos de los kilos excedentes que faltan, antes de regresar a la Preconservación para soltar los últimos cinco.

¿Y si te encuentras en el escenario opuesto? Has bajado los 10 kilos que te habías propuesto como meta, pero ahora te percatas de que quizá puedas perder otros dos. Tan sólo manténte en tu nivel actual de consumo de carbohidratos y el resto de los kilos deberán desaparecer poco a poco.

PRECONSERVACIÓN PARA GRUPOS ESPECIALES

Los granos integrales a menudo desempeñan un papel fundamental para vegetarianos y veganos, y los carbohidratos feculentos suelen ser componentes importantes de sus comidas. Sin embargo, es muy probable que sean justo los alimentos que ya te han metido en problemas. Sigue las reglas generales para su reintroducción y piensa en estos alimentos, al igual que en las legumbres, como guarniciones más que como platos principales de una comida. Es posible que con el tiempo puedas tolerar porciones mayores, siempre y cuando te mantengas lejos de los granos refinados y la mayoría de los alimentos procesados. Los vegetarianos y veganos deben reintroducir los vegetales feculentos seguidos de los granos integrales antes de las frutas con alto contenido de carbohidratos (que no sean las bayas y el melón, ambos aceptables para la PPC).

De manera similar, las legumbres, los vegetales feculentos, los granos y las frutas tropicales son componentes clave de todas las cocinas hispánicas. Insisto, es justo esta combinación de alimentos (a menudo en el contexto de la cultura de la comida chatarra estadounidense) la que es susceptible de conducir a la ganancia de peso y otras señales de peligro metabólico. Si tú eres capaz de reintroducir todos estos alimentos, te recomendamos las siguientes maneras de minimizar la recuperación de peso así como la elevación de los niveles de azúcar y de insulina en la sangre:

- Sigue sazonando los platillos de proteínas con especias tradicionales, pero evita las salsas con abundancia de carbohidratos.
- No dejes de enfocarte en los vegetales de cimiento como el ajo, pimiento morrón, chile, chayote, jícama, nopales, tomate verde, calabaza, coliflor y nabos blancos, junto con esa deliciosa fuente de grasa: el aguacate.
- Reintroduce los vegetales y tubérculos feculentos como la calabaza, yuca, papas, malanga, ñame y yautía en pequeñas cantidades y uno por uno. Consúmelos sólo de manera ocasional y manténte alerta por si hay señales que te indiquen que no puedes tolerar la carga de carbohidratos. Gramo por gramo, estos alimentos se cuentan entre los de mayor contenido de carbohidratos.
- Consume arroz integral en lugar de blanco, y mantén pequeñas todas las raciones. Haz lo mismo con el maíz.
- Come legumbres relativamente bajas en carbohidratos, como los frijoles negros de soya, los frijoles pintos y los frijoles rojos.
- Trata todas las frutas, en especial los plátanos, plátano macho, chirimoya y mango como guarniciones, más que como componentes principales de una comida.
- Sigue comiendo tortillas de maíz o bajas en carbohidratos con moderación. (Una tortilla común de maíz de seis pulgadas contiene unos 11 gramos de carbohidratos netos, a diferencia de los tres o cuatro gramos de una baja en

carbohidratos; una "tortilla de harina" de seis pulgadas baja en carbohidratos es comparable en su número de carbohidratos, en contraste con los cerca de 15 gramos de carbohidratos netos que hay en una tortilla de harina convencional.)

Tu objetivo de largo plazo es honrar tu bagaje culinario sin recaer en los mismos patrones de alimentación que te metieron en problemas en un principio. En esta especie de acto de malabarismo son inevitables algunos riesgos.

¿No preferirías?

Por paradójico que sea, entre más te aproximas a tu peso deseado, tiende a ser más difícil apegarte a tu determinación. La desaceleración del adelgazamiento puede volverte vulnerable a la gratificación inmediata. Tal vez pienses: "De todos modos, ya no adelgazo mucho, así que ¿por qué no comerme esa magdalena de chocolate?" Por un momento, ese placer momentáneo parece importarte más que cómo lucirás en ese nuevo traje de baño o esa ropa cara. En el supuesto de que aún comes suficientes grasas, proteínas y fibra para sentirte lleno, la capacidad para mantenerte en el programa suele ser cuestión de contar con una lista de razones que te recuerden por qué vale la pena resistir la tentación. Ésta puede estar en tu cabeza, en una ficha, en tu diario de dieta o incluso en tu agenda electrónica. Aquí tienes algunas ideas que deberán estimularte para crear tu propia lista. Repite para ti mismo, me encanta...

- Ser capaz de ver mis pies cuando miro hacia abajo.
- Deslizarme con facilidad dentro de mis pantalones en lugar de forcejear a tirones con ellos.

- Que me miren con admiración.
- Tener vida social.
- Sentir una saciedad placentera, y no ganas de reventar, tras una comida.
- Sentirme a gusto aun en cueros.
- Sentirme deseable sexualmente.
- Ponerme ropa que haga lucir mi cuerpo en lugar de ocultarlo.
- Ya no tener que huir de los espejos.
- Sentirme lleno de energía.
- Participar en actividades con mi familia.
- Que mi pareja e hijos no sientan vergüenza al conocer mi peso.
- Sentirme sano y a gusto conmigo mismo.
- Saber que estoy en control de mi destino.

¿LISTO PARA PASAR A LA CONSERVACIÓN PERMANENTE?

En la Preconservación, la disyuntiva de avanzar o no es más fácil de resolver que en todas las demás fases. Es una sencilla cuestión de optar por blanco o por negro.

¿Has alcanzado tu peso deseado y lo has conservado durante un mes?
Si es así, es hora de avanzar hacia el resto de tu vida en la Conservación permanente.

¿Aún no alcanzas tu peso deseado? ¿No lo has conservado por un mes? ¿Acaso algún alimento recién reintroducido te ha detonado antojos que te dificultan permanecer en control y provocado otros síntomas?
Si la respuesta a cualquiera de estas preguntas es "sí", entonces es claro que no estás listo para avanzar. (A menos que tomes la

decisión de dar unas vacaciones a tu adelgazamiento para ir a la fase de Conservación permanente y luego retomar tu adelgazamiento después de al menos seis meses, lo cual ya describimos.) Revisa este capítulo y procede poco a poco. La dieta del yoyo puede volverte resistente al adelgazamiento. Quizá necesites reducir tu ECA para adelgazar y luego conservar tu peso deseado.

¿Has alcanzado tu peso deseado y tu ECA es de entre 25 y 50?
¿Padecías de diabetes tipo 2 o mostrabas algún síntoma del síndrome metabólico antes de iniciar la Dieta de Atkins?
Si muchos de los alimentos considerados aceptables para la Preconservación te dieron problemas y/o tu ECA está cerca del número de gramos de carbohidratos netos (50 o menos) que consumías durante la PPC, tal vez deberías considerar la versión más baja en carbohidratos del programa de Conservación permanente, la cual describiremos en el siguiente capítulo. Esto es particularmente recomendable si aún sufres de síndrome metabólico (véase el capítulo 13) o de diabetes tipo 2 (véase el capítulo 14).

En el siguiente capítulo veremos cómo la Conservación permanente –la cual puedes adaptar a tus circunstancias individuales– permitirá que tu nuevo peso se vuelva permanente y, a la vez, que conserves tu salud y vitalidad. Pero primero lee sobre cómo Jennifer Kingsley adoptó la Dieta de Atkins como su estilo de vida tras usarla en dos ocasiones como dieta relámpago.

HISTORIA DE ÉXITO 9

LA TERCERA ES LA VENCIDA

Tras dos experiencias con Atkins y la pérdida de más de 50 kilos, Jennifer Kingsley recobró buena parte de ellas durante sus embarazos. Una vez que entendió que Atkins es más que una dieta de adelgazamiento, Jennifer fue capaz de despedirse de los alimentos que la hacían sentir pesada, deprimida y propensa a padecimientos.

Fase actual: Conservación permanente
Consumo diario de carbohidratos netos: 120 gramos
Edad: 39
Estatura: 1.60 metros
Peso anterior: 104 kilos
Peso actual: 53 kilos
Peso perdido: 51 kilos

¿Siempre tuviste problemas con tu peso?
Cuando era niña, era decididamente más gruesa que la mayoría de las niñas. Durante la preparatoria, padecí dolores de espalda, dolor de rodillas por causa de una lesión, síndrome premenstrual casi extenuante, depresión, etcétera. A los 19 años, me dijeron que tenía el colesterol alto. Comencé a ganar más peso poco a poco después de que nació mi primer hijo. Al final, tan sólo dejé de pesarme. Calculo que llegué a pesar, al menos, unos 104 kilos.

¿Qué te motivó a probar la Dieta de Atkins?
Comprar ropa era una experiencia de lo más doloroso. Una vez acabé por romper en llanto en plena tienda departamental tras varias semanas de buscar un vestido para usarlo en un evento especial. Luego, en diciembre de 2002, me enteré de que mi novio sería el padrino de una boda en febrero. Yo sabía cuál de mis vestidos quería usar. El problema es que ya me quedaba demasiado chico. Así que inicié la Dieta de Atkins, y seis semanas después usé ese vestido en la boda.

¿Por qué no continuaste con la dieta?
Durante la recepción comí todo lo que quise. Aquella noche me sentí muy mal, y me di cuenta de que durante los últimos meses que seguí la Dieta de Atkins no había sentido las viejas molestias y dolores, ni el estómago hinchado. Tampoco estuve deprimida.

Pero me resultó muy difícil reiniciar el programa. Ya no tenía la motivación de la boda y aún cabía en mis viejos vestidos. Es decir, al principio. Cuando empecé a sentirlos cada vez más apretados, me di cuenta de que no quería volver a sentirme como antes, y acabar llorando en plena tienda departamental.

¿Qué te hizo retomar el programa?
Una compañera de mi trabajo se preparaba para su boda y quería volver a ser de talla 12, de modo que empezamos juntas la Dieta de Atkins en julio de 2003. Para junio del año siguiente alcancé la que *creí* mi meta. Entonces pensé: "Quizá pueda volver a ser de talla 10". Cuando llegué a la talla 8 renové mi guardarropa. Pero resultó que estaba en un periodo de estancamiento. De repente me descubrí usando ropa de talla 6, luego 4 y, por último, 2. Llegué a pesar 54 kilos y me mantuve así hasta julio de 2006.

¿Qué pasó entonces?
Me di cuenta de que estaba embarazada. Al principio mi recuperación de peso fue, en su mayor parte, normal. Pero no sabía muy bien cómo conservar mi régimen bajo en carbohidratos durante mi embarazo, o incluso si podría. Mi médico me dijo que comiera bastantes granos integrales. Y así lo hice. Casi de inmediato, apetecí cada carbohidrato simple que cayera en mis manos. Mi agotamiento regresó, junto con las molestias y dolores. En cierto momento, mi médico me hizo pruebas de diabetes de la gestación por mi excesiva ganancia de peso. Después de que nació mi hijo le di pecho. La gente me decía que el amamantamiento ayuda a que una baje de peso, pero yo recobré 500 gramos o un kilo cada semana hasta que volví a pesar 77 kilos. Engordé un poco más antes de hallar la página de Atkins en internet y retomar la fase de Conservación permanente, con la cual adelgacé hasta pesar 69 kilos. Cuando desteté a mi hijo en marzo de 2008, decidí regresar a la Inducción.

¿Qué cambió esta vez?

Dediqué varios meses a volver a familiarizarme con la dieta en la página de Atkins en internet así como en el foro. Empecé a entender que Atkins era mucho más que una dieta. Descubrí que la única época de mi vida en que me había sentido realmente bien había sido cuando seguí la Dieta de Atkins. Había una razón nutrimental obvia para muchos de esos problemas de salud. Esta vez me enfoqué en mis necesidades nutrimentales, no sólo en mi adelgazamiento. Para septiembre de ese año ya había perdido el peso "del bebé" y volví a ponerme la ropa que usaba antes de embarazarme.

¿Qué aprendiste de ti en el proceso?

Mientras sigo la Dieta de Atkins, mi depresión desaparece. Lo mismo ocurre con mi fatiga crónica, infecciones urinarias anuales, dolores de espalda y rodillas, e hinchazón. En cuanto al colesterol, uno de mis médicos dijo que los resultados de mis análisis de sangre eran "estelares". También me percaté de que me siento mal cuando como gluten. Tengo dos primos con la enfermedad celiaca, y al investigar al respecto me di cuenta de que, sea que yo tenga o no la enfermedad, el gluten es un gran problema para mí. Ahora evito por completo el trigo, pero puedo comer otros granos integrales como la avena y el *teff*.

¿Cuál es tu rutina de ejercicios?

Practico el yoga con regularidad, pero no he sido capaz de ir al gimnasio con la frecuencia que me gustaría. ¡En verdad tener en casa un hijo de tres años es bastante ejercicio!

¿Qué consejo puedes ofrecer a otras personas?

Que visiten el foro de la comunidad de Atkins. El apoyo que he recibido es increíble, y espero pagar el favor al ayudar a otros. Sé que esto aún es como un viaje para mí. Aún aprendo y crezco. No hay una línea final.

10

Manténte esbelto: Conservación permanente

> El éxito de largo plazo en el manejo del peso tiene componentes tanto prácticos como psicológicos. Por fortuna, ya has aprendido y practicado muchas de las habilidades necesarias para esta tarea tan trascendental.

¡Lo has logrado! Has alcanzado la meta por la cual has luchado duro y por largo tiempo, y demostrado que tienes la persistencia necesaria para realizar tus sueños. Acabas de concluir las fases de adelgazamiento de la Dieta de Atkins y ahora entras a la Fase 4, Conservación permanente, o sea, el resto de tu vida. El propio hecho de que hayas encontrado tu ECA y alcanzado tu peso deseado es una prueba de que lo que has hecho te funciona. Manténlo, con ciertas modificaciones, y deberás ser capaz de extender ese éxito. Si iniciaste la Dieta de Atkins para resolver problemas de salud tales como niveles elevados de azúcar en la sangre o de insulina, hipertensión o niveles desfavorables de lípidos, es obvio que quizá te convenga mantener, además de tu peso, tus mejorías en esos indicadores.

No importa el estado de salud en que te encontrabas cuando iniciaste la dieta, ya es hora de que vuelvas a visitar a tu médico. (Si tu proceso de adelgazamiento ha durado más de seis meses, es posible que ya lo hayas hecho.) Lo más seguro es que recibas buenas noticias. Obviamente, no necesitas que tu doctor te diga que has perdido 15 kilos (o los que sean), pero es muy probable que descubras que también has obtenido algunas mejoras significativas en tus indicadores de salud. Esas noticias deben aliviar cualquier preocupación residual que puedas tener sobre la conveniencia de llevar un estilo de vida bajo en carbohidratos.

Como bien lo sabes, hacer que esos cambios se vuelvan permanentes resulta al menos tan difícil como lograrlos. El éxito en el manejo del peso tiene componentes tanto prácticos como psicológicos, y te ayudaremos a trabajar con ambos. Por fortuna, te percates o no, ya has aprendido y practicado muchas de las habilidades necesarias para esta tarea tan trascendental. Piensa en esto:

- Has desarrollado toda una nueva serie de hábitos.
- Has experimentado el fortalecimiento que conlleva controlar lo que pones en tu boca.
- Sabes cuántos carbohidratos puedes consumir sin recuperar peso.
- Puedes distinguir entre carbohidratos vacíos y carbohidratos ricos en nutrimentos.
- Entiendes por qué el consumo de suficiente grasa es clave para el control del apetito y para la Ventaja de Atkins.
- Has aprendido a distinguir entre hambre y hábito así como entre sentirse satisfecho y sentirse a reventar.
- Reconoces las señales de que ciertos alimentos o patrones de alimentación desencadenan antojos.
- Has experimentado la emoción de sentirte bien y lleno de energía.

Antes de que iniciaras tu aventura de adelgazamiento, te preguntamos por qué considerarías no seguir la Dieta de Atkins a pesar de que sus beneficios son tan obvios. Ahora te hacemos una pregunta similar. En vista de lo que ahora sabes y del éxito que has tenido, ¿qué razones te harían volver a tu antigua manera de comer –dejar que los azúcares y otros carbohidratos procesados intimiden a tu metabolismo–, lo cual resultaría, con casi total seguridad, en una recuperación del peso y el resurgimiento de problemas de salud y autoestima?

PROTEGE TU ADELGAZAMIENTO, PERO CONSERVA TU PESO

En una parte anterior de este libro hablamos sobre las dos definiciones de la palabra *dieta*. Ahora que has perdido parte de tu relleno excedente, es hora de que te enfoques en la definición principal de la palabra: una manera de vivir. Como tu dieta de adelgazamiento se ha transformado sutilmente en un estilo de vida permanente, no deberá haber ninguna gran sorpresa. Las lecciones que has aprendido sobre qué alimentos comer y en qué cantidades permanecen vigentes ahora que tu meta es mantenerte estable.

Deberás llegar a un estado en el que te preocupa tu peso pero no te obsesionas con él. Pésate y mídete una vez a la semana. Como sabes, la báscula puede "mentir" por las fluctuaciones naturales diarias que ocurren dentro de un rango de alrededor de dos kilos, pero la cinta métrica tiende a ser menos variable. (Para una revisión del promedio de peso, véase la página 77.) Si tus medidas aumentan de manera constante y tu ropa luce y la sientes apretada, es hora de actuar. Siempre y cuando no hayas subido más de dos kilos, tan sólo reduce tu consumo de carbohidratos netos en 10 o 20 gramos por debajo de tu ECA, y los kilos adicionales deberán desvanecerse. Pero no es sólo una cuestión de peso. Es igual de importante permanecer alerta ante cualesquiera antojos, hambre injustificada, falta de energía y otros indicadores conocidos de que tal vez te estés alejando de tu zona de seguridad de quema de grasa y perdiendo la Ventaja de Atkins. Todo esto puede ser una señal de que quizá has consumido demasiados carbohidratos o eres sensible a los efectos de uno o más de los alimentos que has añadido recientemente. A medida que ajustes tu consumo en concordancia, con cada semana que pase tendrás una mejor idea de tus límites.

Ahora que ya no tratas de deshacerte de kilos y centímetros, es claro que necesitas más energía proveniente de fuentes alimentarias, pues ya no dependes de tu grasa corporal para usarla como una parte de tu combustible. La mayoría de las personas descubre que su apetito aumenta un poco a medida que su cuerpo se aproxima a su peso natural sano, aun cuando permanezcan dentro de su ECA. Es importante entender que el combustible adicional para mantener tu peso estable debe provenir principalmente de la grasa alimentaria, para que así tu metabolismo se mantenga en su modo *quemagrasa*. Si descubres que tu peso baja más allá del nivel que deseas o experimentas hambre de grasa, necesitarás incluir un poco más de grasa en tu dieta.

LA GRASA AÚN ES TU AMIGA

Cuando perdías, digamos, un promedio de 500 gramos a la semana, cada día quemabas unas 500 calorías de tu grasa corporal para obtener energía. Cuando pasas a la Conservación permanente, a tu cuerpo no le importa si, hora por hora, tu combustible favorito proviene de adentro (tus reservas de grasa corporal) o de afuera (la grasa alimentaria). Supongamos que consumes 75 gramos de carbohidratos netos al día (300 calorías) y 15 onzas de proteínas (unas 400 calorías); juntas suman sólo 700 calorías. Si eres una mujer que mide 1.60 metros de estatura, y tu cuerpo quema 1 800 calorías al día, las otras 1 100 calorías deben de provenir de la grasa. ¿Por qué mejor no sólo incrementar tu consumo de proteínas? Porque, tal como lo aprendiste en el capítulo 5, la cantidad de proteínas que has comido durante el programa está cerca de ser óptima y no es bueno que comas más. Y, en cuanto a la posibilidad de añadir más carbohidratos, una vez que encuentras tu Equilibrio de Carbohidratos de Atkins (ECA), lo más probable es que se mantenga como tu límite superior en un futuro cercano.

Si ignoras este consejo y añades carbohidratos más allá de tu ECA, pronto reaparecerán los viejos demonios del hambre y el antojo de carbohidratos. Consumir carbohidratos en exceso no es más que una invitación para que el bravucón metabólico reingrese en tu vida. Tu metabolismo ya está adaptado para llevar eficientemente la grasa a tus células y usarla para obtener energía, y no para almacenarla con el fin de usarla después, con lo cual ofrece una provisión sostenida y predecible de combustible. Quizá hayas notado que cuando ya te has adaptado a una dieta baja en carbohidratos y encontrado tu ECA, puedes retrasar una comida por una o dos horas sin sentirte desesperado. ¿Cómo lo logras? La respuesta es que, aun cuando estés en tu peso deseado, aún tienes una reserva de energía como para un par de meses almacenada como grasa corporal. Esto significa que tanto tus músculos como tu hígado y corazón reciben un flujo continuo e ininterrumpido de energía directo de la grasa. Incluso tu cerebro, que requiere de más de 500 calorías diarias, obtiene mucha de su energía de la grasa. Si ya te has deshecho de 15 kilos de grasa desde que comenzaste con la Inducción, tu cuerpo ha quemado unas 100 000 calorías más de las que has comido. Y no hay razón para que tu metabolismo no pueda mantener ese mismo ritmo de quema de grasa —conservar la Ventaja de Atkins— si conservas tu nuevo peso.

¿Cómo puedes añadir calorías de grasa de una manera sabrosa? Sigue los planes de alimentación para la Preconservación y añade pequeñas porciones de aderezos para ensalada, salsas y productos para untar. Muchas culturas han usado salsas, gravys y grasa de carne de esta manera por milenios. (Para más ideas, lee el recuadro de "Opciones deliciosas" y revisa las recetas para salsas de la tercera parte.) No hay necesidad de contar gramos ni calorías de grasa. Tan sólo déjate llevar por tu gusto y apetito, sin permitir que la aversión a la grasa se interponga en tu camino. Quizá tardes un poco en aprender a confiar en tus instintos. La grasa tiene una capacidad inherente para satisfacer tu apetito y mantenerte lleno durante más tiempo que la misma cantidad de carbohidratos. Quizá te cause risa el hecho de que tú, que una vez tuviste problemas de peso, ahora tienes que cuidarte de no pasarte de la raya en dirección contraria.

Opciones deliciosas

Añade alguna de las siguientes grasas saludables al repertorio de las que ya has comido a lo largo de tu aventura de adelgazamiento para así conservar tu peso deseado sin hambre de grasa ni antojos de carbohidratos. Cada porción provee de unas 100 calorías de grasa saludable. Para la mayoría de la gente, la diferencia en ingestión de energía entre la PPC y la Conservación permanente es de entre 300 y 500 calorías, de modo que hacer esta transición alimentaria es tan sencillo como añadir entre tres y cinco de estas porciones en tu ingestión diaria. Revisa las recetas en la tercera parte para que tengas más opciones deliciosas.

- 1 cucharada de aceite para aderezar ensaladas.
- 1 cucharada de mantequilla o de mezcla de mantequilla y aceite con hierbas.
- 1 onza de crema.
- 2 onzas de queso.
- 10 aceitunas maduras grandes con una cucharadita de aceite de oliva.

- ½ aguacate Haas
- 1 onza de almendras o de nueces de nogal, pecanas o de macadamia.
- 1 cucharada de mayonesa (elaborada con aceite de canola, cártamo oleico u oliva).
- 2 cucharadas de pesto.
- 2 cucharadas de crema de nuez.

Aquí hay otra cosa de la cual no debes preocuparte. Quizá te angustie el hecho de no poder digerir toda esta grasa. Con la posible excepción de alguien que haya sido operado de la vesícula biliar, es improbable que esto vaya a ser un problema. ¿Por qué? ¿Has comido una pinta de helado de un tirón? Si eres honesto, aceptarás que lo último que tuviste en la mente entonces era la preocupación de que tu sistema digestivo no pudiera manejar 75 gramos de grasa en menos de una hora, ¿correcto? En vista de esa experiencia, ¿por qué te preocuparía si puede manejar 50 a 60 gramos de grasa como parte de una comida de alimentos integrales?

PARA ADAPTAR LA CONSERVACIÓN PERMANENTE

A lo largo de este libro has visto cómo la versatilidad de la Dieta de Atkins te permite adaptarla a tus necesidades y preferencias particulares. Ya has tomado varias decisiones mientras te encaminabas hacia tu peso deseado. De manera similar, no hay un programa de mantenimiento "de talla única". La decisión más importante a que te enfrentarás es ésta: ¿Qué necesito hacer para mantener fuera el peso que he perdido y conservar mi salud a largo plazo? Por experiencia, hemos aprendido que debes hacer algo distinto de lo que has hecho en el pasado, pues la conservación no ocurre sola.

Ya has aprendido sobre las tremendas variaciones que existen entre los ECA individuales, las cuales permiten que algunas personas consuman una cantidad de carbohidratos considerablemente mayor que otras sin que recobren peso ni recaigan en los antojos, baja energía y otros síntomas. Otras descubren que se sienten mejor con un consumo menor de carbohidratos. Así como te hemos recomendado incrementar poco a poco tu consumo general de carbohidratos –así como la variedad de alimentos con contenido de carbohidratos– durante las fases de adelgazamiento, ahora queremos que reflexiones con cuidado acerca de tu consumo de carbohidratos en la fase de Conservación permanente. En vez de forzarte a llegar a un nivel que haga que la conservación sea difícil de sostener, quizá seas más feliz y eficiente con un nivel menor. En verdad, tal vez descubras que prefieres retroceder cinco o 10 gramos del ECA que alcanzaste en la Preconservación. Recuerda que aquí la meta es deshacerte de tu exceso de peso para siempre, ¡no ganar algún concurso por tener el ECA más elevado del barrio!

TU SALUD Y TU ECA

Si tienes un padecimiento como hipertensión, diabetes, alto nivel de triglicéridos o bajo nivel de colesterol LAD, todos los cuales indican un riesgo de desarrollar enfermedades cardiovasculares, quizá descubras que los controlas mejor si te mantienes en un nivel de consumo de carbohidratos menor que el ECA determinado por tu capacidad para mantener tu peso. Duerme tranquilo, mantener un consumo de entre 25 y 50 gramos de carbohidratos netos no implica riesgo alguno. Vale la pena que consideres esto, sobre todo si ya has requerido medicación para controlar cualquiera de estos males. Hazte estas dos preguntas interrelacionadas:

- ¿Me siento mejor y más seguro con la(s) medicación(es)?
- ¿O me siento mejor y más seguro con una dieta que me dé el mismo o mejor control de este padecimiento con menos medicación o ninguna?

Permanecer en 50 gramos de carbohidratos netos al día da a algunas personas una mejor respuesta de largo plazo a estas enfermedades. Si tienes problemas de salud continuos que requieren medicación o has recuperado peso a pesar de que has hecho tu mejor esfuerzo, quizá también te convenga reducir tu ECA. En efecto, tus opciones de alimentos pueden funcionar como tu medicamento. (Según la gravedad del padecimiento, tal vez seas capaz incluso de reducir o eliminar tu medicación si te mantienes en un nivel de ingestión de carbohidratos un tanto menor.) Tu mejor enfoque para abordar la Conservación permanente es entender todas tus opciones y mantenerlas abiertas a medida que avanzas. Si tienes que esforzarte mucho para mantener tu peso a un ECA más elevado, quizá después decidas que eso te somete a demasiado estrés. O tal vez descubras que algunos de tus indicadores de salud han empeorado. En ese punto, es probable que decidas reducir tu consumo de carbohidratos para mejorar tu vida. Por lo contrario, si has sido capaz de mantener tu peso por cierto tiempo y/o tu presión arterial, azúcar en la sangre, lípidos en la sangre u otros indicadores metabólicos se mantienen en un rango de bajo riesgo, quizá consideres aumentar poco a poco tu ingestión de carbohidratos. Tu ECA no es fijo e inamovible, y puedes aumentarlo o reducirlo según lo dicte tu experiencia.

DOS CAMINOS SOSTENIBLES

Si hasta ahora te ha ido bien con la Dieta de Atkins, es muy probable que continúes así al seguir una de las dos opciones de

Conservación permanente: una a 50 gramos o menos de carbohidratos netos, y la otra a más de 50 gramos. En cualquier caso, con la excepción de los ácidos grasos omega-3 (como los que contienen los aceites de pescado o linaza), será mejor que evites los aceites vegetales ricos en grasas poliinsaturadas, como los de maíz, frijol de soya, girasol, semilla de algodón y cacahuate. Mejor concéntrate en los aceites de oliva, canola y cártamo oleico. También siéntete libre de seguir consumiendo grasas saturadas. Cada opción satisfará todas tus necesidades de energía y nutrimentos esenciales, y podrás adaptarla a tu metabolismo individual. Es probable que ya tengas una idea clara de cuál es el camino correcto para ti, con base en tu metabolismo, ECA y tus experiencias en la PPC y Preconservación.

CONSERVACIÓN PERMANENTE CON UN ECA DE 50 O MENOS

La descripción más sencilla de este enfoque es la Pérdida de peso continua con un poco más de variedad y algunas grasas adicionales. A continuación te explicamos cómo realizarlo:

- Mantén el ECA que identificaste en la Preconservación.
- Sigue comiendo los mismos alimentos integrales saludables de los que has llegado a depender:
  - Unas cuatro a seis onzas de alimentos proteínicos en cada comida.
  - Suficientes grasas saludables para mantenerte satisfecho.
  - Al menos de 12 a 15 gramos de carbohidratos netos provenientes de vegetales de cimiento.
- Sigue consumiendo dos raciones de caldo (que no sea bajo en sodio), dos cucharadas de salsa de soya o media cucharadita de sal cada día, a menos que estés bajo medicación antidiurética o tu médico te haya indicado que restrinjas la sal.

- Además de los alimentos aceptables para la Inducción y la PPC, prosigue con tu consumo de cualquier alimento aceptable para la Preconservación que hayas sido capaz de reintroducir.
- Si te resulta difícil comer porciones moderadas de cualquier alimento –nuevo o no– o te causa antojos, aléjate de él.
- Si aún tienes indicadores de síndrome metabólico o diabetes tipo 2 a pesar de tu adelgazamiento, no incrementes más tu ingestión de carbohidratos. Mejor, si no te sientes saciado, trata de aumentar tu consumo de grasa, como lo acabamos de explicar. (Para más información sobre cómo la Dieta de Atkins ayuda a mejorar estos padecimientos, véase la cuarta parte.)
- Sigue los planes de alimentos para la PPC con el número correcto de gramos de carbohidratos netos, pero añade más grasas naturales saludables según lo dicte tu apetito.
- Continúa con tus suplementos multivitamínicos/multiminerales y de omega-3.

CONSERVACIÓN PERMANENTE CON UN ECA DE MÁS DE 50

Este camino puede ser descrito como tu último mes de Preconservación pero, de nuevo, con un poco más de grasa. La diferencia principal con la opción más baja en carbohidratos que acabamos de describir es que puedes elegir de entre un rango mayor de alimentos con carbohidratos. Sin embargo, a mayor variedad, mayor riesgo de tentación, de modo que necesitas tener especial cuidado para mantenerte dentro de tu ECA. A continuación te explicamos cómo hacerlo:

- Mantén el ECA que identificaste en la Preconservación.
- Sigue comiendo los mismos alimentos integrales saludables de los que has llegado a depender:

- Unas cuatro a seis onzas de alimentos proteínicos en cada comida.
- Suficientes grasas saludables para mantenerte satisfecho.
- Al menos de 12 a 15 gramos de carbohidratos netos provenientes de vegetales de cimiento.

• Continúa añadiendo nuevos alimentos, siempre y cuando no estimulen un hambre excesiva y antojos. Si lo hacen, suspéndelos y trata de reintroducirlos en un momento posterior. Aléjate de cualquier alimento que te reviva viejos hábitos negativos.

• Si adelgazas más de lo que deseas, incrementa tu consumo de grasa, como lo acabamos de explicar.

• El caldo y otras maneras de introducir sal ya no son necesarios, pero aún puedes consumirlos, si así lo deseas.

• Sigue los planes de alimentos para la Preconservación sin rebasar tu ECA, pero añade más grasas naturales saludables según lo dicte tu apetito.

• Continúa con tus suplementos multivitamínicos/multiminerales y de omega-3.

Quizá la mejor manera de concebir las dos opciones de Conservación permanente es como un par de gemelos no idénticos. Comparten muchas similitudes, pero tienen algunas diferencias significativas, como se resume a continuación:

CONSUMO DIARIO EN LAS DOS OPCIONES DE CONSERVACIÓN PERMANENTE

ECA	Más de 50 gramos de carbohidratos netos	Menos de 50 gramos de carbohidratos netos
Vegetales de cimiento	Mínimo 12-15 gramos	Mínimo 12-15 gramos
Total diario de proteínas (comidas y colaciones)	Mujeres: 12-18 onzas Hombres: 16-22 onzas	Mujeres: 12-18 onzas Hombres: 16-22 onzas
Grasas naturales saludables	Como lo dicte tu apetito	Como lo dicte tu apetito

ECA	Más de 50 gramos de carbohidratos netos	Menos de 50 gramos de carbohidratos netos
Gramos totales de carbohidratos netos	50-100	25-50
Rango posible de alimentos con carbohidratos	Vegetales de cimiento Nueces y semillas Bayas y otras frutas Legumbres Vegetales feculentos* Granos integrales*	Vegetales de cimiento Nueces y semillas Bayas Otras frutas posibles
Caldo/consomé/sal	Opcional	2 raciones (a menos que seas hipertenso o estés bajo medicación diurética)

* Si tu ECA lo permite.

NUEVOS GUSTOS, NUEVOS HÁBITOS

Ahora que has adelgazado y moldeado tu figura, quizá te percates de otras cosas que han cambiado en tu vida. Quizá tu actividad social ha mejorado. Lo malo de esto, por supuesto, es que las situaciones sociales pueden poner a prueba tu determinación. Siempre y cuando no excedas tu ECA, deberás tener la Ventaja de Atkins de tu lado, pero también necesitas aprender estrategias para aprender a lidiar con situaciones que pueden surgir en el trabajo, cuando comes fuera, cuando viajas, etcétera. En buena medida, tu umbral de carbohidratos, es decir, tu ECA, influirá en tu manera de manejar estos problemas y situaciones del "mundo real", aunque no debes subestimar la importancia de tu mentalidad.

No importa que tengas un ECA de 30 o de 100, a medida que adquieras nuevos hábitos, éstos se volverán automáticos en ti. Probablemente notes que vas a gravitar cada vez más en torno a alimentos saludables y que te será más fácil alejarte de los problemáticos. De nuevo, te aconsejamos que, en la medida de lo posible, evites el azúcar común, el jarabe de maíz alto en fructosa, otras formas de azúcar y alimentos que las contienen, como los jugos de frutas, las bebidas energéticas y los licuados comerciales. Una vez que te deshagas del hábito del azúcar, es probable que notes que esos alimentos pierden poder sobre ti y tal vez te sepan demasiado dulces. Y ahora que sabes que esos alimentos hacen estragos en la capacidad de tu cuerpo para quemar la grasa y sabotean tus esfuerzos por controlar tu peso, ya tienes una buena razón para mantenerte lejos de ellos.

Lo mismo va para los alimentos elaborados con harina blanca y otros granos refinados. Es posible que ahora el pan blanco, pasta, papas, sémola de maíz y otros alimentos feculentos no te sepan tan sabrosos como los recordabas. En verdad, mucho del sabor y la satisfacción que asociabas con esos alimentos provienen de las hierbas, especias y grasas junto a las cuales los sirven, no del alimento en sí. Ahora puedes saborear el aceite de oliva, mantequilla, crema, crema ácida, queso parmesano y una multitud de deliciosos condimentos en ensaladas, vegetales, carnes, pescados y muchos otros alimentos sin el inconveniente de la interferencia metabólica.

¿Acaso esto significa que nunca más podré volver a gozar de un trozo de tarta de calabaza de mi abuela, un plato de pasta o unos deliciosos *hot cakes* con miel de maple? Nunca digas "nunca". Nosotros sabemos tan bien como tú que es sumamente difícil vivir en este planeta sin que a veces te sientas tentado a probar esos alimentos. Si tu peso se ha estabilizado y no sientes antojos, quizá puedas hacer alguna excepción ocasional a tu dieta baja en carbohidratos. Tan sólo recuerda que esos carbohidratos vacíos entorpecen la quema de grasa. Por otro lado, la línea que divide la mentalidad de "sólo una probada" de la infiltración de carbohidratos es muy delgada. Si a menudo das probaditas de alimentos problemáticos aquí y allá, es posible que vayas a tener problemas. No es que no puedas reacostumbrar a tu organismo a quemar grasa con algunos días de fuerte determinación, pero debes entender lo que ocurre cuando lo haces. Para mucha gente esto es el equivalente de jugar con fuego. Has dedicado mucho tiempo y esfuerzo a construir tu "casa metabólica", sería una pena que la incendiaras.

Adiós a los viejos hábitos

Aun cuando ya te has establecido en tu nuevo estilo de vida, suele costar mucho trabajo romper con los hábitos que has tenido durante años, quizá incluso décadas. Sean la típica dona con café durante un receso, las palomitas extragrandes en la sala de cine o los alimentos de consuelo cuando te sientes solo o deprimido, estas rutinas son capaces de ejercer una poderosa influencia en ti. ¿Cómo puedes cambiar hábitos que parecen relativamente inocuos en sí mismos pero que, si se acumulan, pueden poner en riesgo todos los nuevos hábitos que has adquirido con tanto esmero en los últimos meses? Aquí tienes una estrategia de cuatro pasos para lidiar con la situación:

1. Identifica los hábitos que amenazan el compromiso que has adquirido con el control de tu peso y tu buena salud. Enlístalos en tu diario de dieta.
2. Cerciórate de haber comido suficientes alimentos adecuados en las 12 horas anteriores a que te sintieras tentado a retomar tu vieja conducta. Los hábitos y antojos pueden ser una manera en que tu cuerpo te dice: "no me estás dando suficiente comida".
3. Observa los riesgos a corto y largo plazos que presentan estos hábitos. Por ejemplo, uno de corto plazo puede ser el reavivamiento de antojos que amenacen tu determinación,

y uno de largo plazo, el aumento de tu susceptibilidad a la diabetes tipo 2 presente en tu historia familiar.

4. Idea un hábito de remplazo y regístralo en tu diario. Por ejemplo, cambia la dona por tu barra baja en carbohidratos favorita y asegúrate de siempre tener una provisión en el trabajo. Lleva al cine una bolsita de nueces saladas y una botella de agua y ni siquiera te acerques a la tienda. En realidad, tu nuevo hábito no tiene que relacionarse con la comida. Cualquier acción de comer que sea motivada por algo distinto del hambre es candidata principal a un cambio radical. Quizá una breve caminata con tu pareja después de cenar pueda sustituir el postre. Cuando te sientas triste, puedes practicar yoga en lugar de comer chocolate. Desarrolla un plan de acción para cada nuevo hábito. Si pasas demasiado tiempo solo mientras ves televisión por las noches, únete a un club de lectura o de salud o participa en actividades comunitarias. Considera los beneficios a corto y largo plazos que te ofrecen estos nuevos hábitos. Tener una visión clara de cómo tu nuevo hábito puede ayudarte a mantener tu estilo de vida saludable, sentirte bien contigo y aumentar las probabilidades de tener una vida larga y sana es un fuerte motivador.

Por último, no te maltrates si a veces recaes en un antiguo hábito. Romper con viejos hábitos y hacerte de nuevos lleva tiempo.

EVITACIÓN CONTRA EXPERIENCIA

Ya hemos hablado sobre los carbohidratos vacíos. Pero también es demasiado fácil exceder tu ECA con carbohidratos incluidos en las tres listas de alimentos aceptables. Aun cuando tengas un ECA elevado, necesitas seguir teniendo cuidado de lo que comes.

Tu enfoque podría diferir del de tu mejor amigo o cónyuge. Para algunas personas, la solución es "tan sólo decir no" a cualquier carbohidrato que no esté en su lista personal de alimentos adecuados, lo cual es, básicamente, un patrón de conducta de evitación. Estos individuos han decidido que no vale la pena probar alimentos que no estén en su zona de comodidad. Otros adoptan esta estrategia tras experimentar con cuántos y qué tipos de carbohidratos pueden manejar. Mediante una ardua experiencia, han identificado la línea que no pueden cruzar. Para algunas personas es una línea definida; para otras, una zona de transición. Los de la "línea definida" se comportan como las personas que saben que no pueden controlar su consumo de alcohol: la experiencia conduce a la evitación. Las personas que se descubren capaces de ser un poco más flexibles en relación con los alimentos con mayor cantidad de carbohidratos se comportan como aquellas que pueden consumir alcohol con moderación. Es muy probable que el grosor de tu línea dependa, en buena medida, de tu ECA. Si has sentido que funcionas mejor con 40 gramos de carbohidratos netos al día, entonces tienes una línea delgada y es probable que adoptes una mentalidad restrictiva en relación con traspasarla. Pero si tu ECA es de 90, quizá hayas descubierto que tu zona de transición puede ser un poco más amplia.

Si la experiencia te dice que puedes manejarlo, entonces te sentirás fortalecido al saber que podrás comer una pequeña porción de postre en una fiesta nocturna o medio *bagel* ocasional sin poner en peligro el peso que tanto trabajo te ha costado conseguir. Pero resulta igual de fortalecedor saber que evitar de manera estricta cualquier cosa que esté del otro lado de la "línea" protege mejor tu sensación de control y bienestar físico. En cualquiera de los dos casos, tienes que explorar en qué parte de este espectro embonas al probar con cuidado tu respuesta a diferentes alimentos y suspenderlos cuando sientas que has ido demasiado lejos.

ESTRATEGIAS PARA TU VIDA SOCIAL

La planeación también es clave para no exceder tus límites. Si vas a ir a, digamos, una boda o fiesta que podría ser todo un campo minado de alimentos problemáticos, considera estas tácticas de supervivencia:

- Come una colación sustanciosa o incluso haz una comida completa antes del evento para moderar tu apetito.
- Ve la comida que ofrecen, decide lo que comerás y respeta tu decisión. Si eliges un alimento alto en carbohidratos, elige tu veneno. Si vas a atacar la ensalada de fideos, omite el postre.
- Pasa sólo una vez a la mesa del bufet.
- Come sólo hasta sentirte satisfecho, no repleto.
- Bebe alcohol con moderación pues, en primer lugar, tu cuerpo lo quema antes que los carbohidratos y grasas, y en segundo, la desinhibición que produce puede hacerte comer alimentos inadecuados. Evita cualquier bebida que contenga jugo de fruta o azúcar.
- Si tus anfitriones te presionan para que comas más de una pieza de pastel o tarta, diles que estás demasiado lleno. O da una pequeña probada, diles que está delicioso y entonces coméntales que te sientes a punto de reventar y ya no puedes comer más.

¿Y qué hacer cuando estás de vacaciones o en un viaje de negocios a una meca culinaria? Después de todo, sería una pena ir a Nueva Orleans, San Francisco o Nueva York y no probar algunas de las delicias locales. Aquí tienes algunas ideas sobre cómo gozar de esas comidas sin excederte:

- Come huevos o un licuado bajo en carbohidratos para desayunar y una ensalada con proteínas para el almuerzo.

Eso deberá dejarte cierto margen para gozar de la especialidad local, con moderación, claro está. (Lee también el recuadro de "Esto no, esto sí".)

- Explora la gama de platillos locales. Los mariscos de San Francisco y Nueva Orleans se han hecho de una merecida fama. Elige una especialidad local que se prepare sin empanizar y sin salsas feculentas.
- En cuanto llegues a casa, retoma tu ECA, si acaso no has ganado peso.
- Si subiste un par de libras, reduce tu consumo de carbohidratos en 10 o 20 gramos hasta que recuperes tu peso deseado.

ESTO NO, ESTO SÍ

El éxito que tengas a largo plazo en la conservación de tu nuevo peso saludable dependerá en gran medida de las pequeñas elecciones que haces cada día. Aquí hay algunas alternativas a alimentos que podrían darte problemas.

Esto no	*Esto sí*
Totopos	Nueces o semillas saladas
Galletas saladas	Pan de centeno tostado (galletas escandinavas)
Papas fritas	Frituras de soya
Jamón glaseado/curado con miel	Jamón común
Pastel de pavo	Pechuga de pavo
Emparedado de atún	Plato de ensalada de atún
Pastel de carne	Rosbif
Camarones empanizados	Camarones salteados o a la parrilla
Almejas rellenas	Almejas al vapor
Pasteles de camarón	Camarones al vapor o salteados

Esto no	Esto sí
Nuggets de pollo	Pollo a la parrilla
Smoothie	Batido Atkins Advantage
Jugo de fruta	Bayas u otra fruta
Mantecada	Barra Atkins Day Break
Barra de chocolate	Barra Atkins Endulge
Brownie	Barra Atkins Advantage
Yogurt de sabor	Yogurt de leche entera con bayas frescas
Casi cualquier postre	Bayas con crema

EL JUEGO MENTAL

Además de desarrollar nuevos hábitos y comer alimentos saciadores en forma de proteína, grasa y fibra, hay un tercer componente que interviene para estar a cargo de tu consumo. Nos referimos a la relación entre tus emociones y la comida. Encuentra un momento en que sepas que nadie te interrumpirá y registra en tu diario tus sentimientos respecto de tus logros, nueva apariencia y sensación de lo que es posible. Sabemos que ya te lo hemos dicho, pero por favor pon especial atención esta vez. Si tú eres una de tantas personas que se han transformado recientemente, es posible que te encuentres en una euforia emocional, con toda clase de planes para el futuro. Ahora que puedes hacerte cargo de tus hábitos de alimentación, tu salud y tu propio yo físico, te darás cuenta de que hay muchos otros cambios que puedes realizar. Considera cómo esta experiencia fortalecedora puede ayudarte a abrir otras puertas en la vida, si acaso no lo ha hecho aún. Enlístalas como metas posibles. Es cierto, muchas de nuestras historias de éxito demuestran que cambiar la propia apariencia o realizar mejorías en la salud a menudo conduce a cambios mayores en la vida. ¿Cuáles de tus sueños has hecho a un lado por no creer que puedes alcanzarlos? Ha llegado el momento de desempolvar esos sueños e ir por ellos.

También registra en tu diario cualquier decepción que hayas experimentado en las últimas semanas. No es raro que sientas una compleja mezcla de emociones cuando alcanzas tu peso ideal. Entre otras cosas, ya no tienes la reducción continua de tu peso y medidas para reforzar tu motivación. Además, es demasiado fácil que, por haber echado la culpa al sobrepeso de todos tus problemas en el pasado, te sientas decepcionado cuando algunos problemas perduran aunque ya hayas adelgazado. Por ejemplo, quizá hayas supuesto que una vez que te deshicieras de esos kilos y centímetros de más, tu carrera florecería. O tal vez pensaras que tu vida social mejoraría tan pronto como bajaras de peso. Pero, ¿qué crees? Aún tienes que esforzarte por hacer cambios. Si siempre fuiste tímido por causa de tu gordura, no es realista suponer que tan pronto adelgazaras te volverías extrovertido. Después de todo, lo que has hecho es un cambio corporal, ¡no un trasplante de personalidad! Adquirir la confianza que acompaña a esa despampanante persona que ves en el espejo lleva tiempo.

A veces, empero, no es sólo cuestión de sentirse a gusto con esa persona cambiada. Suele ocurrir que a las personas que tuvieron sobrepeso les cuesta trabajo despedirse de su autoimagen anterior. No es que no quieran hacerlo, pero están tan acostumbrados a sentirse tan feos, obesos y poco valiosos que siguen pensando en ellos mismos de esa manera. Algunos de estos problemas pueden enfrentarse a un nivel consciente. Por ejemplo, el solo hecho de pegar en tu espejo fotos tuyas de antes y después puede servirte como un recordatorio de lo mucho que has cambiado para bien.

Percepción y realidad

La parte de tu cerebro que te permite tocarte la punta de la nariz con el dedo y con los ojos cerrados también te dice, por ejemplo, cuánto espacio ocupas. Prueba este ejercicio si has perdido más de 15 kilos:

- Coloca de espaldas dos sillas de respaldo recto a la mitad de una habitación.
- Colócate de pie al lado de una silla y apártala lo suficiente como para que tu vista te diga que hay espacio suficiente para que pases entre las sillas de modo que tus caderas apenas rocen los respaldos.
- Ahora colócate entre las sillas para ver qué tan buena fue tu vista para juzgar tu anchura.

Hemos descubierto que la mayoría de las personas que han perdido bastante peso recientemente separan la silla demasiado, y a menudo se exceden por varios centímetros. Sin embargo, las personas que han conservado el mismo peso durante más de dos años sólo se exceden por uno o dos centímetros. Al parecer, esta imagen de la propia anchura tarda entre seis y 12 meses en ajustarse tras un adelgazamiento considerable. Y éste es sólo uno entre los diversos instintos de percepción del propio yo, todos los cuales tardan cierto tiempo en readaptarse después de que has bajado de peso. Mientras tanto, necesitas decirte de manera consciente: "Lo estoy haciendo muy bien y estoy orgulloso de mí".

LA VIDA CONTINÚA

El verdadero riesgo aquí es que, si sigues apegado a tu antigua imagen, tarde o temprano podrías regresar a esa realidad, pues es un territorio conocido. La otra imagen, expresada por tu nueva apariencia, aún está llena de incertidumbre. Y la vida continúa, con todo su caos. Tal vez luzcas y te sientas de maravilla, pero tus hijos aún enfermarán, rezongarán, romperán cosas y pelearán entre ellos. Tu pareja no siempre será un modelo de comprensión y apoyo. Tal vez pierdas tu empleo. Tu auto no garantiza que nunca se averiará. ¿Ahora entiendes? Has hecho un gran cambio en una parte importante de tu vida, pero, por si no lo has notado, el mundo no gira a tu alrededor.

Es importante que encuentres una manera de ventilar esas inquietudes, ya sea en la comunidad de Atkins en internet o con tus amigos o familiares. No permitas que los reveses (sean reales o sólo percepción) en tu vida personal y laboral te hagan regresar a tu antigua manera de comer. En nuestras historias de éxito ya has conocido a nueve personas como tú, que confrontaron su peso y sus demonios interiores. Si relees algunas de las historias, verás que ellas a menudo batallaron no sólo con su nuevo peso, sino también con su autopercepción. Podría transcurrir cierto tiempo antes de que te sientas totalmente cómodo con tu nuevo yo, tu yo esbelto permanente.

EJERCITARSE O NO: ÉSE ES EL DILEMA

Si has llegado a la Conservación permanente, ya has dado grandes pasos para lograr un cuerpo sano. Si aún no lo has hecho, ahora es el momento de considerar incorporar algunas formas placenteras de actividad física en tu estilo de vida. Lo más frecuente es que enriquezcan tu experiencia en la Dieta de Atkins y te ofrezcan algunos beneficios adicionales para la salud. Los estudios indican que las personas que realizan alguna actividad física tienen mejores oportunidades de conservar su adelgazamiento que las sedentarias.[1] Para algunos individuos el ejercicio desempeña un papel más bien pequeño en el control del peso –los genes desempeñan un papel mayor– pero existen otras razones para considerar la adopción de una rutina de ejercicios. Por ejemplo, la salud ósea y la reducción del riesgo de osteoporosis están muy ligadas a la actividad, sobre todo con los ejercicios de resistencia o de soporte del propio peso. No importa que tengas veintitantos y quieras mejorar tu desempeño atlético o que tengas ochenta y tantos y quieras mantener actividades normales diarias, los ejercicios de resistencia también son la manera más eficiente de incrementar tu resistencia, fuerza y poder musculares.

Los ejercicios rítmicos sostenidos tales como la natación, el ciclismo y la carrera son maneras fabulosas de mejorar tu corazón así como tus sistemas circulatorio y respiratorio. Estas formas de resistencia también complementan muchas de las adaptaciones metabólicas que induce la Dieta de Atkins, como la intensificación en la quema de grasa. Pero, ¿acaso tienes que ejercitarte durante dos horas diarias para mantener tu peso bajo control y conservar el control del apetito, la falta de antojos y otros beneficios? ¡Claro que no! Recuerda que, si sigues apegándote a los principios del programa, conservarás la Ventaja de Atkins, de modo que no necesitarás hacer ejercicio excesivo para controlar al bravucón metabólico. Pero, para optimizar la salud y bienestar mentales y físicos, la mayoría de nosotros se beneficia de encontrar tiempo para ejercitarse con regularidad.

LAS COSAS CAMBIAN

Ahora que empiezas a sentirte a gusto con tu nuevo estilo de vida y sientes que la batalla que has librado con tu peso ha pasado a la historia, no olvides este punto tan importante. Lo único constante en la vida es el cambio. Imagina una o más de estas situaciones:

- Te unes a un equipo de natación y empiezas a participar en competencias.
- Cambias tu trabajo de oficina por otro que te exige más actividad física.
- Como tu trabajo está a cinco kilómetros de tu casa, empiezas a trasladarte ida y vuelta en bicicleta en lugar de tomar el camión.
- Te mudas de los suburbios a la ciudad y la caminata se convierte en tu modo de transporte más frecuente.

Es posible que cualquiera de estos cambios incremente tu uso diario de energía, lo cual te permitirá comer un poco más, ya sea de carbohidratos de alimentos integrales o de grasas naturales y saludables, para permanecer en tu peso deseado.

Ahora considera estas otras situaciones:

- Sufres una lesión al esquiar y pasas varios meses enyesado.
- Tienes un nuevo bebé en casa y te sientes estresado y sin poder dormir.
- Tu médico te prescribe antidepresivos para ayudarte a lidiar con una crisis familiar.
- Un nuevo empleo te exige que viajes con frecuencia, lo cual interfiere con tu régimen de ejercicios.

Es posible que cualquiera de las situaciones anteriores reduzca tu uso diario de energía, lo cual significa que necesitarás bajar tu ECA para mantener tu peso.

Ahora demos un vistazo más a futuro. Si tienes 40 años, haces ejercicio con regularidad y no tienes problemas de salud, quizá seas capaz de seguir manejando tu peso al no rebasar tu ECA durante varios años más. Como ya lo hemos discutido, son muchos los factores –algunos están bajo tu control y otros no (incluidos tus genes)– que influyen en tu metabolismo, lo cual a su vez determina tu ECA. El envejecimiento tiende a desacelerar el metabolismo, al igual que lo hacen algunos medicamentos y cambios hormonales. En la medida que aprendas a reconocer las implicaciones de tales cambios, podrás permanecer en control de tu peso al comer menos carbohidratos o elevar tu nivel de actividad (lo cual funciona para algunas personas), o hacer ambas cosas.

ERRAR ES DE HUMANOS

Nosotros, al igual que tú, sabemos que hay ocasiones en las que corres el riesgo de flaquear. Las siguientes tres situaciones deberán ayudarte a manejar imprudencias pequeñas y grandes.

Pecados menores: Te sorprendes comiendo una danesa de cereza, un *bagel* con pasas u otro alimento alto en carbohidratos y de dudoso valor nutrimental. *Táctica de recuperación:* Si tu peso se ha estabilizado durante varios meses, es probable que esa imprudencia no tenga impacto en tu peso, aunque quizá te haga sentir torpe durante un día o dos. Cuando te des cuenta de lo que has hecho, detente y regresa a tu manera saludable de comer.

Una semana de complacencia excesiva de carbohidratos: Pasas una semana en Cancún y sucumbes ante el embrujo de las quesadillas y margaritas. No sólo subes de peso, sino que también te ves plagado de antojos de carbohidratos. *Táctica de recuperación:* Como la mayor parte del peso ganado durante ese breve periodo de complacencia es agua, el mejor antídoto es reducir tu ingestión carbohidratos. En cuanto regreses a casa, reduce tu consumo diario de carbohidratos netos en 20 gramos por debajo de tu ECA. Si los kilos de más no ceden y aún experimentas antojos, regresa a la fase de PPC durante una o dos semanas hasta que las cosas vuelvan a estar bajo control.

Abandono de la misión: Un evento tal como la ruptura con tu pareja, la pérdida del empleo u otra decepción mayor te envía de regreso a tus viejos y nada saludables hábitos de alimentación. Incluso un evento positivo, como el inicio de una relación con alguien que no sigue el estilo de vida de Atkins, puede provocar que interrumpas tus nuevos hábitos alimentarios. Tras varias semanas y con varios kilos de más, te sientes a disgusto con tu persona. Los síntomas que presentabas antes de iniciar la dieta han regresado aún más agudos y ya no cabes en tu ropa nueva. *Táctica de recuperación:* Primero que nada, no te reprendas. Olvídate de la culpabilidad, la cual tan sólo te llevará a practicar una alimentación más destructiva. Más bien, regresa a la PPC hasta que tus antojos estén bajo control. Luego, avanza a la Preconservación para recuperar tu peso deseado y manténlo por un mes.

Estos tres ejemplos ilustran varios puntos. En primer lugar, entre más esperes para tomar acciones, más agresiva tendrá que ser tu respuesta. Un resbalón menor podría no requerir de otra acción más que de examinar por qué ocurrió y planear defensas para el futuro. Un periodo de juerga en el cual te alejas de tu régimen bajo en carbohidratos exige medidas más proactivas. Considera cualquier desviación como una experiencia de aprendizaje de cuán delgada es la línea entre tu umbral de carbohidratos y su traspaso. Esto también demuestra con claridad cómo una serie sucesiva de eventos puede amenazar tu programa de control de peso a largo plazo. Sin embargo, lo más importante es que te darás cuenta de que puedes revertir la tendencia. Es tan sencillo como esto: Tú estabas en control. Perdiste el control. Ahora ya sabes qué hacer para recuperar el control.

En este momento que aún eres nuevo en la Conservación permanente, es posible que pienses que nunca vas a tropezar. Tal vez seas una de esas personas excepcionalmente fuertes que nunca flaquean, pero si eres como la mayoría de nosotros, a veces tropezarás. Tan sólo recuerda que tienes todas las habilidades necesarias para levantarte con rapidez y avanzar hacia el resto de tu vida lleno de salud y vitalidad.

DOS RESULTADOS

Sin duda, la pregunta que tienes en la cabeza es: "¿En verdad seré capaz de mantenerme esbelto y controlar mis hábitos de alimentación por el resto de mi vida?" Sin ser adivinos, nosotros podemos predecir si tendrás éxito o no en convertir tu peso deseado en tu peso permanente. Así es. Ni siquiera tenemos que conocerte. Hazte las siguientes preguntas:

1. ¿Eres alguien que no pudo esperar a alcanzar su peso deseado para así poder comer todos esos alimentos de los que se perdió?
2. ¿Crees que ahora que has adelgazado serás capaz de mantener los kilos de más al comer casi cualquier cosa con moderación y practicar el autocontrol?
3. ¿Quieres llevar tu consumo de carbohidratos lo más lejos que puedas?
4. ¿Entiendes que sólo al cambiar permanentemente tu manera de comer evitarás repetir el pasado?
5. ¿Entiendes el papel que desempeñan ciertos alimentos en el control de tu apetito?
6. ¿Te das cuenta de que es mejor no llevar tu umbral de carbohidratos al extremo sino asentarlo en un nivel que puedas sostener sin sufrir de antojos?

Si respondiste que sí a cualquiera de las primeras tres preguntas, predecimos que tu peso regresará poco a poco (o quizá no tanto), junto con los problemas de salud inherentes. Antes de que te percates, estarás de vuelta en la Inducción o probarás otra dieta. Pero si pudiste responder que sí con honestidad a las preguntas 4, 5 y 6 –y las respetarás– predecimos que alcanzarás un éxito duradero. Si estás en el segundo grupo, debes ser capaz de avanzar en tu vida sin preocuparte constantemente por tu peso y salud.

CONSEJOS PARA LA VIDA

Si no pasaste la prueba anterior con honores, memoriza las respuestas correctas a las seis preguntas. Para tener un éxito duradero, también recuerda a menudo todas las cosas que has aprendido en tu aventura de adelgazamiento. Siempre y cuando sigas consumiendo al menos entre 12 y 15 gramos de tus carbohidratos netos en forma de vegetales de cimiento y sigas estos 20 consejos, podrás convertir tu peso deseado en tu peso permanente:

1. *Confía en los productos llenadores:* Los alimentos con proteínas te mantienen con una sensación placentera de saciedad y, por lo mismo, ellos mismos propician que limites su consumo. Casi todo el mundo ha llegado a comer un par de docenas de galletas durante una cena en algún momento de su vida, pero ¿cuántas personas han comido la misma cantidad de huevos duros en una sola sentada? Aparte de algún concursante en una feria de pueblo, ¡probablemente nadie!

2. *No evites las grasas naturales:* Aun cuando ya hayas alcanzado tu peso deseado, lo que quemas para obtener energía es, en su mayor parte, grasa, junto a una porción relativamente pequeña de carbohidratos. Como ya no pierdes peso, es la grasa de tus alimentos la que mantiene tu cuerpo caliente y tus músculos en funcionamiento. Nunca olvides que obtener suficiente grasa en tu dieta mantiene tu apetito y antojos bajo control.

3. *Recuerda el número mágico:* Nunca te permitas ganar más de dos kilos sin tomar acciones para recuperar tu peso deseado.

4. *Come la fruta con moderación:* Comer demasiada fruta eleva tu nivel de insulina y te hace almacenar grasa. Aun cuando tengas un ECA relativamente alto, tal vez no debas exceder las dos raciones diarias. Si tienes un bajo ECA, estarás mejor con una sola ración diaria de bayas como máximo. No importa tu tolerancia a los carbohidratos, concéntrate en las frutas con menor contenido de carbohidratos y más fibra, como las bayas, las cerezas, el melón y ese vegetal que parece fruta: el ruibarbo.

5. *No pares de sorber:* Bebe suficientes líquidos y toma tus suplementos.

6. *Lee siempre las etiquetas:* Manténte alerta del azúcar añadida y otros ingredientes que es mejor evitar en los alimentos empaquetados.

7. *Aléjate de los alimentos detonadores:* Ya sabes lo que son. Si es posible, manténlos fuera de tu casa.

8. *Comprométete a convertir tus excesos con los carbohidratos en una conducta cada vez menos frecuente:* Es improbable que no vuelvas a probar una rebanada de pizza o un cono de helado. Pero si quieres tener éxito a largo plazo, hallarás la manera de recuperarte, regresar a tu ECA y minimizar esos episodios en el futuro.

9. *Sigue en movimiento:* Mantenerte activo aumentará tus probabilidades de mantener tu peso bajo control. Incrementar tu actividad también puede ayudarte en el caso de que tu peso inicie una tendencia a la alza. Los ejercicios de soporte del propio peso y de resistencia aumentarán tu fuerza y tonificarán tus músculos, de modo que lucirás aún mejor.

10. *Lleva la cuenta de tus números:* Pésate y mídete cada semana o usa el promedio de peso para que puedas erradicar cualquier aumento de peso que pudiera resultar de una "infiltración de carbohidratos".

11. Come antes de irte: Comer una colación de proteína con grasa, o incluso hacer una comida completa, antes de irte a un evento donde habrá abundancia de comida aminorará tu apetito y te hará más capaz de resistirte a los alimentos inadecuados en la mesa del bufet.

12. Llévalos contigo: Empaca colaciones de alimentos como nueces o queso y llévatelos al trabajo, al auto o incluso al cine, para que no sientas la tentación de las típicas botanas, repletas de carbohidratos.

13. Consume con precaución los productos de marca bajos en carbohidratos: Las barras, los batidos y otros productos comerciales pueden sustituir a sus símiles altos en carbohidratos y quitarte así la sensación de privación.

14. Rompe cuando sea necesario (y aprende de la experiencia): Cuando no hay buenas opciones, elige la mejor que esté a tu alcance.

15. Manténte en contacto: No dejes de compartir tus experiencias con otro "graduado de Atkins" y establece contacto con más personas en la página de la Comunidad de Atkins en internet.

16. Deshazte de tu guardarropa de gordo: Si no tienes ropa que oculte el sobrepeso, tendrás un sistema de alerta temprana en caso de que empieces a recuperar peso, además de un incentivo económico para emprender acciones inmediatas.

17. Prepárate: Si vas a comer fuera, revisa con anticipación el menú del restaurante por internet. Si vas a comprar comestibles, haz una lista y respétala. Anticipar situaciones en las cuales podría irrumpir la tentación es una estrategia poderosa.

18. Actúa rápido: Si te desvías de la dieta por un día o dos, vuelve a ponerte en orden lo antes posible. Entre más tiempo te alejes, más difícil te será retomarla.

19. Hazte recordatorios: Revisa de vez en cuando tu diario de dieta y da un vistazo a tu foto de "antes".

20. Paladea tu poder: Recuerda con frecuencia los tremendos logros que has realizado y el impacto que han tenido no sólo en ti, sino en tu familia y amigos. Te has convertido en una persona más sana y atractiva, y has inspirado a otros a hacer lo mismo.

LA MANERA EN QUE ESTAMOS HECHOS PARA COMER

Para concluir esta parte del libro, te recordamos una vez más que, al controlar tu ingestión de carbohidratos, haces que tu cuerpo queme principalmente grasa corporal y alimentaria para obtener energía. Esto a su vez te permite, en primer lugar, bajar de peso, y en segundo, mantener ese nuevo peso, a la vez que mejoras toda una serie de indicadores de salud. Esta adaptación metabólica, conocida como la Ventaja de Atkins, también te permite gozar de una fuente estable de energía y convertir el hambre excesiva y los antojos de carbohidratos en cosas del pasado. Con esa herramienta a tu disposición, el control permanente del peso está a tu alcance.

Tras leer la tercera parte, "Comer fuera, comer en casa: Atkins en el mundo real", pasa a la cuarta parte, donde hablaremos sobre las investigaciones concluyentes que confirman que llevar una dieta alta en grasas y moderada en proteínas –una acertada descripción de la Dieta de Atkins– hace mejorar una amplia gama de indicadores de salud relacionados con el corazón, el síndrome metabólico y la diabetes.

COMER FUERA, COMER EN CASA:
ATKINS EN EL MUNDO REAL

Alimentos bajos en carbohidratos en la comida rápida y los restaurantes

De la comida rápida a la alta cocina, te cubriremos de información. Revisa nuestras guías de restaurantes, y luego, en el capítulo 12, aprende sobre nuestras deliciosas recetas bajas en carbohidratos y nuestros planes de alimentos para cada fase.

COMER A LAS CARRERAS

Cuando estás de viaje, tienes que almorzar entre citas o llevas a tu familia de paseo sin caer en la bancarrota es probable que acabes por comer en algún restaurante de las grandes cadenas de comida rápida. Aquí tienes algunas opciones relativamente bajas en carbohidratos que no estropearán tu dieta. Con esto no queremos decir que debas comer a diario estos alimentos ni que algunos de ellos no sean altos en calorías, tengan algunos gramos de azúcar añadida o contengan grasas trans.

ARBY'S/WWW.ARBYS.COM

Esto sí: Sin pan: emparedados –con todos sus ingredientes– de pollo rostizado, pavo al horno, jamón horneado, rosbif, mezclas de rosbif, picadillo estilo Reuben y BLT (tocino, lechuga y jitomate); ensalada club con aderezo *ranch* de suero de leche.

Esto no: palomitas de pollo; filetes de pollo; la mayoría de los aderezos y condimientos.

A & W/WWW.AWRESTAURANTS.COM

Esto sí: Sin el pan: *hot dog* regular, con queso y estilo Coney, hamburguesas regulares, con queso, emparedado de pollo asado; salsa *ranch.*

Esto no: tiras de pollo, emparedado de pollo crujiente, nuggets y banderillas de salchicha, salsa BBQ y de mostaza con miel.

BLIMPIE/WWW.BLIMPIE.COM

Esto sí: Sin el pan: subs deli, subs Super Stacked, subs de bistec Hot Philly con queso y de pastrami caliente; también ensaladas de antipasta, del chef, pollo a la parrilla y atún; aderezos de queso azul, César y aceite y vinagre para ensaladas.

Esto no: todos los subs panini a la parrilla, subs de albóndigas calientes; ensaladas Chile Ole y Roast Beef'n Bleu; salsa Blimpie y mostaza Dijon con miel.

BURGER KING/WWW.BK.COM

Esto sí: Sin el pan: todas las hamburguesas de res y el emparedado Tendergrill de pollo a la parrilla; ensalada jardinera Tendergrill con pollo a la parrilla (retírale las zanahorias durante las fases tempranas); aderezo *ranch* marca Ken's; emparedado de omelet de jamón con o sin tocino/salchicha (sin el pan ni la salsa de mantequilla con miel); la hamburguesa vegetariana está bien para la Fase 3 (sin el pan).

CARL'S JR./WWW.CARLSJR.COM

Esto sí: Hamburguesa Six-Dollar baja en carbohidratos (envuelta en hojas de lechuga); sin el pan: Hamburguesas Famous Star, Big Carl™, Guacamole Bacon y casi todas las demás hamburguesas con y sin queso, además del emparedado de pollo a las brasas; ensalada de pollo a las brasas (sin los crotones); aderezos *house* y de queso azul (Roquefort) para ensaladas; salsas *house* y Buffalo para alitas.

Esto no: Hamburguesa Teriyaki, emparedado de pollo con queso parmesano y todos los demás platillos de pollo y pescado fritos; salsa Mil islas y vinagre balsámico bajo en grasa; salsas BBQ, de mostaza con miel y agridulce.

CHICK-FIL-A/WWW.CHICK-FIL-A.COM

Esto sí: Sin el pan: platillos con huevos, queso, salchicha y tocino; burrito de salchicha (desdobla y retira la tortilla; emparedados Club Sandwich de pollo a la *chargrilled* y de ensalada de pollo, sin el pan; aderezos de queso azul, César y *ranch* de suero de leche para ensaladas; salsas Buffalo y *ranch* de suero de leche.

Esto no: Todos los platillos con pollo empanizado y frito; salsas Chick-fil-A, *barbecue,* de mostaza con miel y polinesia; aderezos de mostaza con miel sin grasa y otros aderezos para ensaladas bajos en –o sin– grasa.

DAIRY QUEEN/WWW.DAIRYQUEEN.COM

Esto sí: Sin el pan: hamburguesas a la parrilla, regulares y con queso, *hot dogs* solos y con queso, y platillos con pollo y pavo a la parrilla; guarnición de ensalada (retira las zanahorias durante las primeras fases); salsas BBQ, Wild Buffalo y *ranch*.

Esto no: Todos los productos de pollo crujiente; salsas de queso azul, agridulce y mostaza con miel, y todos los aderezos de ensalada sin grasa.

HARDEE'S/WWW.HARDEES.COM

Esto sí: Menús alternativos de Hardee: hamburguesa Thickburger baja en carbohidratos; Breakfast Bowl bajo en carbohidratos y ensalada "Club Sandwich" de pollo a las brasas.

Esto no: Todas las demás hamburguesas con pan.

KFC/WWW.KFC.COM

Esto sí: Ensalada César con pollo rostizado o guarnición de ensalada César, ambas sin crotones; ensalada BLT de pollo rostizado; aderezo *ranch* de suero de leche marca Heinz; alitas de pollo en casi todas sus presentaciones; frijoles verdes; ensalada KFC Mean Greens.

Esto no: Todos los platillos y ensaladas fritos o empanizados o crujientes; panes; casi todas las guarniciones.

MCDONALD'S/WWW.NUTRITION.MCDONALDS.COM

Esto sí: Sin el pan: hamburguesas solas o con queso; ensaladas Premium Bacon Ranch o César con o sin pollo a la parrilla; huevos revueltos y hamburguesa (croqueta) de salchicha sin el pan; aderezo cremoso para ensalada César marca Newman's.

Esto no: McNuggets de pollo; todos los platillos de pollo y pescado empanizados; burritos; todos los demás aderezos para ensalada.

SUBWAY/WWW.SUBWAYFRESHBUZZ.COM

Esto sí: Cualquier emparedado puede pedirse en forma de ensalada (retira los crotones), incluidos el combo de carnes frías, Subway Club, atún, BLT, jamón Selva Negra, pechuga de pavo y rosbif; omelets sin el emparedado; aderezo de vinagreta.

Esto no: Cualquier emparedado.

WENDY'S/WWW.WENDYS.COM

Esto sí: Sin el pan: cualquier hamburguesa sola o con queso; ensaladas de pollo BLT o César de pollo (sin crotones) preparadas con pollo Ultimate Chicken Grill Fillet y aderezo Supreme Caesar Dressing.

Esto no: Hamburguesas con pan, *nuggets* de pollo, platillos crujientes de pollo; todas las alitas; ensalada Southwest Taco; la mayor parte de los aderezos.

PARA COMER EN RESTAURANTES

Ya sea que tus gustos se inclinen hacia el *shish kebab* o el *sashimi*, el pollo Picatta o el pollo Tandoori, las fajitas o el *fatoushe,* es fácil que comas en restaurantes de casi cualquier tipo de cocina sin dejar de seguir tu estilo de vida bajo en carbohidratos. Aquí tienes un panorama de lo que es bueno para ti y lo que debes descartar de modo que puedes revisar menús en 10 lenguas diferentes.

RESTAURANTES ITALIANOS

Ordena platillos que contengan pollo, ternera, mariscos o cerdo con los condimentos que caracterizan este tipo de cocina, pero sin las guarniciones de pasta, arroz o polenta.

Esto sí: Prosciutto con melón (PPC) o espárragos; queso parmesano; antipasto (combinación de carnes, quesos y verduras marinadas); *caponata* (ensalada de berenjena y alcaparras) y la mayoría de las otras ensaladas; entradas de carne, pescado y pollo, como la ternera Saltimbocca, el pollo Picatta o la ternera Scaloppini (siempre y cuando no estén empanizados, enharinados ni rebosados).

    Esto no: Cualquier platillo con pasta o *risotto;* pizza; calamares o queso mozarela fritos; pan de ajo; almejas al horno; fettuccine Alfredo; berenjena (o ternera o pollo) estilo parmesano.

> *Consejo:* Si eres principiante, pide un plato de aceitunas en lugar de la canasta de pan. Para concluir la comida, ordena café breve, hecho con media crema, en lugar de capuchino, que se hace con leche.

RESTAURANTES GRIEGOS

Las aceitunas, aceite de oliva, limones, berenjena, calabacitas, espinacas, hinojo, hojas de parra, yogurt, ajo, menta, eneldo, romero y *tahini* (ajonjolí molido) desempeñan papeles estelares en esta cocina tan saludable.

Esto sí: Tzatziki (pepino, yogurt y salsa de ajo); Taramosalata (pasta de hueva de pescado para untar); sopa Avgolemono; queso *feta* y otros quesos de oveja y cabra; cordero, res, cerdo y pollo al horno, brocheta *(souvlaki)* a la parrilla o guisado; carne rebanada para *gyros;* camarones, pulpos o pescado a la parrilla.

Esto no: Pan árabe *(pita);* hojas de parra rellenas de arroz; Skordalia (pasta de ajo y papa para untar); tartas Spanakopita o Tyropita; Moussaka, Pastitsio (cordero con pasta), *pilafs,* calamares fritos y *baklava.*

> *Consejo:* Una cena griega es casi siempre una buena opción baja en carbohidratos, por ejemplo, una ensalada griega llena de queso *feta,* aceitunas, aceite de oliva, lechuga, jitomates y albahaca fresca. En lugar de la típica guarnición de hojas de parra rellenas, pide una ración mayor de queso *feta.*

RESTAURANTES ÁRABES Y DEL MEDIO ORIENTE

Muchos platillos populares se basan en el arroz, los garbanzos y las lentejas. Será mejor que te concentres en el cordero y otros platillos con carne. La berenjena también desempeña un papel estelar en esta cocina.

Esto sí: Babaganoosh (berenjena asada con ajo y *tahini*); Loubieh (frijoles verdes cocinados con jitomate) y otros platillos vegetales; brochetas a la parrilla: *shish kebab, kofta* (bolas de carne de cordero molida y cebolla) y Shish Taouk (piezas de pollo). En las últimas fases: humus, *labnee* (jocoque con menta), tabule, *fatoushe,* y *kepe.*

Esto no: Falafel y otros platillos de garbanzo, pan árabe y *baklava.*

> *Consejo:* En lugar de usar pan pita para sopear en las salsas, pide tallos de apio, trozos de pimiento verde o tiras de pepino.

RESTAURANTES MEXICANOS

Esta cocina tiene mucho más que ofrecer que las tortillas, frijoles y arroz en restaurantes de los estilos Tex-Mex, Nuevo México y Cal-Mex. Podemos encontrar los condimentos básicos de ajo, chile, cilantro y comino en una gran cantidad de platillos bajos en carbohidratos.

Esto sí: Salsa (sin azúcar añadida) o guacamole (con tiras de jícama para sopear); ensalada de jícama; alitas de pollo a la parrilla; sopa de albóndigas; fajitas (sin tortillas ni frijoles); pollo o pescado asados; camarones al ajillo; mole con pollo o pavo (mole de guajolote).

Esto no: Totopos o nachos; cualquier entremés o plato fuerte con tacos, tamales, burritos, tortillas o enchiladas; chiles rellenos; quesadillas; chimichangas o flautas; enchiladas de camarón.

> *Consejo:* Pide platillos como las enchiladas verdes sin la tortilla, con la salsa directamente sobre el pollo. O pide una ensalada "de tostada" o "de taco" con res o pollo, pero sin arroz y frijoles, y deja la tostada.

RESTAURANTES FRANCESES

En realidad, la comida francesa es una colección de especialidades regionales, e incluye desde sencillos platillos de *bistro* hasta alta cocina. Muchas salsas francesas, como la *hollandaise,* tienen una base de mantequilla o aceite de oliva y se engrosan con yemas de huevo, no con harina.

Esto sí: Sopa de cebolla (sin crotones); ensalada *frisée;* Coquilles St.Jacques (zamburiña en salsa de crema); Bistec *au Poivre,*

Entrecote o Tournedos Bordelaise; Ternera Marengo, Coq au Vin (pollo al vino, sin papas ni zanahoria); Boeuf Bourgignon (filete de res a la borgoñesa); mejillones en salsa de vino blanco o Bouillabaisse (evita el pan para sopear); Pato *á l'Orange*; plato de quesos como postre.

Esto no: Tarta alsaciana; Vichyssoise, Croque Monsieur, *pommes frites* y cualquier otro platillo con papas, crepas Suzette.

RESTAURANTES HINDÚES

La India tiene diversas tradiciones culinarias, muchas de las cuales se basan en el arroz, trigo o legumbres. Pero los menús típicos también incluyen bastantes platillos con proteínas y vegetales bajos en carbohidratos, y también ofrecen muchas opciones para vegetarianos y veganos.

Esto sí: Tandooris (carnes, pescados y verduras cocinados en horno de barro); curry de carne y pescado; *kebabs* de camarones, carne o pollo a la parrilla; *raita* (yogurt y pepinos); platillos de *korma, saag* y *paneer* (requesón); sopa de pollo Shorba.

RESTAURANTES CHINOS

Las cocinas regionales chinas incluyen la de Sichuan, Hunan, cantonesa y Shandong, pero el arroz es un ingrediente fundamental en todas ellas. Si puedes manejar los granos integrales, pide una porción pequeña de arroz integral.

Esto sí: Sopas de huevo (preparada sin fécula de maíz) o *agripicante;* fuente de camarones crepitantes, tofu al vapor o sofrito con verduras; res al vapor con hongos chinos; pollo sofrito con ajo; pato estilo Pekín y cerdo Moo Shu (sin los panqueques ni la salsa de ciruela).

Esto no: Cualquier platillo agridulce; *wontons*, rollos primavera fritos, arroz blanco o frito; cualquier platillo empanizado, rebosado o con fideos.

> *Consejo:* La mayoría de los platillos chinos, y muchas de sus sopas, se preparan con una base de salsa engrosada con fécula de maíz. Pide que pongan esa salsa a un lado, o mejor aún, pide que la preparen sin azúcar ni fécula de maíz.

RESTAURANTES JAPONESES

También en esta cocina, el arroz y los fideos son ingredientes fundamentales. Como nación insular, Japón tiene mucha comida del mar, pero su cocina también incluye otras fuentes de proteínas.

Esto sí: Sopa de *miso; sashimi;* Shabu-Shabu; pescado o calamar a la parrilla; Negamaki (puntas de ascalonias/espárragos envueltas en rebanadas de carne de res); verduras al vapor y a la parrilla; verduras en escabeche *(oshinko),* incluidos el rábano japonés *(daikon),* berenjena japonesa y algas; ensalada Sunomono (pepinos, algas y cangrejo); frijoles edamame (en las últimas fases).

Esto no: Tempura de camarón y vegetales; sushi; *gyoza* (bolas de masa fritas); platillos de mariscos con fideos; res con salsas *sukiyaki* o *teriyaki* (ambas contienen azúcar).

RESTAURANTES TAILANDESES

Una mezcla de las tradiciones culinarias china e hindú, la comida tailandesa posee su combinación única de condimentos: leche de coco, limoncillo, tamarindo, cilantro, cúrcuma, comino, pasta de chile, camarones secos, salsa de pescado, jugo de lima y albahaca. En general, opta por los platillos salteados y evita los que incluyan fideos y salsas para sopear.

Esto sí: Tom Yum Goong (sopa de camarón) o Gai Tom Kha (sopa de pollo y leche de coco); Nuuryungnamtok o Yum Pla-muk (ensaladas grandes con rebanadas de bistec o calamar, respectivamente); platillos de camarones, ascalonias, cerdo, res o vegetales salteados; variedades de curry (sin papas); pescado al vapor (con la salsa a un lado); ensalada de papaya verde.

Esto no: Bolas de masa y rollos primavera; arroz frito y blanco; Pad Thai y cualquier otro platillo con fideos; pescado frito.

RESTAURANTES COREANOS

La cocina coreana se compone de elementos mongoles, japoneses y chinos, con muchos platillos ideales para comensales que consumen pocos carbohidratos.

Esto sí: Pescados y mariscos a la parrilla o al vapor; platillos con cerdo, res y pollo marinados a la parrilla (omite el arroz y los fideos); lo mismo en el caso del Kalbi Tang (guisado de costilla de res); cualquier *bulgogi* (carne asada) (sin la salsa azucarada); Shinsollo (guisado); tofu; kimchi (verduras fermentadas con chiles; pepinillos).

Esto no: Sopas con base de fideos; bolas de masa; cualquier platillo con arroz; Pa Jon (panqueque de ascalonias).

12

Recetas y planes de alimentos

Hay muchos libros de cocina y cientos de recetas en www.atkins. com y otras páginas en internet sobre alimentación baja en carbohidratos que nos facilitan preparar una gran diversidad de platillos adecuados para la Dieta de Atkins. Por tal razón y porque no tenemos espacio para incluir demasiadas recetas en este libro, hemos adoptado un enfoque distinto: con la excepción de los caldos, estos platillos no están pensados para consumirse solos. En cambio, podrás usar deliciosas salsas, escabeches, aderezos y mantequillas especiadas para complementar o enriquecer el sabor de la carne de res y de aves, pescado o tofu así como de las verduras frescas y otros vegetales sin romper tu programa de conservación del peso. Incluso tus familiares que no sigan la Dieta de Atkins podrán gozar de estas deliciosas recetas. Además de tus fuentes de proteínas y tus vegetales, podrás preparar un poco de arroz integral, papas dulces u otros cereales nutritivos para acompañarlos.

Cuando domines varias de estas sencillas recetas, serás capaz de:

1. Añadir sabor y variedad a platillos básicos, de modo que nunca te aburrirás de comer con pocos carbohidratos.
2. Hallar deliciosas maneras de consumir todas las grasas naturales y saludables que necesitas para seguir la Dieta de Atkins correctamente.
3. Preparar versiones alternativas bajas en carbohidratos de condimentos tales como las salsas *barbecue* y coctel, que suelen estar llenas de azúcares añadidos.

Los distintos edulcorantes sin calorías tienen diversos grados de dulzor. Hemos dejado a tu criterio la elección de sucralosa, sacarina, xilitol o estevia en la mayoría de los casos donde una receta para salsa, aderezo o escabeche requiera de un agente edulcorante, a menos que la receta pida dos o más cucharadas, en cuyo caso hemos especificado el xilitol, que no es tan dulce como las otras tres alternativas. Para cada receta hemos indicado las fases apropiadas, información nutrimental, el número y el tamaño de las raciones y el tiempo total que tarda en prepararse, así como el tiempo activo. Por ejemplo, quizá una salsa necesite cocerse durante una hora para que se mezclen sus sabores, pero sólo tarda 10 minutos en prepararse. En el caso de los ingredientes de marca, hemos incluido fuentes o alternativas.

Así que, ¡empecemos a cocinar!

ÍNDICE DE RECETAS

SALSAS

Aïoli	320	Salsa Carbonara	329
Gravy de hongos	317	Salsa Coctel	323
Mayonesa	318	Salsa cruda	332
Mayonesa casera	319	Salsa de alcaparras y eneldo	321
Mayonesa con chile y cilantro	319	Salsa de cacahuate	325
Mayonesa con hierbas	319	Salsa de eneldo	321
Mayonesa con lima	319	Salsa de mantequilla dorada	335
Pesto de albahaca	330	Salsa de mostaza con crema	322
Pesto de oruga y nuez	331	Salsa de tomate básica	329
Pesto de tomate secado al sol	332	Salsa de vodka	328
Raita	326	Salsa *hollandaise* (holandesa)	334
Rémoulade	322	Salsa Romesco	327
Rouille	320	Salsa *tartar*	321
Salsa Alfredo	328	Salsa *Velouté*	315
Salsa *barbecue*	324	Salsa verde cruda	333
Salsa blanca (bechamel)	316	*Tzatziki*	326

MANTEQUILLAS Y ACEITES PREPARADOS

Aceite con hierbas	338	Mantequilla con hierbas	336
Mantequilla con aceite	336	Mantequilla con perejil	337

ADEREZOS PARA ENSALADA

Aderezo César	339	Aderezo parmesano con granos	
Aderezo cremoso italiano	348	de pimienta	349
Aderezo cremoso para ensalada de col	342	Aderezo *ranch*	346
Aderezo de ajo y albahaca asados	345	Aderezo ruso	350

Aderezo de queso azul (Roquefort)   343   Vinagreta de frambuesas frescas   342

Aderezo de zanahoria con jengibre   347   Vinagreta de jerez   341

Aderezo dulce de mostaza   346   Vinagreta de limón y eneldo   349

Aderezo francés   350   Vinagreta griega   340

Aderezo italiano   344   Vinagreta picante de tocino   340

ESCABECHES Y ADOBOS DE UNTAR

Adobo BBQ   356   Escabeche asiático   353

Adobo Cajún   357   Escabeche espeso de vino tinto   355

Adobo marroquí   356   Escabeche latino   352

Chipotles en adobo   353   Escabeche mediterráneo   354

CALDOS

Caldo de pollo   358   Caldo de verduras   359

Caldo de res   359

SALSAS

Existe una infinidad de salsas y muchas maneras de hacerlas. Las salsas que obtienen su rica textura gracias a la crema, mantequilla, aceite o purés de diversos ingredientes son una gran ayuda para personas que cuidan su ingestión de carbohidratos. Por ejemplo, la mayonesa, la salsa holandesa y el pesto tienen como espesantes el huevo, crema o aceite. Incluso las salsas que no suelen ser bajas en carbohidratos, como la *barbecue*, son fáciles de adaptar, tal como lo demuestran nuestras recetas. Igual de adaptables son las salsas guisadas, que suelen hacerse al espesar con un *roux* (mezcla de harina y grasa) el aceite de platillos como el rosbif, pavo u otros. Los condimentos, como la salsa *tartar*, salsa picante, *aïoli* y otros ricos complementos de las comidas, también añaden *zest* a las comidas.

En la mayoría de las recetas hemos preferido aceites como el de oliva y canola, que son básicamente monoinsaturados. En ocasiones especificamos pequeñas cantidades de aceite poliinsaturado de ajonjolí o cacahuate para mantenernos fieles a una inspirada cocina asiática.

Revisa también estas salsas en www.atkins.com/recipes: Chimichurri, salsa Béarnaise, salsa de menta clásica, salsa cremosa de hierbas, pico de gallo, guacamole y *gravy* sencillo de pavo.

Salsa velouté

No te dejes intimidar por el nombre francés. Esta rica salsa es fácil de hacer. La versión clásica emplea harina como espesante, pero la nuestra es un perfecto acompañamiento bajo en carbohidratos. El caldo específico dependerá si se usa la salsa con pollo, carne o pescado.

Fases: 1, 2, 3 y 4
Rinde: 4 raciones de ½ taza
Tiempo activo: 5 minutos
Tiempo total: 15 minutos

2 tazas de caldo de pollo o res (páginas 358 o 359), o
de consomé de pollo, res o pescado en lata o bote
½ cucharadita de sal
1/8 de cucharadita de pimienta
1 cucharada de espesante sin almidón (como el de
la marca ThickenThin)
2 cucharadas de mantequilla sin sal

Mezcla el caldo, sal y pimienta en un cazo pequeño a fuego medio-alto; deja que hierva. Añade el espesante; deja cocer y mueve de vez en cuando, por alrededor de tres minutos, hasta que la salsa espese. Retira del fuego; agrega mantequilla hasta que se derrita. Sirve caliente o refrigera dentro de un recipiente hermético hasta por cinco días.

POR RACIÓN: Carbohidratos netos: 1 gramo; carbohidratos totales: 3 gramos; fibra: 2 gramos; proteínas: 3 gramos; grasas: 6 gramos; calorías 70

Consejo: El espesante sin almidón marca ThickenThin espesa las salsas como lo harían la fécula de maíz o la harina de maíz, pero sin los carbohidratos. Todos sus carbohidratos son fibra; de modo que contiene cero gramos de carbohidratos netos por ración. Puedes pedirlo por internet a numerosas páginas de alimentos bajos en carbohidratos.

Salsa blanca (bechamel)

La bechamel es una salsa suave que puede usarse en suflés o cocinarse con verduras o carnes finamente picadas. Aunque lo tradicional es que se espese con una mezcla de harina de trigo y grasa, nuestra versión emplea doble crema y un espesante bajo en carbohidratos.

Fases: 1, 2, 3 y 4 Rinde: 6 raciones de ¼ taza Tiempo activo: 10 mtainutos Tiempo total: 30 minutos	1 taza de doble crema 1 taza de agua ½ cebolla pequeña gruesamente picada 1 cucharadita de sal ¼ de cucharadita de pimienta 1 pizca de nuez moscada 1 cucharada de espesante sin almidón (como el de la marca TickenThin) 1 cucharada de mantequilla

1. Combina la crema, agua, cebolla, sal, pimienta y nuez moscada en un cazo pequeña a fuego medio; deja que hierva. Retira del fuego; deja reposar por 15 minutos.

2. Vierte la mezcla cremosa; vuelve a calentarla en el cazo a fuego medio. Añade el espesante; cocina por alrededor de tres minutos, hasta que la salsa espese. Retira del fuego; agrega mantequilla hasta que se derrita. Sírvela de inmediato.

POR RACIÓN: Carbohidratos netos: 2 gramos; carbohidratos totales: 3 gramos; fibra: 1 gramo; proteínas: 1 gramo; grasa: 17 gramos; calorías: 160

Gravy *de hongos*

Esta *gravy* obtiene su delicioso sabor de los champiñones salteados y no de grasa de carne. Para una versión vegetariana, remplace el caldo de pollo con caldo de verduras.

Fases: 1, 2, 3 y 4 Rinde: 10 raciones de ¼ de taza Tiempo activo: 25 minutos Tiempo total: 35 minutos	4 cucharadas (½ barra de mantequilla, partida) 1 cebolla pequeña finamente picada ¼ de cucharadita de sal 1/8 de cucharadita de pimienta 1 paquete (de 1 onza) de hongos mixtos rebanados 2 dientes de ajo machacados 2 cucharaditas de salsa de soya 2 cucharaditas de vinagre de vino tinto 2 tazas de caldo de pollo (página 358) natural, enlatado o en bote. 1 ½ cucharaditas de espesante sin almidón (como el de la marca ThickenThin) 2 cucharaditas de tomillo fresco picado

Mezcla dos cucharadas de la mantequilla en una cacerola sin mango a fuego medio. Añade la cebolla, sal y pimienta, y saltea por alrededor de tres minutos, hasta que se suavice. Incorpora los hongos y saltéalos por unos ocho minutos hasta que adquieran un color café dorado. Agrega el ajo y saltéalo por unos 30 segundos, hasta que empiece a despedir aroma. Añade la salsa de soya y vinagre; cocina por alrededor de 30 segundos, hasta que se evaporen. Agrega el caldo y hierve por 10 minutos, hasta que la mezcla se reduzca en un tercio. Vierte el espesante y el tomillo; deja cocer por unos dos minutos, hasta que la salsa espese. Retira del fuego; agrega las dos cucharadas de mantequilla hasta que se derritan. Sírvela caliente.

POR RACIÓN: Carbohidratos netos: 2 gramos; carbohidratos totales: 3 gramos; fibra: 1 gramo; proteínas: 2 gramos; grasa: 5 gramos; calorías: 60

Mayonesa

Quizá sea práctico comprar mayonesa de marca, pero suele elaborarse con aceite de frijol de soya y, a menudo, con azúcar añadida. La mayonesa casera es deliciosa, sobre todo servida sobre verduras al vapor. Úsala para preparar ensaladas de atún, camarones o huevo, o como base para *dips* o salsas como la Tartar (páginas 321-322) y la *Rémoulade* (página 322).

Fases: 1, 2, 3 y 4
Rinde: 8 raciones de 2 cucharadas
Tiempo activo: 10 minutos
Tiempo total: 10 minutos

1 yema de huevo grande (véase la nota de la página 320)
2 cucharaditas de jugo de limón fresco
1 cucharadita de mostaza Dijon
½ cucharadita de sal
1/8 de cucharadita de pimienta
½ taza de aceite de oliva o canola

Mezcla la yema de huevo, jugo de limón, mostaza, sal y pimienta en un tazón mediano; añade aceite de manera lenta y estable, y agita de manera constante, hasta que la salsa quede muy espesa. Sirve de inmediato o refrigera en un recipiente hermético hasta por cuatro días. Si la mayonesa queda muy espesa, agrégale una o dos cucharaditas de agua para adelgazarla.

POR RACIÓN: Carbohidratos netos: 0 gramos; carbohidratos totales: 0 gramos; fibra: 0 gramos; proteínas: 0 gramos; grasa: 29 gramos; calorías: 260

VARIACIONES

Mayonesa casera
Mezcla los ingredientes para la mayonesa pero utiliza el huevo entero en lugar de la yema sola. Combina el huevo, jugo de limón, mostaza, sal y pimienta en una licuadora y lícualos. Con la licuadora a velocidad lenta, agrega el aceite en un chorro delgado y estable. Si la mezcla espesa demasiado y el aceite ya no se incorpora, acelera la licuadora.

Mayonesa con hierbas
Prepara la mayonesa según las instrucciones, añade tres cucharadas de hierbas frescas picadas, como perejil, cilantro, tomillo o albahaca.

Mayonesa con lima
Prepara la mayonesa según las instrucciones, pero sustituye el jugo de limón con jugo de lima y añade dos cucharaditas de ralladura de lima.

Mayonesa de chile con cilantro
Prepara la mayonesa según las instrucciones, pero sustituye el jugo de limón con jugo de lima y añade tres cucharadas de cilantro fresco picado y dos cucharaditas de chile piquín.

Nota: Las personas de edad muy temprana o muy avanzada, las que tienen problemas con el sistema inmune y las mujeres embarazadas deben evitar consumir huevos crudos.

Aïoli

Deliciosa sobre pollo o pescado cocidos, esta mayonesa con ajo también puede usarse como aderezo para verduras frescas, lo cual la convierte en una perfecta colación baja en carbohidratos.

Fases: 1, 2, 3 y 4
Rinde: 8 raciones de 2 cucharadas
Tiempo activo: 10 minutos
Tiempo total: 10 minutos

2 dientes de ajo pelados
½ cucharadita de sal
2 yemas de huevo grandes (véase la nota anterior)
1 cucharadita de mostaza Dijon
½ taza de aceite de oliva
½ taza de aceite de canola

Pica ajo en una tabla de cortar y rocíalo con sal. Con el filo de un cuchillo pesado machaca el ajo y la sal para formar una pasta. Vierte la pasta en un tazón mediano. Añade las yemas de huevo y mostaza; mezcla bien. Combina aceite de oliva y de canola en una taza medidora de vidrio. De manera lenta, añade aceite y agita hasta que la mezcla empiece a espesar. Añade aceite un poco más rápido pero en un chorro lento y estable, y agita constantemente hasta que espese bastante.

POR RACIÓN: Carbohidratos netos: 0 gramos; carbohidratos totales: 0 gramos; fibra: 0 gramos; proteínas: 1 gramo; grasa: 29 gramos; calorías: 270

VARIACIÓN

Rouille
Prepara *Aïoli* según las instrucciones y añade ½ pimiento rojo pequeño, previamente machacado como pasta, y 1/8 de cucharadita de pimiento de cayena junto con las yemas de huevo.

Salsa de eneldo

La salsa de eneldo es el acompañamiento clásico de los platillos de pescado (en especial del salmón cocido), carne y aves fríos. Pruébala también con huevos y verduras.

Fases: 1, 2, 3 y 4
Rinde: 12 raciones de 2 cucharadas
Tiempo activo: 10 minutos
Tiempo total: 40 minutos

½ taza de mayonesa (página 318)
½ taza de crema ácida
¾ de taza de eneldo fresco picado
1 ½ cucharadas de mostaza Dijon
2 cucharadas de doble crema
1 cucharada de jugo de limón
Sal y pimienta al gusto

En un tazón pequeño, mezcla la mayonesa, crema ácida, eneldo, mostaza, doble crema y jugo de limón. Añade sal y pimienta. Cubre y refrigera por al menos 30 minutos para permitir que los sabores se mezclen.

POR RACIÓN: Carbohidratos netos: 1 gramo; carbohidratos totales: 1 gramo; fibra: 0 gramos; proteínas: 1 gramo; grasa: 10 gramos; calorías 100

VARIACIÓN

Salsa de alcaparras con eneldo

Prepara la salsa de eneldo según las instrucciones, pero sustituye la pimienta negra por una pizca de pimiento de cayena y añade dos cucharadas de alcaparras drenadas y picadas.

Salsa tartar

La salsa *tartar* es muy fácil de hacer, y si la haces tú mismo, te asegurarás de que no contenga azúcar añadida. Esta clásica salsa estadounidense es particularmente buena para los pasteles de cangrejo y otros mariscos fritos, pero también la puedes probar encima de vegetales.

Fases: 1, 2, 3 y 4
Rinde: 8 raciones generosas de 2 cucharadas
Tiempo activo: 10 minutos
Tiempo total: 10 minutos

½ taza de mayonesa (página 318)
¼ taza de encurtidos kosher en vinagre al eneldo finamente picados
2 cucharadas de cebolla finamente picada
1 cucharada de alcaparras drenadas y picadas
2 cucharaditas de mostaza Dijon
½ cucharadita de edulcorante granulado sin calorías

Mezcla la mayonesa, encurtidos, cebolla, alcaparras, mostaza y edulcorante no calórico en un tazón pequeño. Sirve de inmediato o refrigera en un recipiente hermético hasta por cinco días.

POR RACIÓN: Carbohidratos netos: 1 gramo; carbohidratos totales: 1 gramo; fibra: 0 gramos; proteínas: 0 gramos; grasa: 22 gramos; calorías: 205

VARIACIÓN

Rémoulade
Prepara la salsa *tartar* según las instrucciones, pero omite la cebolla y añade un huevo duro finamente picado, una cucharada de perejil picado y una cucharadita de estragón. Si es posible, sustituye los encurtidos con una cucharada de pepinillos agrios finamente picados.

Salsa de mostaza con crema

Sirve esta sabrosa salsa sobre chuletas de pollo, cerdo, o ternera, o sobre salmón cocido o pechugas de pollo.

Fases: 1, 2, 3 y 4	½ taza de doble crema
Rinde: 4 raciones generosas de 2 cucharadas	1 ascalonia picada
Tiempo activo: 5 minutos	1 ½ cucharadas de mostaza de grano grueso
Tiempo total: 5 minutos	¼ de cucharadita de pimienta
	¼ de cucharadita de sal

Vierte la crema en un pequeño cazo y hierve a fuego alto. Añade la ascalonia y cuece, agitando de manera constante durante unos cuatro minutos hasta que la crema espese un poco. Retira de la flama y añade la mostaza, pimienta y sal.

POR RACIÓN: Carbohidratos netos: 1 gramo; carbohidratos totales: 1 gramo; fibra: 0; proteínas: 5 gramos; grasa: 11 gramos; calorías: 110

Salsa coctel

A diferencia de la mayoría de las salsas coctel comerciales, esta sencilla receta no contiene azúcar añadida. Utiliza esta picante salsa en coctel de camarones, ostiones crudos o tu marisco horneado o frito (sin empanizar) favorito.

Fases: 1, 2, 3 y 4	1 taza de cátsup sin azúcar añadida
Rinde: 8 raciones generosas de 2 cucharadas	3 cucharadas de rábano picante preparado y drenado
Tiempo activo: 5 minutos	½ cucharada de ralladura de limón (opcional)
Tiempo total: 1 hora, 5 minutos	1 cucharada de jugo de limón fresco
	Salsa picante

Mezcla la cátsup, rábano picante, ralladura de limón y jugo de limón en un tazón pequeño; añade la salsa picante al gusto. Cubre y refrigera durante al menos una hora para dejar que se combinen los sabores.

POR RACIÓN: Carbohidratos netos: 3 gramos; carbohidratos totales: 5 gramos; fibra: 2 gramos; proteínas: 0 gramos; grasa: 0 gramos; calorías: 25

Salsa barbecue

La mayoría de las salsas *barbecue* comerciales están llenas de azúcar o jarabe de maíz alto en fructosa. Siéntete libre de adaptar la salsa a tus preferencias o al platillo con que la uses –más o menos pimiento de cayena, más o menos vinagre y otras combinaciones de especias–.

Fases: 2, 3 y 4
Rinde: 10 raciones modestas
de 2 cucharadas
Tiempo activo: 25 minutos
Tiempo total: 25 minutos

1 cucharada de aceite de oliva
1 cebolla pequeña finamente picada
2 cucharadas de puré de jitomate
1 cucharadita de chile piquín
1 cucharadita de comino molido
¾ de cucharadita de ajo en polvo
¾ de cucharadita de mostaza en polvo
¼ de cucharadita de pimienta de Jamaica (pimienta gorda)
1/8 de cucharadita de pimiento de cayena
1 ½ tazas de cátsup sin azúcar añadida
1 cucharada de vinagre de manzana
2 cucharaditas de salsa inglesa
2 cucharaditas de edulcorante sin calorías
¼ de cucharadita de granulitos de café instantáneo

Calienta en una cacerola mediana a fuego medio. Agrega la cebolla y saltea por unos tres minutos hasta que se suavice. Añade el puré de tomate, chile piquín, comino, ajo en polvo, mostaza, pimienta gorda y pimiento de cayena; cocina por alrededor de un minuto, hasta que empiece a despedir aroma. Agrega la cátsup, vinagre, salsa inglesa, edulcorante no calórico y café; deja que se cueza por unos ocho minutos y agita de vez en cuando, hasta que espese bastante. Sírvela caliente o a temperatura ambiente, o refrigérala en un recipiente hermético hasta por tres días.

POR RACIÓN: Carbohidratos netos: 4 gramos; carbohidratos totales: 7 gramos; fibra: 3 gramos; proteínas: 0 gramos; grasa: 1.5 gramos; calorías: 45

Salsa de cacahuate

La salsa de cacahuate es muy común en las cocinas del Sudeste Asiático, en especial en la de Tailandia e Indonesia. Utilízala como aderezo para *kebabs* de pollo, cordero, res o tofu, o con cualquier carne o ave a la parrilla. Pruébala también sobre vegetales crudos o al vapor. Asegúrate de usar crema de cacahuate natural sin aceites hidrogenados ni edulcorantes. Si no tienes salsa de pescado, sustitúyela con salsa de soya.

Fases: 3 y 4
Rinde: 8 raciones generosas de 2 cucharadas
Tiempo activo: 10 minutos
Tiempo total: 10 minutos

1 cucharada de aceite de cacahuate
1 cucharada de jengibre fresco picado
2 dientes de ajo picados
¼ de cucharadita de hojuelas de pimiento rojo
½ taza de crema de cacahuate natural con trozos de cacahuate
¼ de taza de agua
1 cucharada de vinagre de arroz sin especias
1 cucharada de salsa de pescado (*nam pla*)
1 cucharada de edulcorante sin calorías
¾ de taza de leche de coco sin endulzar

1. Calienta en una cacerola pequeña a fuego medio. Añade el jengibre, ajo y hojuelas de pimiento, y saltea por alrededor de un minuto hasta que el jengibre y el ajo empiecen a dorarse. Agrega la crema de cacahuate, agua, vinagre, salsa de pescado y edulcorante sin calorías; cocina durante un minuto mientras agitas hasta que quede lisa.
2. Retira de la flama y añade la leche de coco. Sirve de inmediato o refrigera en un recipiente hermético hasta por cinco días. Si la salsa queda demasiado espesa, agrégale una o dos cucharadas de agua.

POR RACIÓN: Carbohidratos netos: 5 gramos; carbohidratos totales: 6 gramos; fibra: 1 gramo; proteínas: 4 gramos; grasa: 15 gramos; calorías: 170

Raita

La refrescante *raita* es un elemento fundamental de las cocinas hindú y del Medio Oriente. Neutraliza el curry picante, pero también es fabulosa con platillos suaves y carnes especiadas a la parrilla, e incluso como *dip*.

Fases: 2, 3 y 4
Rinde: 8 raciones de ¼ de taza
Tiempo activo: 15 minutos
Tiempo total: 1 hora, 15 minutos

1 pepino mediano pelado, sin semilla, rallado y secado al oprimir con una toalla limpia
1 ½ tazas de yogurt natural entero
2 cucharadas de menta fresca picada
2 cucharadas de cilantro fresco picado
½ cucharadita de sal
1/8 de cucharadita de polvo de curry

Mezcla el pepino, yogurt, menta, cilantro, sal y polvo de curry en un tazón mediano. Cubre y refrigera durante una hora para dejar que se combinen los sabores.

POR RACIÓN: Carbohidratos netos: 3 gramos; carbohidratos totales: 3 gramos; fibra: 0 gramos; proteínas: 2 gramos; grasa: 1.5 gramos; calorías: 35

VARIACIÓN

Tzatziki

Prepara la *raita* según las instrucciones, pero omite la menta, cilantro y polvo de curry, y añade dos cucharadas de aceite de oliva extravirgen, un diente de ajo picado y dos cucharaditas de jugo de limón fresco. Para tener un platillo más auténtico utiliza yogurt griego, que es más espeso y rico –y más bajo en carbohidratos– que la variedad común comercial.

Salsa Romesco

Esta salsa española tradicional obtiene su cuerpo y sabor del puré de pimiento morrón y almendras –una fabulosa combinación baja en carbohidratos–. Utilízala en carnes, verduras, aves y huevos a la parrilla.

Fases: 2, 3 y 4
Rinde: 12 raciones generosas
    de 3 cucharadas
Tiempo activo: 25 minutos
Tiempo total: 45 minutos
	3 pimientos rojos medianos partidos por la mitad
	    a lo largo
	½ taza de aceite de oliva extravirgen
	½ taza de almendras escaldadas y rebanadas
	2 dientes de ajo machacados
	1 jitomate pequeño sin semillas
	2 cucharaditas de vinagre de jerez
	2 cucharaditas de páprika
	Sal al gusto
	Pimiento de cayena al gusto

1. Coloca los pimientos, con el lado de la piel hacia arriba, en una sartén con parrilla sobre una parrilla precalentada (o en una brocheta sobre un quemador de gas a fuego alto); cocina por unos ocho minutos, y dales la vuelta cada cierto tiempo, hasta que la piel se chamusque. Transfiérelos a un tazón grande y cúbrelos con plástico para envolver. Deja que se cuezan al vapor durante 20 minutos; pélalos y retírales las semillas.

2. Mientras tanto, calienta aceite en un cazo mediano a fuego medio. Añade las almendras y ajo y saltea por alrededor de tres minutos, hasta que se doren.

3. Mezcla los pimientos, almendras, jitomate, ajo, vinagre y páprika en un procesador de alimentos o licuadora y muélelos. Sazona con sal y pimiento de cayena al gusto. Sirve de inmediato o refrigera en un recipiente hermético hasta por tres días.

POR RACIÓN: Carbohidratos netos: 2 gramos; carbohidratos totales: 3 gramos; fibra: 1 gramo; proteínas: 1 gramo; grasa: 11 gramos; calorías: 120

Salsa Alfredo

Una de las salsas para pasta más sencillas y buenas, la salsa Alfredo es tan versátil que también sirve para aderezar verduras al vapor. Para obtener el mejor sabor, compra trozos grandes de quesos parmesano y pecorino romano y rállalos tú mismo.

Fases: 1, 2, 3 y 4
Rinde: 6 raciones de ¼ de taza
Tiempo activo: 10 minutos
Tiempo total: 20 minutos

2 cucharadas de mantequilla sin sal
1 ½ tazas de doble crema
½ taza de queso parmesano rallado
¼ de taza de queso pecorino romano rallado
1/8 de cucharadita de pimienta
1 pizca de nuez moscada molida

Derrite la mantequilla en un cazo mediano a fuego medio. Añade crema y deja cocer por alrededor de 10 minutos hasta que se reduzca a una taza. Retira del fuego; agrega el parmesano, pecorino romano, pimiento y nuez moscada hasta que los quesos se hayan derretido y la salsa tenga una textura homogénea. Sirve de inmediato.

POR RACIÓN: Carbohidratos netos: 2 gramos; carbohidratos totales: 2 gramos; fibra: 0 gramos; proteínas: 4 gramos; grasa: 28 gramos; calorías: 280

VARIACIÓN

Salsa de vodka
Prepara la salsa Alfredo según las instrucciones, pero añade a la doble crema tres cucharadas de puré de tomate y dos cucharadas de vodka antes de que se cueza.

Salsa de tomate básica

Esta salsa tan versátil es fabulosa no sólo con albóndigas o pasta shirataki baja en carbohidratos, sino también con calabacitas, cebollas o pimientos salteados.

Fases: 2, 3 y 4
Rinde: 6 raciones de 1/2 taza
Tiempo activo: 15 minutos
Tiempo total: 40 minutos

¼ de taza de aceite de oliva extravirgen
1 cebolla mediana finamente picada
½ tallo mediano de apio finamente picado
2 dientes de ajo picados
1 cucharadita de albahaca seca
1 lata (de 28 onzas) de puré de tomate
Sal y pimienta al gusto

1. Calienta aceite en un cazo mediano a fuego medio. Añade la cebolla, apio y ajo, y saltea por alrededor de seis minutos, hasta que los vegetales se suavicen. Agrega la albahaca y cocina durante 30 segundos sin dejar de agitar.
2. Agrega el puré de tomate. Deja que hierva la mezcla; reduce la flama a media baja y agita, con el cazo parcialmente cubierto, durante 30 minutos, hasta que espese. Sazona con sal y pimienta y sirve caliente.

POR RACIÓN: Carbohidratos netos: 9 gramos; carbohidratos totales: 12 gramos; fibra: 3 gramos; proteínas: 2 gramos; grasa: 10 gramos; calorías: 140

Salsa Carbonara

Esta rica salsa es particularmente buena con las largas hebras de espagueti o *fettuccine shirataki* (pasta baja en carbohidratos, durante las últimas fases). También puede servirse sobre berenjenas, cebollas o pimientos salteados. Toma el tiempo de la cocción de modo que la pasta o verdura aún esté muy caliente cuando le viertas la salsa. Esto permite que los huevos no se dejen de cocer y espesar.

Fases: 1, 2, 3 y 4
Rinde: 6 raciones de ¼ de taza
Tiempo activo: 20 minutos
Tiempo total: 20 minutos

6 rebanadas de tocino cortado en piezas de ¼ de pulgada
2 dientes de ajo machacados
¾ de taza de doble crema
½ taza de queso parmesano rallado
1/8 de cucharadita de pimienta
2 huevos grandes

1. Fríe tocino en una sartén mediana a fuego medio durante unos seis minutos hasta que quede crujiente. Pasa el tocino a un plato cubierto con servilletas de papel; apártalo. Retira la grasa del sartén, salvo unas dos cucharadas; vuelve a poner la sartén al fuego. Añade el ajo y saltea por unos 30 segundos hasta que suelte aroma. Añade crema, queso parmesano y pimienta; deja que se cocine por alrededor de un minuto, hasta que el queso se haya derretido.

2. Mientras tanto, bate ligeramente los huevos en un tazón mediano; agrégales poco a poco la mezcla cremosa caliente hasta que quede bien mezclada. Vuelve a verter la mezcla en la sartén a fuego lento; deja que se cocine durante cerca de tres minutos y agita de manera constante, hasta que empiece a espesar. Retírala de la flama; incorpórale el tocino reservado. Sirve de inmediato.

POR RACIÓN: Carbohidratos netos: 2 gramos; carbohidratos totales: 2 gramos; fibra: 0 gramos; proteínas: 8 gramos; grasa: 17 gramos; calorías: 190

Pesto de albahaca

A pesar de su bajo contenido de carbohidratos, esta receta no se recomienda para la Inducción pues contiene nueces, aunque puede consumirse sin problemas después de las dos primeras semanas. Tostar las nueces realza el sabor. Añade más ajo si lo prefieres. Mezcla el pesto con mayonesa o queso crema para preparar un rápido *dip* o espesar la salsa y untarla sobre pescado, pollo o verduras al vapor. También es fabuloso sobre rebanadas de jitomate y queso mozzarella.

Fases: 2, 3 y 4 Rinde: 4 raciones de ¼ de taza Tiempo activo: 10 minutos Tiempo total: 10 minutos	3 tazas de hojas de albahaca fresca, empaquetada en manojos bien ajustados. 1/3 de taza de piñones 1/3 de taza de queso parmesano rallado 1 diente de ajo pelado ½ cucharadita de sal 1/3 de taza de aceite de oliva extravirgen

Mezcla la albahaca, piñones, queso parmesano, ajo y sal en un procesador de alimentos o licuadora; licua hasta que queden bien molidos. Añade aceite en un flujo lento y estable con la máquina aún en movimiento; sigue moliendo hasta que la mezcla quede bastante homogénea pero no a punto de puré. Sirve de inmediato o refrigera dentro de un recipiente hermético hasta por tres días, o congela hasta por un mes.

POR RACIÓN: Carbohidratos netos: 1 gramo; carbohidratos totales: 3 gramos; fibra: 2 gramos; proteínas: 5 gramos; grasa: 29 gramos; calorías: 280

VARIACIÓN

Pesto de oruga con nuez
Prepara el *pesto* de albahaca según las instrucciones, pero sustituye la albahaca con oruga (ruqueta) y los piñones con nueces de nogal (nueces de Castilla).

Pesto de tomate secado al sol

Un delicioso giro al clásico *pesto* de albahaca (página 330), esta salsa puede mezclarse con crema ácida o queso crema para preparar un delicioso *dip*. Los jitomates secados al sol empacados en seco, que podrás hallar cerca del departamento de frutas y verduras del supermercado, son mucho menos costosos y tienen un sabor más fresco que los empacados en aceite.

Fases: 2, 3 y 4
Rinde: 8 raciones de 3 cucharadas
Tiempo activo: 10 minutos
Tiempo total: 15 minutos

¾ de taza de jitomates secados al sol (no empacados en aceite)
2 tazas de agua hirviendo
¼ de taza de agua
¾ de taza de aceite de oliva extravirgen
½ taza de hojas de albahaca
¼ de taza de piñones tostados
3 cucharadas de queso pecorino romano rallado
1 diente de ajo

1. Mezcla los jitomates y agua hirviendo en un tazón; deja reposar por cerca de 10 minutos hasta que los jitomates queden flexibles. Drena; elimina el líquido sobrante.
2. Mezcla los jitomates, agua, aceite, albahaca, piñones, queso y ajo en una licuadora; licua hasta que la mezcla quede bastante homogénea. Sirve de inmediato o refrigera en un recipiente hermético hasta por dos días o congela hasta por una semana.

POR RACIÓN: Carbohidratos netos: 3 gramos; carbohidratos totales: 4 gramos; fibra: 1 gramo; proteínas: 2 gramos; grasa: 24 gramos; calorías: 240

Salsa cruda

Esta salsa de tomate sin cocinar es deliciosa cuando se sirve sobre verduras, y resulta muy "veraniega" si se le vierte sobre camarones o pollo a la parrilla. Si tus jitomates están un tanto ácidos, añade media cucharada de sucralosa granulada.

Fases: 1, 2, 3 y 4
Rinde: 10 raciones de ¼ de taza
Tiempo activo: 15 minutos
Tiempo total: 45 minutos

4 jitomates medianos, sin semilla y picados
¼ de taza de aceite de oliva extravirgen
3 cucharadas de albahaca fresca picada
1 cucharada de vinagre de vino tinto
1 diente de ajo machacado
½ cucharadita de sal
¼ de cucharadita de pimienta

Mezcla los jitomates, aceite, albahaca, vinagre, ajo, sal y pimienta en un tazón mediano. Deja reposar por 30 minutos antes de servir.

POR RACIÓN: Carbohidratos netos: 1.5 gramos; carbohidratos totales: 2 gramos; fibra: 0.5 gramos; proteínas: 0 gramos; grasa: 5.5 gramos; calorías: 60

Consejo: Cuando cortes chiles jalapeños, es buena idea que uses guantes para evitar que se irrite la piel. Además, ten la precaución de no tallarte los ojos después de tocar los chiles.

Salsa verde cruda

Si ya te cansaste de la salsa roja, recuerda que esta rica salsa es ácida, ligeramente picante y hasta un poco crujiente. Además, el tomate verde es particularmente bajo en carbohidratos.

Fases: 2, 3 y 4
Rinde: 12 raciones de ¼ de taza
Tiempo activo: 15 minutos
Tiempo total: 15 minutos

¼ de tomates verdes, pelados y picados
½ cebolla roja pequeña finamente picada
¾ de taza de cilantro fresco picado
2 cucharadas de jugo de lima fresco
2 cucharadas de aceite de oliva extravirgen
1 chile jalapeño finamente picado (véase el consejo anterior)
½ cucharadita de sal
1/8 de cucharadita de pimienta

Mezcla los tomates verdes, cebolla, cilantro, jugo de lima, aceite, chile, sal y pimienta en un tazón mediano. Deja reposar por
30 minutos para que se mezclen los sabores. Sírvela enfriada o
a temperatura ambiente. Refrigera lo que sobre en un recipiente
hermético hasta por tres días.

POR RACIÓN: Carbohidratos netos: 4 gramos; carbohidratos totales: 6 gramos; fibra:
2 gramos; proteínas: 1 gramo; grasa: 5 gramos; calorías: 70

Salsa hollandaise *(holandesa)*

Ésta es la clásica salsa para los espárragos, brócoli y huevos
Benedict, pero también es excelente para pescados y mariscos.
Esta receta requiere mantequilla aclarada –se le extraen los sólidos lácteos, lo cual produce una salsa más estable–. Si lo prefieres, tan sólo derrite la mantequilla y añádela en el paso 2, pero
sin desecharla.

Fases: 1, 2, 3 y 4 Rinde: 16 raciones de 2 cucharadas Tiempo activo: 15 minutos Tiempo total: 25 minutos	1 ½ tazas (3 barras) de mantequilla sin sal 3 yemas de huevo grandes 3 cucharadas de agua 1 cucharada de jugo de limón fresco ½ cucharada de sal 1/8 de cucharada de pimienta

1. Dispón un colador con una toalla de papel húmeda y prepara una taza medidora (con dos tazas de capacidad). Hierve
   la mantequilla en un cazo pequeño a fuego medio; cocina
   por alrededor de ocho minutos hasta que la espuma de la
   superficie caiga al fondo y la mantequilla empiece a aclarar-
   se. Vierte la mantequilla a través del colador; apártala.
2. Mezcla las yemas de huevo y agua en la parte superior de
   una doble parrilla, puesta encima de (no dentro de) agua

que se calienta a fuego medio; cuece durante unos tres minutos hasta que la mezcla haya triplicado su volumen. Añade la mantequilla en un flujo lento y estable y agita constantemente hasta que la salsa espese. Añade el jugo de limón, sal y pimienta; sirve de inmediato.

POR RACIÓN: Carbohidratos netos: 0 gramos; carbohidratos totales: 0 gramos; fibra: 0 gramos; proteínas: 1 gramo; grasa: 18 gramos; calorías: 160

Salsa de mantequilla dorada

La mantequilla cocinada justo hasta dorarse tiene un rico sabor y aroma a nueces. Esta sencilla y clásica salsa francesa se lleva bien con cualquier pescado blanco o zamburiña, huevos y verduras.

Fases: 1, 2, 3 y 4	½ **taza (1 barra) de mantequilla sin sal**
Rinde: 4 raciones de 2 cucharadas	**1 cucharada de jugo de limón**
Tiempo activo: 10 minutos	½ **cucharada de sal**
Tiempo total: 10 minutos	**1/8 de cucharada de pimienta**

Derrite la mantequilla en un cazo pequeño a fuego medio; cocina por alrededor de cinco minutos, hasta que la mantequilla empiece a dorarse y a oler a nueces. Retira del fuego; añade el jugo de limón, sal y pimienta. Sirve de inmediato.

POR RACIÓN: Carbohidratos netos: 0 gramos; carbohidratos totales: 0 gramos; fibra: 0 gramos; proteínas: 0 gramos; grasa: 23 gramos; calorías: 200

MANTEQUILLAS Y ACEITES PREPARADOS

Mantequilla con aceite

Esta mezcla es rica en grasas monoinsaturadas e incluye algunos ácidos grasos omega-3. También deja una agradable sensación en la boca y se unta de manera muy similar a la margarina suave. Sírvase sobre vegetales, pescado o carne.

Fases: 1, 2, 3 y 4
Rinde: 32 raciones de 1 cucharada
Tiempo activo: 5 minutos
Tiempo total: 5 minutos

1 taza (2 cuartos) de mantequilla salada
½ taza de aceite de oliva ligero
½ taza de aceite de canola

Mezcla la mantequilla y ambos aceites en un procesador de alimentos hasta que adquiera una consistencia homogénea. Rebaña y vierte en un recipiente de tapa de broche. Guarda en el refrigerador hasta por un mes.

POR RACIÓN: Carbohidratos netos: 0 gramos; carbohidratos totales: 0 gramos; fibra: 0 gramos; proteínas: 0 gramos; grasa: 16 gramos; calorías: 110

Mantequilla con hierbas

Esta sabrosa versión de la mantequilla con aceite es deliciosa al servirse sobre verduras, pescado y carnes.

Fases: 1, 2, 3 y 4
Rinde: 32 raciones de 1 cucharada
Tiempo activo: 7 minutos
Tiempo total: 7 minutos

½ cucharadita de sal
1 cucharadita de pimienta negra finamente molida
½ taza de aceite de oliva ligero
2 dientes de ajo pelados
3 ramitos (de 3 pulgadas) de hojas orégano despalillados
5 a 10 hojas de albahaca fresca
1 taza (de 2 cuartos) de mantequilla salada
½ taza de aceite de canola

Pon la sal, pimienta, aceite de oliva, ajo, orégano y albahaca en un procesador de alimentos. Pulsa hasta que las hierbas queden finamente molidas y no haya manchas visibles de pimienta (30 a 60 segundos en total). Agrega la mantequilla, aceite de canola y mezcla hasta que tenga una consistencia homogénea. Rebaña y vierte en un recipiente con tapa de broche y refrigera hasta por un mes.

POR RACIÓN: Carbohidratos netos: 0 gramos; carbohidratos totales: 0 gramos; fibra: 0 gramos; proteínas: 0 gramos; grasa: 12.5 gramos; calorías: 110

Mantequilla con perejil

Puedes emplear esta mantequilla especiada para cubrir vegetales o carnes a la parrilla o para cocinar huevos. Si no encuentras chalotes, sustitúyelos con un diente de ajo molido y un poco de cebolla. También puedes sustituir el perejil por cilantro fresco picado, el jugo de limón por jugo de lima y la pimienta por una pizca de pimiento de cayena.

Fases: 1, 2, 3 y 4 Rinde: 4 raciones de 2 cucharadas Tiempo activo: 10 minutos Tiempo total: 2 horas, 10 minutos	6 cucharadas de mantequilla salada a temperatura ambiente 1 chalote pequeño (o ajo) picado 2 cucharadas de perejil picado 2 cucharaditas de jugo de limón fresco ¼ de cucharadita de sal 1/8 de cucharadita de pimienta

Mezcla la mantequilla, chalote, perejil, jugo de limón, sal y pimienta en un tazón mediano; mezcla bien para distribuir los ingredientes a la perfección. Con una cuchara, pasa la mantequilla sazonada a un papel encerado; enrolla el papel para formar un tronco con la mantequilla adentro. Tuerce los extremos para asegurar la mantequilla; rueda suavemente el tronco sobre la mesa para formar un cilindro regular. Refrigera hasta que se enfríe por al menos dos horas y hasta por una semana. Rebana en partes pequeñas y úsala como desees.

POR RACIÓN: Carbohidratos netos: 1 gramo; carbohidratos totales: 1 gramo; fibra: 0 gramos; proteínas: 0 gramos; grasa: 17 gramos; calorías: 150

Aceite con hierbas

Usa los aceites con hierbas para añadir sazón a las verduras, sopas y carnes, o en aderezos de ensaladas.

Fases: 1, 2, 3 y 4
Rinde: 16 raciones de 1 cucharada
Tiempo activo: 10 minutos
Tiempo total: 8 horas

1 ramo de hierbas frescas mixtas, como albahaca, perejil o cilantro
1 taza de aceite de oliva extravirgen o de canola

1. Pon a hervir agua salada en una olla grande. Ten listo un tazón de agua fría. Añade las hierbas (con tallos y todo) al agua hirviendo y déjalas ahí unos 30 segundos, sólo hasta que se pongan suaves y de color verde claro. Drena el agua y sumérgelas en agua fría para que dejen de cocerse. Vuelve a drenar y sécalas a golpecitos con toallas de papel.
2. Mezcla las hierbas y aceite en una licuadora. Licua hasta que adquieran una consistencia homogénea. Vierte en un frasco de vidrio, tapa y refrigera durante ocho horas o toda la noche.
3. Filtra el aceite con un colador de maya fina. Refrigera el aceite en un recipiente hermético hasta por una semana.

POR RACIÓN: Carbohidratos netos: 0 gramos; carbohidratos totales: 0 gramos; fibra: 0 gramos; proteínas: 0 gramos; grasa: 14 gramos; calorías: 130

ADEREZOS PARA ENSALADA

Para obtener la mayor cantidad de grasas monoinsaturadas y minimizar tu consumo de poliinsaturadas, de las cuales ya solemos comer bastantes, prepara aderezos de ensaladas con aceites de oliva –usa el tipo extravirgen– y canola. Algunos de nuestros aderezos requieren otro aceite para que les proporcione cierto sabor. En las recetas que requieren vinagre de arroz, asegúrate de usar del tipo que no contiene azúcar añadida. Para otros aderezos de ensalada, como la vinagreta de limón, el aderezo diosa verde y el aderezo *ranch* de ajo, visita www.atkins.com/recipes.

Aderezo César

Éste es el clásico aderezo para ensalada César hecha con lechuga romana, pero mejora el sabor de cualquier verdura fresca. Para darle un toque delicioso, haz este aderezo con mayonesa casera (página 319).

Fases: 1, 2, 3 y 4
Rinde: 4 raciones de 2 cucharadas
Tiempo activo: 5 minutos
Tiempo total: 5 minutos

¼ de taza de mayonesa
3 cucharadas de queso parmesano rallado
1 cucharada de pasta de anchoas
1 cucharada de jugo de limón fresco
2 dientes de ajo finamente picados
2 cucharaditas de aceite de oliva extravirgen
1 cucharadita de salsa inglesa
1 cucharadita de mostaza Dijon
½ cucharadita de pimienta
Salsa picante

Mezcla la mayonesa, queso, pasta de anchoas, jugo de limón, ajo, aceite, salsa inglesa, mostaza, pimienta y salsa picante en un tazón pequeño. Úsalo de inmediato o refrigéralo en un recipiente hermético hasta por dos días.

POR RACIÓN: Carbohidratos netos: 1.5 gramos; carbohidratos totales: 1.5 gramos; fibra: 0 gramos; proteínas: 2 gramos; grasa: 15 gramos; calorías: 150

Vinagreta griega

Sirve este ácido aderezo de limón y ajo sobre lechuga *iceberg* con unas cuantas aceitunas negras, cebollas rojas, jitomates, pepinos y queso *feta*, y tendrás una ensalada griega. Añade camarones a la parrilla para convertirla en una sustanciosa cena.

Fases: 1, 2, 3 y 4 Rinde: 4 raciones de 2 cucharadas Tiempo activo: 7 minutos Tiempo total: 7 minutos	6 cucharadas de aceite de oliva extravirgen 1 diente de ajo finamente picado ½ cucharadita de orégano seco desmoronado ½ cucharadita de sal ¼ de cucharadita de pimienta 2 cucharadas de jugo de limón fresco 1 cucharadita de vinagre de vino tinto

Pon el aceite, ajo, orégano, sal y pimienta en un tazón pequeño; añade el jugo de limón y vinagre. Úsalo de inmediato o refrigéralo en un recipiente hermético hasta por dos días.

POR RACIÓN: Carbohidratos netos: 1 gramo; carbohidratos totales: 1 gramo; fibra: 0 gramos; proteínas: 0 gramos; grasa: 20 gramos; calorías: 185

Vinagreta de tocino picante

Perfecto para una comida de invierno, este aderezo picante domina sobre las verduras frescas. Sírvelo sobre espinacas, lechuga *iceberg*, achicoria tierna o lechuga romana. Añade unos cuantos huevos duros y/o algunas sobras de pollo rostizado y tendrás un almuerzo llenador o una cena ligera.

Fases: 1, 2, 3 y 4
Rinde: 6 raciones de 2 cucharadas
Tiempo activo: 12 minutos
Tiempo total: 12 minutos

6 rebanadas gruesas de tocino cortadas en tiras de
  ¼ de pulgada
¼ de taza de vinagre de Jerez
¼ de taza de aceite de oliva extravirgen
Sal y pimienta

Dora el tocino en una sartén a fuego medio durante unos 10 minutos y agita de vez en cuando, hasta que se ponga crujiente. Con una cuchara calada, pásalo a un plato cubierto con toallas de papel para que se drene; deja la grasa del tocino en la sartén. Añade el vinagre y aceite; agita y rasca trocitos dorados del fondo de la sartén. Sazona con sal y pimienta al gusto. Sírvela aún caliente sobre verduras frescas.

POR RACIÓN: Carbohidratos netos: 0 gramos; carbohidratos totales: 0 gramos; fibra: 0 gramos; proteínas: 3 gramos; grasa: 12.5 gramos; calorías: 125

Consejo: En lugar de batir a mano los ingredientes del aderezo, puedes usar una licuadora o colocarlos en un frasco muy bien tapado y sacudirlo con fuerza.

Vinagreta de jerez

Sirve este cremoso aderezo sobre espinacas, berros, oruga o algún otro vegetal con hojas color verde oscuro.

Fases: 1, 2, 3 y 4
Rinde: 6 raciones de 2 cucharadas
Tiempo activo: 3 minutos
Tiempo total: 3 minutos

2 cucharadas de vinagre de jerez
1 chalote pequeño picado
1 cucharadita de mostaza Dijon
½ cucharadita de sal
¼ de cucharadita de pimienta
6 cucharadas de aceite de oliva extravirgen

Mezcla el vinagre, chalote, mostaza, sal y pimienta en un tazón pequeño. Añade el aceite en un chorro lento y estable, y agita hasta que el aderezo espese. Sírvelo de inmediato o refrigéralo en un recipiente hermético hasta por dos días.

POR RACIÓN: Carbohidratos netos: 0.5 gramos; carbohidratos totales: 0.5 gramos; fibra: 0 gramos; proteínas: 0 gramos; grasa: 13.5 gramos; calorías: 125

Aderezo cremoso para ensalada de col

Este aderezo basta para una col verde pequeña o dos bolsas de ocho onzas de col picada.

Fases: 1, 2, 3 y 4
Rinde: 12 raciones de 2 cucharadas
Tiempo activo: 15 minutos
Tiempo total: 15 minutos

¾ de taza de mayonesa
¼ de taza de crema ácida
2 cucharadas de vinagre de manzana
1 diente de ajo picado
1 cucharada de carvis (semillas de alcaravea)
½ cucharadita de sal
¼ de cucharadita de pimienta

Mezcla la mayonesa, crema ácida, vinagre, ajo, carvis, sal y pimienta en un tazón pequeño. Tras añadir el aderezo a la col, cubre y refrigera durante al menos 30 minutos antes de servir.

POR RACIÓN: Carbohidratos netos: 0.5 gramos; carbohidratos totales: 0.5 gramos; fibra: 0 gramos; proteínas: 0 gramos; grasa: 12 gramos; calorías: 110

Vinagreta de frambuesas frescas

Si tus bayas están ácidas, quizá te convenga añadir edulcorante sin calorías, pero es muy probable que las bayas de temporada no lo necesiten.

Fases: 2, 3 y 4	½ taza de frambuesas frescas
Rinde: 8 raciones de 2 cucharadas	2 cucharadas de agua
Tiempo activo: 10 minutos	3 cucharadas de vinagre de vino tinto
Tiempo total: 10 minutos	1 cucharadita de edulcorante granulado sin calorías (opcional)
	1 chalote picado
	¾ de cucharadita de sal
	½ cucharadita de pimienta
	½ taza de aceite de oliva extravirgen

Muele las frambuesas con el agua en una licuadora; cuélalas dentro de un tazón. Agrega el vinagre, edulcorante, chalote, sal y pimienta. Añade el aceite en un flujo lento y agita hasta que el aderezo espese. Úsalo de inmediato o refrigéralo en un recipiente hermético hasta por dos días.

POR RACIÓN: Carbohidratos netos: 1 gramo; carbohidratos totales: 0 gramos; fibra: 1 gramo; proteínas: 0 gramos; grasa: 14 gramos; calorías: 130

Aderezo de queso azul (Roquefort)

Rocía este espeso y cremoso aderezo sobre lechuga *iceberg* u otras verduras frescas, o sírvelo como crema para untar en vegetales, alitas Buffalo o encima de rosbif frío. Si puedes, prepara el aderezo un día antes de usarlo para dejar que se desarrollen los sabores. La mayonesa casera (página 319) produce resultados exquisitos.

Fases: 1, 2, 3 y 4	4 onzas de queso azul desmoronado (1 taza)
Rinde: 14 raciones de 2 cucharadas	½ taza de mayonesa
Tiempo activo: 10 minutos	½ taza de crema ácida
Tiempo total: 10 minutos	1/3 de doble crema
	1 cucharada de jugo de limón fresco
	½ cucharadita de mostaza Dijon
	½ cucharadita de pimienta

Pon el queso, mayonesa, crema ácida, doble crema, jugo de limón, mostaza y pimienta en un tazón mediano y machaca con un tenedor para deshacer el queso. Úsalo de inmediato o refrigéralo en un recipiente hermético por hasta tres días.

POR RACIÓN: Carbohidratos netos: 1 gramo; carbohidratos totales: 1 gramo; fibra: 0 gramos; proteínas: 2 gramos; grasa: 12 gramos; calorías: 120

Aderezo italiano

Este favorito tradicional alcanza el equilibrio perfecto entre aceite y vinagre. Si no tienes un prensador de ajos, aplástalos con el lado plano de un cuchillo y luego pícalos muy fino.

Fases: 1, 2, 3 y 4
Rinde: 8 raciones de 2 cucharadas
Tiempo activo: 10 minutos
Tiempo total: 10 minutos

¾ de taza de aceite de oliva extravirgen
4 cucharadas de vinagre de vino tinto
2 cucharadas de jugo de limón fresco
2 dientes de ajo prensados
3 cucharadas de perejil fresco machacado
1 cucharada de albahaca fresca picada
2 cucharaditas de orégano seco
½ cucharadita de hojuelas de pimiento rojo
¼ de cucharadita de sal
¼ de cucharadita de pimienta
½ cucharadita de edulcorante granulado sin calorías

Mezcla el aceite, vinagre, jugo de limón, ajo, perejil, albahaca, orégano, hojuelas de pimiento rojo, sal, pimienta y sustituto de azúcar en un frasco muy bien tapado; sacúdelo con fuerza. (También puedes hacerlo en una licuadora.) Sírvelo de inmediato o refrigéralo en un recipiente hermético hasta por tres días.

POR RACIÓN: Carbohidratos netos: 1 gramo; carbohidratos totales: 1 gramo; fibra: 0 gramos; proteínas: 0 gramos; grasa: 21 gramos; calorías: 200

Aderezo de ajo y albahaca asados

El ajo asado emulsiona este cremoso aderezo y evita que se separe en aceite y vinagre. El tostado modera la causticidad del ajo, lo cual produce una pasta más bien dulce. Si cuentas con un asador de cerámica para ajos, úsala en lugar de papel aluminio.

Fases: 1, 2, 3 y 4
Rinde: 15 raciones de 2 cucharadas
Tiempo activo: 10 minutos
Tiempo total: 90 minutos

1 bulbo de ajo grande
1 taza y una cucharada de aceite de oliva extravirgen, divididas
1/3 de taza de vinagre de arroz sin sazonar ni endulzar
10 hojas de albahaca fresca
1 onza de queso parmesano rallado (opcional)
½ cucharadita de sal
1 cucharada de pimienta
2 cucharadas de xilitol

1. Precalienta el horno a 400 grados Fahrenheit. Corta la parte superior (de ¼ de pulgada) del bulbo de ajo para exponer los dientes. Colócalo en un cuadro grande de papel aluminio, baña la parte superior con una cucharada de aceite de oliva y ciérralo fuerte para formar un paquete. Hornea por alrededor de 45 minutos, hasta que el ajo esté muy suave. Retíralo del horno y deja que se enfríe a temperatura ambiente durante unos 25 minutos.

2. Pon el vinagre, albahaca y queso parmesano rallado en un procesador de alimentos y pulsa hasta que todo quede finamente molido. Separa los dientes de ajo. Extrae los dientes de ajo de su piel, échalos al procesador de alimentos y añade aceite de oliva, sal y pimienta. Procesa durante dos o tres minutos hasta que adquiera una consistencia homogénea. Refrigera en una botella de plástico para oprimir o en un recipiente cerrado hasta por una semana.

POR RACIÓN: Carbohidratos netos: 1 gramo; carbohidratos totales: 1 gramo; fibra: 0 gramos; proteínas: 0 gramos; grasa: 20 gramos; calorías: 180

Aderezo ranch

Un favorito cien por ciento estadounidense, esta versión casera del cremoso aderezo de ajo con hierbas es tersa y satisfactoria.

Fases: 1, 2, 3 y 4
Rinde: 8 raciones de
2 ½ cucharadas
Tiempo activo: 10 minutos
Tiempo total: 10 minutos

¾ de taza de mayonesa
½ taza de doble crema
2 cucharadas de perejil fresco picado
2 cucharadas de cebollines picados
2 cucharaditas de jugo de limón fresco
2 cucharaditas de mostaza Dijon
1 diente de ajo picado
1 cucharadita de eneldo fresco picado
½ cucharadita de sal
¼ de cucharadita de pimienta

Mezcla la mayonesa, crema, perejil, cebollines, jugo de limón, mostaza, ajo, eneldo, sal y pimienta en un tazón pequeño. Úsalo de inmediato o refrigéralo en un recipiente cerrado hasta por tres días.

POR RACIÓN: Carbohidratos netos: 1 gramo; carbohidratos totales: 1 gramo; fibra: 0 gramos; proteínas: 0 gramos; grasa: 22 gramos; calorías: 200

Aderezo dulce de mostaza

Utiliza este aderezo agridulce para obtener el mejor sabor de cualquier ensalada que contenga carne o queso, o bien para aderezar vegetales de hoja verde al vapor.

Fases: 1, 2, 3 y 4 Rinde: 10 raciones de 2 cucharadas Tiempo activo: 10 minutos Tiempo total: 10 minutos	1/3 de taza de mostaza de grano grueso 1/3 de taza de vinagre de manzana ¼ de taza de jarabe para *hot cakes* sin azúcar ½ cucharadita de sal ¼ de cucharadita de pimienta 2/3 de cucharadita de aceite de canola

Mezcla la mostaza, vinagre, jarabe, sal y pimienta en un tazón pequeño. Añade el aceite en un flujo lento y estable, y agita hasta que el aderezo espese. Sírvelo de inmediato o refrigéralo en un recipiente cerrado hasta por dos días.

POR RACIÓN: Carbohidratos netos: 1 gramo; carbohidratos totales: 1 gramo; fibra: 0 gramos; proteínas: 1 gramo; grasa: 15 gramos; calorías: 140

Aderezo de zanahoria con jengibre

Este colorido aderezo añade un sabor exótico a la lechuga *iceberg*, ejotes al vapor, pescado, salmón o ensaladas de fideos bajos en carbohidratos o shirataki.

Fases: 3 y 4 Rinde: 12 raciones de 3 cucharadas Tiempo activo: 15 minutos Tiempo total: 15 minutos	3 zanahorias medianas ralladas 3 cucharadas de jengibre fresco picado ¼ de taza de cebolla blanca picada ¼ de taza de vinagre de arroz sin sazonar ni endulzar ¼ de taza de agua 1 cucharada de salsa de soya 1 cucharada de aceite de ajonjolí negro 1 cucharadita de sal ½ cucharadita de edulcorante granulado sin calorías ½ taza de aceite de canola

En una licuadora, muele las zanahorias, jengibre, cebolla, vinagre, agua, salsa de soya, aceite de ajonjolí, sal y sustituto de azúcar. Con el motor en movimiento, añade el aceite de canola en un chorro lento y constante hasta que el aderezo espese. Sírvelo de inmediato o refrigéralo en un recipiente cerrado hasta por un día.

POR RACIÓN: Carbohidratos netos: 1 gramo; carbohidratos totales: 2 gramos; fibra: 1 gramo; proteínas: 0 gramos; grasa: 10 gramos; calorías: 100

Aderezo cremoso italiano

Este cremoso aderezo, que ostenta queso madurado, hierbas y especias, podría convertirse en tu favorito. Si no tienes condimento italiano a la mano, usa una combinación de albahaca, orégano y perejil.

Fases: 1, 2, 3 y 4 Rinde: 10 raciones de 2 cucharadas Tiempo activo: 10 minutos Tiempo total: 15 minutos

1/3 de taza de mayonesa
1/3 de taza de vinagre de vino blanco
2 cucharadas de xilitol
1/4 de taza de queso parmesano rallado
1 diente de ajo picado
2 cucharaditas de condimento italiano seco
1/4 de cucharadita de hojuelas de pimiento rojo
1/4 de cucharadita de sal
1/4 de cucharadita de pimienta
2 cucharadas de perejil fresco picado

Mezcla la mayonesa, vinagre y xilitol en un tazón mediano. Agrega el queso, ajo, condimento italiano, hojuelas de pimiento rojo, sal, pimienta y perejil, y revuelve hasta que todo quede bien mezclado. Déjalo reposar por cinco minutos. Úsalo de inmediato o refrigéralo en un recipiente cerrado hasta por tres días; agita antes de usarlo.

POR RACIÓN: Carbohidratos netos: 2 gramos; carbohidratos totales: 2 gramos; fibra: 0 gramos; proteínas: 1 gramo; grasa: 10 gramos; calorías: 100

Aderezo parmesano con granos de pimienta

Este sencillo aderezo es especialmente bueno con tiras muy finas de hinojo o con verduras frescas y otros vegetales de sabor fuerte. Para quebrar los granos de mostaza, colócalos bajo una sartén de fondo pesado y oprímelos, o bien utiliza un mortero.

Fases: 1, 2, 3 y 4
Rinde: 8 raciones de 2 cucharadas
Tiempo activo: 10 minutos
Tiempo total: 10 minutos

3 cucharadas de jugo de limón fresco
3 cucharadas de queso parmesano rallado
1 diente de ajo picado
1 cucharadita de vinagre de vino tinto
1 cucharadita de edulcorante granulado no calórico
1 cucharadita de granos de pimienta quebrados
½ cucharadita de sal
½ taza de aceite de oliva extravirgen

Mezcla el jugo de limón, queso, ajo, vinagre, sustituto de azúcar, granos de pimienta y sal en un tazón pequeño. Añade aceite en un chorro lento y constante, y agita hasta que el aderezo espese. Sírvelo de inmediato o refrigéralo en un recipiente cerrado hasta por tres días.

POR RACIÓN: Carbohidratos netos: 1 gramo; carbohidratos totales: 1 gramo; fibra: 0 gramos; proteínas: 1 gramo; grasa: 15 gramos; calorías: 140

VARIACIÓN

Vinagreta de limón con eneldo
Prepara el aderezo parmesano con granos de pimienta según las instrucciones, pero sustituye el queso parmesano con una cucharada de alcaparras drenadas y una cucharada de eneldo fresco picado.

Aderezo francés

Prueba este agridulce aderezo estadounidense con unas crujientes piezas de lechuga *iceberg* y trozos de jitomates maduros y dulces. Si no tienes ajo en polvo, aplasta un diente de ajo con la cara plana de un cuchillo de chef y añádelo al aderezo; retira el ajo y tíralo antes de servir o guardar.

Fases: 1, 2, 3 y 4 Rinde: 10 raciones de 2 cucharadas Tiempo activo: 10 minutos Tiempo total: 10 minutos	½ taza de cátsup baja en carbohidratos ½ taza de aceite de canola ¼ de taza de vinagre de manzana 1 cucharada de xilitol ½ cucharada de sal ¼ de cucharada de ajo en polvo 1 pizca de pimiento de cayena

Mezcla la cátsup, aceite, xilitol, sal, ajo en polvo y pimiento de cayena en un tazón mediano. Úsalo de inmediato o refrigéralo en un recipiente cerrado hasta por tres días.

POR RACIÓN: Carbohidratos netos: 1 gramo; carbohidratos totales: 2 gramos; fibra: 1 gramo; proteínas: 0 gramos; grasa: 11 gramos; calorías: 110

Aderezo ruso

A pesar de su nombre, se trata de una receta estadounidense. Se dice que alguna vez incluyó el caviar como ingrediente, y de ahí el nombre. Puedes servirlo sobre rebanadas de pollo frío o huevos duros.

Fases: 1, 2, 3 y 4 Rinde: 8 raciones de 2 cucharadas Tiempo activo: 10 minutos Tiempo total: 10 minutos	¾ de taza de mayonesa ¼ de taza de cátsup baja en carbohidratos 1 cucharada de cebolla finamente picada 1 cucharada de perejil picado 2 cucharaditas de rábano picante preparado 1 cucharadita de salsa inglesa

Vierte la mayonesa, cátsup, cebolla, perejil, rábano picante y salsa inglesa en un tazón y mezcla bien. Sírvelo de inmediato o refrigéralo en un recipiente cerrado hasta por tres días.

POR RACIÓN: Carbohidratos netos: 0 gramos; carbohidratos totales: 1 gramo; fibra: 1 gramo; proteínas: 0 gramos; grasa: 17 gramos; calorías: 160

> *Consejo:* Heinz y otras marcas hacen cátsup sin azúcar añadida. Si tu tienda de abarrotes no la tiene en existencia, pide al dependiente que la ordene o cómprala por internet.

ESCABECHES Y ADOBOS DE UNTAR

A diferencia de las salsas y los condimentos, los escabeches y adobos surten su efecto antes de cocinar. Los escabeches son líquidos que suelen contener un ingrediente ácido –vino, vinagre, jugo de limón o lima, o yogurt– y condimentos. Las carnes, pollo, pescado e incluso vegetales se marinan en escabeche para realzar sus sabores, y las enzimas de los ácidos funcionan para descomponer las fibras. Los cortes gruesos de carne tardan varias horas (incluso días) en suavizarse cuando se marinan, pero el pescado delicado debe marinarse sólo por corto tiempo –no más de 20 o 30 minutos– o corre el riesgo de en verdad "cocinarse" en el ácido, lo cual da a tu plato terminado una textura desagradable. Ya sea que marines pescado, tofu, verduras, pollo o carne, apégate a las instrucciones de las recetas; si no indican tiempos, peca de cauteloso: calcula de 15 a 20 minutos para el pescado y tofu, dos horas para las piezas de pollo o bisteces delgados y seis a ocho horas para los cortes gruesos de carne.

Los adobos de untar son mezclas secas de especias y, a veces, hierbas. Como lo sugiere el nombre, se untan en cortes de carne o pescado para que se impregnen en ellos antes de cocinarlos.

Lo ideal es tener tiempo suficiente para dejar que la carne untada repose toda la noche, pero con media hora basta para añadir un poco de sabor.

Escabeche latino

El ajo y la lima, que sugieren un mojo cubano, dan su sabor a este escabeche. Resulta particularmente bueno con todos los cortes de cerdo y pollo (marina con un mínimo de dos horas y un máximo de 24 de anticipación), así como con pescados y mariscos (marina por no más de 20 minutos).

Fases: 1, 2, 3 y 4 Rinde: 8 raciones de 2 cucharadas (suficientes para 1 ½ o 2 libras de carne, pescado o vegetales) Tiempo activo: 5 minutos Tiempo total: 5 minutos	5 dientes de ajo pelados ¼ de taza de jugo de limón fresco 2 cucharadas de jugo de lima fresco 2 cucharadas de hojas de cilantro picadas ½ cebolla pequeña picada 1 ½ cucharaditas de ralladura de naranja ¾ de cucharadita de orégano seco 1 ½ cucharaditas de sal ¾ de taza de aceite de canola

Mezcla el ajo, jugo de limón, jugo de lima, cilantro, cebolla, ralladura de naranja, orégano y sal en una licuadora; licua hasta que adquiera una consistencia homogénea. Añade el aceite y licua para mezclar.

POR RACIÓN: Carbohidratos netos: 2.5 gramos; carbohidratos totales: 3 gramos; fibra: 0.5 gramos; proteínas: 0.5 gramos; grasa: 21 gramos; calorías: 190

Consejo: Muchos de los ingredientes en los escabeches y adobos para untar contienen carbohidratos, pero como suele desecharse el escabeche, en realidad sólo consumes cantidades mínimas.

Escabeche asiático

Prueba este sencillo escabeche con *kebabs* de pollo, filetes de salmón o atún, chuletas de cerdo o lomo de res. Marina el pollo y la carne hasta por 24 horas y el pescado hasta por dos horas.

Fases: 1, 2, 3 y 4
Rinde: 6 raciones de 2 cucharadas
(suficientes para 1 a 1 ½ libras
de carne, pescado o vegetales)
Tiempo activo: 5 minutos
Tiempo total: 5 minutos

½ taza de salsa de soya
2 cucharadas de vinagre de arroz sin sazonar
2 cucharadas de xilitol
1 cucharada de jengibre pelado y rallado
2 dientes de ajo picados
2 cucharaditas de aceite de ajonjolí negro
2 cucharadas de aceite de canola

Mezcla la salsa de soya, vinagre, sustituto de azúcar, jengibre, ajo y aceite de ajonjolí en un tazón. Añade poco a poco aceite de canola y agita hasta que se combine.

POR RACIÓN: Carbohidratos netos: 5 gramos; carbohidratos totales: 5 gramos; fibra: 0 gramos; proteínas: 1.5 gramos; grasa: 4 gramos; calorías: 60

> *Consejo:* Desecha los escabeches después de marinar los alimentos. Aun cuando los refrigeres, los escabeches pueden albergar bacterias con potencial dañino. Si quieres usar el escabeche como salsa para rociar durante la cocción o salsa de mesa, es mucho más seguro reservar un poco antes de marinar los alimentos o preparar otra porción.

Chipotles en adobo

Los chipotles en adobo se venden enlatados. Este pastoso adobo es formidable en piezas de pollo con hueso, costillitas, todos los cortes de cerdo así como en pavo sin hueso ni piel.

Fases: 1, 2, 3 y 4 Rinde: 4 raciones de 2 cucharadas (suficientes para una libra de carne, pescado o vegetales) Tiempo activo: 5 minutos Tiempo total: 5 minutos	6 dientes de ajo picados 4 chiles chipotle en adobo finamente picados 2 cucharaditas de edulcorante granulado sin calorías 2 cucharadas de jugo de lima fresco 2 cucharadas de aceite de oliva extravirgen 2 cucharaditas de comino molido 1 cucharadita de sal

Mezcla el ajo, chipotles, edulcorante, jugo de lima, aceite, comino y sal en un tazón; mezcla bien.

POR RACIÓN: Carbohidratos netos: 2 gramos; carbohidratos totales: 3 gramos; fibra: 1 gramo; proteínas: 1 gramo; grasa: 8 gramos; calorías: 80

Escabeche mediterráneo

El romero, ajo y limón son la base de este escabeche tan versátil. Es fabuloso para dar sabor a casi cualquier cosa que prepares a la parrilla, a las brasas, salteada o al horno, pero en especial el pollo, chuletas de ternera, rebanadas de berenjena, pescados delicados como el huachinango (parco) el robalo (lubina) y las zamburiñas. Como este escabeche es bajo en ácido, incluso los pescados y mariscos pueden marinarse hasta por 24 horas.

Fases: 1, 2, 3 y 4 Rinde: 4 raciones de 2 cucharadas (suficientes para una libra de carne, pescado o vegetales) Tiempo activo: 5 minutos Tiempo total: 5 minutos	2 cucharadas de mostaza Dijon 2 cucharadas de hojas de romero fresco picadas 3 dientes de ajo pelados 1 cucharadita de ralladura de limón ½ cucharadita de hinojo molido ½ cucharadita de pimienta 1 cucharadita de sal ½ taza de aceite de oliva extravirgen

Mezcla la mostaza, romero, ajo, ralladura de limón, hinojo, pimienta y sal en una licuadora. Con el motor en marcha, vierte el aceite hasta que se incorpore.

POR RACIÓN: Carbohidratos netos: 1 gramo; carbohidratos totales: 2 gramos; fibra: 1 gramo; proteínas: 1 gramo; grasa: 29 gramos; calorías: 270

Escabeche espeso de vino tinto

Los bisteces, venado, bisonte u otro gamo, rebanadas gruesas de cebolla y calabaza amarilla se cuentan entre los platillos que se benefician de este penetrante escabeche. Sustituye el chalote con una cebolla pequeña si lo deseas.

Fases: 1, 2, 3 y 4
Rinde: 8 raciones de 2 cucharadas (suficientes para 1 ½ a 2 libras de carne, pescado o vegetales)
Tiempo activo: 5 minutos
Tiempo total: 5 minutos

½ taza de vino tinto seco
¼ de taza de aceite de oliva virgen
2 cucharadas de vinagre de vino tinto
1 chalote mediano picado
1 diente de ajo picado
2 cucharaditas de edulcorante granulado no calórico
10 enebrinas (bayas de enebro)
2 cucharaditas de hojas de romero fresco picadas
¼ de cucharada de pimienta negra gruesamente molida
¾ de cucharadita de sal

Mezcla el vino, aceite, vinagre, chalote, ajo, sustituto de azúcar, enebrinas, romero, pimienta y sal en un tazón. Mezcla bien.

POR RACIÓN: Carbohidratos netos: 1 gramo; carbohidratos totales: 1 gramo; fibra: 0 gramos; proteínas: 0 gramos; grasa: 7 gramos; calorías: 80

Consejo: Un molino de café limpio es ideal para moler especias enteras. Para limpiarlo, despedaza una rebanada de pan y frótalo en el molino para que forme migas. El pan absorberá los restos y aceites de café. Repite la operación después de haber molido las especias para absorber sus aceites.

Adobo BBQ

Usa este sencillo adobo para sazonar las carnes antes de asarlas u hornearlas. Su sabor se lleva de maravilla con la salsa *barbecue* (página 324). Úntalo en costillas antes de cocinarlas y luego báñalas con la salsa durante los últimos 10 o 20 minutos de cocción.

Fases: 1, 2, 3 y 4
Rinde: 12 raciones de 1
    cucharada (suficientes para 3 ½
    a 4 libras de carne, pescado o
    vegetales)
Tiempo activo: 5 minutos
Tiempo total: 5 minutos
	2 cucharadas de comino molido
	2 cucharadas de ajo en polvo
	2 cucharadas de cebolla en polvo
	2 cucharadas de xilitol
	1 ½ cucharadas de chile piquín
	1 ½ cucharadas de pimienta
	1 cucharada de sal
	1 cucharadita de mostaza en polvo
	1 cucharadita de pimienta de Jamaica molida

Mezcla el comino, ajo en polvo, cebolla en polvo, xilitol, chile piquín, pimienta, sal, mostaza y pimienta de Jamaica en un tazón. Revuelve bien.

POR RACIÓN: Carbohidratos netos: 3 gramos; carbohidratos totales: 4 gramos; fibra: 1 gramo; proteínas: 1 gramo; grasa: 0.5 gramos; calorías: 20

Consejo: Puedes guardar mezclas adicionales de adobos dentro de un recipiente hermético en un lugar fresco hasta por dos meses.

Adobo marroquí

Esta exótica mezcla realza de fabulosa manera la carne de cordero, camarones y pollo.

Fases: 1, 2, 3 y 4	2 cucharadas y 2 cucharaditas de comino molido
Rinde: 6 raciones de 1 cucharada (suficientes para unas 2 libras de carne, pescado o vegetales) Tiempo activo: 5 minutos Tiempo total: 5 minutos	4 cucharaditas de cilantro molido 4 cucharaditas de sal 2 cucharaditas de pimienta 2 cucharaditas de jengibre molido 2 cucharaditas de orégano seco 1 ½ cucharaditas de edulcorante granulado sin calorías 1 cucharadita de canela molida

Mezcla el comino, cilantro, sal, pimienta, jengibre, orégano, sustituto de azúcar y canela en un tazón; mezcla bien.

POR RACIÓN: Carbohidratos netos: 1 gramo; carbohidratos totales: 3 gramos; fibra: 2 gramos; proteínas: 1 gramo; grasa: 1 gramo; calorías: 25

Consejo: Después de que el alimento se ha marinado en un adobo seco y antes de cocinar, desecha lo más posible del adobo junto con cualquier jugo que haya soltado, para asegurar que se dore.

Adobo *cajún*

Éste es un adobo clásico para "oscurecer" bisteces de pescados como atún o marlín (pez espada) o filetes de bagre y huachinango, pero también funciona bien con pollo o chuletas de cerdo.

Fases: 1, 2, 3 y 4	2 cucharadas y 2 cucharaditas de páprika
Rinde: 8 raciones de 1 cucharada (suficientes para unas 3 libras de carne, pescado o vegetales) Tiempo activo: 5 minutos Tiempo total: 5 minutos	2 cucharadas de orégano seco 1 cucharada de ajo en polvo 1 cucharada de sal 1 cucharadita de tomillo seco 1 cucharadita de pimiento de cayena

Mezcla la páprika, orégano, ajo en polvo, sal, tomillo y pimiento de cayena en un tazón; revuelve bien.

POR RACIÓN: Carbohidratos netos: 1 gramo; carbohidratos totales: 3 gramos; fibra: 2 gramos; proteínas: 1 gramo; grasa: 0 gramos; calorías: 15

CALDOS

Beber dos tazas de caldo ayuda a eliminar o reducir posibles efectos secundarios, como la debilidad, derivados del efecto diurético de una dieta muy baja en carbohidratos (con 50 gramos diarios de carbohidratos o menos). Junto con los líquidos, es posible que también pierdas sodio (sal) y otros minerales. Estos tres caldos te ayudarán a mantener tus electrolitos en equilibrio. Además son mucho más sabrosos y nutritivos que las versiones enlatadas o empaquetadas.

Caldo de pollo

Cada taza de este caldo tan llenador contiene siete gramos de proteínas, los cuales equivalen a cerca de una onza de proteínas –bastante más que cualquier producto comercial–. El caldo también es rico en potasio y magnesio.

Fases: 1, 2, 3 y 4
Rinde: 16 raciones de 1 cucharada
Tiempo activo: 30 minutos
Tiempo total: 4 horas, 30 minutos

1 pollo de 2 kilos
2 cebollas pequeñas
2 ramos de centro de apio con hojas
2 dientes de ajo
2 cucharadas de sal
4 cuartos de galón (16 tazas) de agua
5 ramitos de perejil (opcionales)
5 ramitos de tomillo (opcionales)
2 hojas de laurel (opcionales)
10 granos de pimienta negra

1. Mezcla el pollo, cebollas, apio, ajo, sal, agua, condimentos opcionales y granos de pimienta en una olla grande a fuego medio. Deja que hierva. Reduce la flama a baja y deja que la mezcla se cueza tapada por dos horas. Agita para separar las piezas de pollo grandes. Añade suficiente agua como para que retome su nivel original de líquido y deja que se cueza por dos a cuatro horas más. Vuelve a reponer el nivel de agua; deja que hierva y retira del fuego.
2. Después que el caldo se ha enfriado un poco, cuélalo y desecha todos los sólidos (incluido el pollo).
3. Enfría en el refrigerador hasta que la grasa se cuaje. Retírala y deséchala. Vierte el caldo en recipientes pequeños; refrigera por hasta tres días o congela hasta por tres meses.

POR RACIÓN: Carbohidratos totales: 1 gramo; fibra: 0 gramos; proteínas: 1 gramo; grasa: 7 gramos; calorías: 28

Consejo: Para asegurar un caldo claro y sabor óptimo, enjuaga el pollo y el cuello, pero desecha todos los órganos, incluido el hígado, que es como un terrón color café rojizo que reposa sobre la columna vertebral, justo dentro de la cavidad. Puedes usar el cuello.

VARIACIÓN

Caldo de res

Prepara el caldo de pollo según las instrucciones anteriores, pero sustituye el pollo con dos kilos de aguja o espaldilla de res.

Caldo de verduras

Los caldos enlatados y los cubos de consomé empaquetados nunca podrán igualar el sabor del caldo casero. Además, este caldo es una buena fuente de potasio, un mineral muy importante cuando se sigue una dieta. Úsalo en lugar de agua o caldo de pollo en la mayoría de las sopas y recetas de salsa.

Fases: 1, 2, 3 y 4
Rinde: 16 raciones de 1 cucharada
Tiempo activo: 20 minutos
Tiempo total: 1 hora, 20 minutos

4 puerros medianos, sólo las partes color verde claro
2 cucharadas de aceite de oliva
2 zanahorias medianas gruesamente picadas
2 tallos de apio gruesamente picados
4 onzas de champiñones rebanados
4 dientes de ajo machacados
4 cuartos de galón (16 tazas) de agua
5 ramitos de perejil
5 ramitos de tomillo
2 hojas de laurel
5 cucharaditas de sal de mesa
2 cucharaditas de mezcla de sal regular y cloruro de potasio (como la sal marca Morton's Lite Salt)
10 granos de pimienta

1. Corta los puerros por la mitad a lo largo y lávalos con agua fría para retirar cualquier suciedad. Pícalos gruesamente.
2. Calienta aceite en un cazo grande a fuego medio. Añade los puerros, zanahorias, apio, champiñones y ajo; saltea por alrededor de 10 minutos, hasta que los vegetales estén suaves pero sin dorarse. Añade el agua, perejil, tomillo, hojas de laurel, sal y pimienta. Deja que hierva. Tapa y reduce la flama a baja, y deja que se cueza durante una hora. Agita periódicamente.
3. Retira de fuego y cuela al hacer presión sobre los vegetales con una espátula o cuchara de madera para extraer el líquido. Desecha todos los sólidos y vierte el caldo en recipientes pequeños; refrigéralo hasta por tres días o congélalo hasta por tres meses.

POR RACIÓN: Carbohidratos netos: 2 gramos; carbohidratos totales: 2 gramos; fibra: 0 gramos; proteínas: 0 gramos; grasa: 2 gramos; calorías: 26

CÓMO USAR LOS PLANES DE ALIMENTOS

En las siguientes páginas, encontrarás una amplia gama de planes de alimentos que deberán permitirte avanzar a tu propio ritmo a través de las cuatro fases de Atkins. (Véase el Índice de Planes de Alimentos en la página 365.) Ahí se incluye una semana de planes para la Fase 1, Inducción. Tan sólo repite esta semana, con tus propias variaciones, en tanto permanezcas en la Inducción. (Recuerda, puedes añadir nueces y semillas después de dos semanas en la Inducción si decides quedarte por más tiempo ahí.) Incluimos seis semanas en niveles cada vez más altos para la fase 2, Pérdida de peso continua. Las cinco semanas de planes para la Fase 3, Preconservación, también son adecuadas para la Fase 4, Conservación permanente.

Como los vegetarianos deben iniciar la Dieta de Atkins en la fase de Pérdida de peso continua (PPC), nuestro plan vegetariano empieza en 30 gramos de carbohidratos netos en PPC. Recomendamos que los vegetarianos comiencen con Atkins en la PPC a 50 gramos de carbohidratos netos. Una vez que los veganos empiezan a perder peso en este nivel, pueden avanzar a un mayor consumo de carbohidratos si siguen los planes de alimentos vegetarianos pero sustituyen la comida de origen vegetal con productos lácteos y huevo.

DOS NIVELES

Casi todos estos planes tienen dos niveles. En la PPC tú avanzas en incrementos de cinco gramos, de manera que durante la primera semana permanecerás en el nivel más bajo. Después de una semana o más en ese nivel, podrás ascender al siguiente. En la Preconservación avanzas en incrementos de 10 gramos, de modo que hemos provisto de versiones con un nivel de progreso similar en los dos primeros planes de alimentos para esta fase. (A continuación verás más detalles sobre cómo leer los planes progresivos.)

ÉNFASIS EN LOS CARBOHIDRATOS

Aunque puedes seguir estos planes al pie de la letra, están planeados para enseñarte cómo incrementar poco a poco tu ingestión de carbohidratos y, con base en la escalera de carbohidratos (véase la página 195), añadir nuevos alimentos. Siéntete libre de intercambiar alimentos por otros con contenido de carbohidratos similar, por ejemplo, espárragos por ejotes o queso cottage por yogurt griego.

Los planes de alimentos se enfocan en los carbohidratos; sin embargo, no hemos indicado los carbohidratos de los sustitutos de azúcar, crema, bebidas con edulcorantes aceptables, la mayoría de los condimentos o los postres aceptables. Si añades estos alimentos, asegúrate de hacer ajustes para mantenerte en el rango de carbohidratos correcto, siempre y cuando consumas al menos 12 o 15 gramos de carbohidratos netos en forma de vegetales de cimiento.

PROTEÍNAS Y GRASA

El consumo varía de una persona a otra; por ello, no suelen indicarse las porciones de grasas y proteínas, aunque ambas constituirán la mayor parte de tu consumo de calorías. La mayoría de la gente come alrededor de seis a ocho onzas de proteínas con cada alimento. Come suficiente grasa como para sentirte satisfecho. Sin embargo, hemos indicado las porciones para los pocos alimentos proteínicos que también contienen carbohidratos, como el lomo canadiense y las fuentes de proteínas para vegetarianos y veganos. De manera similar, hemos incluido el tamaño de las raciones y el contenido de carbohidratos de los aderezos de ensaladas y algunas salsas. Puedes añadir otras grasas como mantequilla, aceite de oliva y crema ácida.

Seguirás el mismo plan de alimentos para la Preconservación y la Conservación permanente, pero una vez que hayas alcanzado tu peso deseado necesitarás consumir más alimentos ricos en grasa para compensar la grasa corporal que quemaste durante el adelgazamiento. Revisa nuestras deliciosas recetas para aderezos de ensaladas y otros condimentos.

SÓLO PARA ACLARAR

Hemos compactado una gran cantidad de información en los planes. Aquí te explicamos cómo leerlos:

- Las recetas que aparecen en este libro están en letra negrita. Ve el índice de recetas en la página 313 para encontrar los números de página.
- Las comidas y colaciones muestran el contenido de carbohidratos de cada producto y un subtotal.
- Cuando una comida o colación incluye un alimento *de incremento* (con un nivel mayor de carbohidratos netos), éste aparece en cursivas negritas.
- Cuando una comida o colación incluye un alimento *de incremento*, el nivel superior de carbohidratos netos en el subtotal sucede al nivel inferior y está entre paréntesis.
- El total del día aparece al fondo de cada día. En el caso de dos planes de dos niveles, el nivel superior de consumo de carbohidratos aparece entre paréntesis.

- Los vegetales de cimiento también se incluyen en el cálculo del día.

Por último, una variación diaria en cualquier nivel de carbohidratos es natural y buena siempre y cuando no excedas constantemente tu nivel de tolerancia a los carbohidratos, tal como lo verás en los totales diarios.

ÍNDICE DE PLANES DE ALIMENTOS

Fase 1, Inducción
20 gramos de carbohidratos netos   366-367

Fase 2, Pérdida de peso continua
25 y 30 gramos de carbohidratos netos   368-369
35 y 40 gramos de carbohidratos netos   370-371
45 y 50 gramos de carbohidratos netos   372-372

Fase 3, Preconservación, y Fase 4, Conservación permanente
55 y 65 gramos de carbohidratos netos   374-375
75 y 85 gramos de carbohidratos netos   376-377
95 gramos de carbohidratos netos   378-379

PLANES DE ALIMENTOS PARA VEGETARIANOS Y VEGANOS

Fase 2, Pérdida de peso continua
Vegetariano en 30 y 35 gramos de carbohidratos netos   380-381
Vegetariano en 40 y 45 gramos de carbohidratos netos   382-383
Vegetariano en 50 y 55 gramos de carbohidratos netos   384-385
Vegano en 50 gramos de carbohidratos netos   386-387

Fase 3, Preconservación, y Fase 4, Conservación permanente
Vegetariano en 60 y 70 gramos de carbohidratos netos   388-389
Vegetariano en 80 y 90 gramos de carbohidratos netos   390-391
Vegetariano en 100 gramos de carbohidratos netos   392-393

Fase 1, Inducción

	Día 1	*Gr. de carb. net.*	*Día 2*	*Gr. de carb. net.*	*Día 3*	*Gr. de carb. net.*	*Día 4*	*Gr. de carb. net.*	*Día 5*	*Gr. de carb. net.*	*Día 6*	*Gr. de carb. net.*	*Día 7*	*Gr. de carb. net.*
Desayuno	2 huevos revueltos	1	Picadillo salteado con	0	¼ de taza de queso mozarela derretido sobre	0.5	2 rebanadas de queso suizo	0.5	2 huevos fritos	1	2 cucharadas de queso crema y	1	Tiras de tocino	0
	Salchichas	0	¼ de taza de ascalonias	1	1 jitomate mediano	3.5	4 tallos de espárrago	2	2 cucharadas de salsa roja sin azúcar añadida	0.5	½ taza de pepino rebanado envueltos	1	1 rebanada de queso suizo	1
	½ taza de espinacas al vapor	2	y ½ taza de pimiento rojo cubierto de	3	Batido bajo en carb.	1	envueltos en Jamón de pavo	0	½ aguacate Haas	2	en salmón ahumado	1	1 huevo duro	0.5
			¼ de taza de mozarela en cuadritos	0.5									3 tallos de espárrago	1.5
	Subtotal	3	Subtotal	4.5	Subtotal	5	Subtotal	2.5	Subtotal	3.5	Subtotal	2	Subtotal	3
Colación	1 palito de queso de hebra	0.5	1 huevo duro	0.5	6 rábanos	0.5	Barra baja en carb.	2	½ taza de pepino rebanado	1	2 tallos de apio	1.5	10 aceitunas verdes rellenas con	0
	½ aguacate Haas	2	1 tallo de apio	1	2 rebanadas de queso Muenster	0.5	½ pepino mediano	1	2 rebanadas de queso Cheddar	0.5	2 cucharadas de **aderezo de queso azul**	1	2 cucharadas de queso crema	1
	Subtotal	2.5	Subtotal	1.5	Subtotal	1	Subtotal	3	Subtotal	2	Subtotal	2.5	Subtotal	1
Almuerzo	Rosbif en	0.5	Pollo asado con	0	Ensalada Cobb:		4 tazas de verduras mixtas c/	1.5	1 lata de atún en	0	Pollo asado sobre	0	Rebanadas de rosbif en	0
	4 tazas de ensalada verde	1.5	4 tazas de ensalada de verduras mixtas c/	1.5	4 tazas de lechuga romana	1.5	sardinas enlatadas	0	2 tazas de ensalada mixta	1	4 tazas de ensalada mixta con	1.5	4 tazas de ensalada mixta	1.5
	½ taza de germen de frijol mungo	2 5	5 jitomates cherry	2	Pollo asado	0	1 oz. de queso feta	1	½ taza de brócoli cocido	1.5	½ aguacate Haas	2	¼ de taza de queso mozarela en trocitos	0.5
	aceitunas negras	0.5	2 cucharadas de cebolla picada	1.5	1 huevo duro	0.5	5 aceitunas negras	0.5	¼ de taza de ascalonias	1	10 aceitunas negras	1.5	6 rábanos	0.5
	2 cucharadas de cebolla picada	1.5	2 cucharadas de queso parmesano rallado	0.5	¼ de taza de queso Cheddar en trocitos	0.5	5 jitomates cherry	2	4 piezas de corazones de alcachofa en escabeche	2	½ taza de germen de alfalfa	0	½ taza de pepinos rebanados	1
	2 cucharadas de **vinagreta de limón con eneldo**	1	2 cucharadas de **aderezo César**	1.5	½ taza de champiñones crudos	1	2 cucharadas de **vinagreta griega**	1	2 cucharadas de **vinagreta de limón con eneldo**	1	2 cucharadas de **aderezo italiano**	1	1 cucharada de **aderezo parmesano c/granos de pimienta**	1
					2 cucharadas de **aderezo dulce de mostaza**	1								
	Subtotal	6.5	Subtotal	7	Subtotal	4.5	Subtotal 6		Subtotal	6.5	Subtotal	6	Subtotal	1

Colación / Cena — Menú 1

Colación	
10 aceitunas verdes	0
1 rebanada de queso Cheddar	0.5
Subtotal	0.5

Cena	
Bistec de salmón horneado cubierto con	2
2 cucharadas de *Aïoli*	0
6 tallos de espárragos al vapor	2.5
Ensalada con	
2 tazas de oruga	1
5 jitomates cherry	2
½ taza de pepinos picados	1
2 cucharadas de aderezo italiano	1
Subtotal	7.5
Total	20
Vegetales de cimiento	16

Menú 2

Colación	
2 cucharadas de queso crema sobre	2
2 tallos de apio	1.5
Subtotal	2.5

Cena	
Bistec de atún asado	0
2 cucharadas de mantequilla c/hierbas	1
½ taza de calabacitas salteadas	1.5
2 tazas de verduras frescas mixtas	1
½ aguacate Haas	0.5
2 cucharadas de queso azul	2
2 cucharadas de aderezo parmesano c/granos de pimienta	1
Subtotal	7
Total	20
Vegetales de cimiento	12.5

Menú 3

Colación	
1 oz. de queso Gouda	0.5
5 aceitunas verdes	0
Subtotal	0.5

Cena	
Lomo de res asado	0
½ taza de calabacitas al vapor	1.5
2 tazas de ensalada mixta c/	1
¼ de pimiento rojo al horno	3.5
2 cucharadas de cebolla picada	1.5
2 cucharadas de aderezo parmesano c/granos de pimienta	1
Subtotal	7
Total	20.5
Vegetales de cimiento	12.5

Menú 4

Colación	
Jamón de pavo y	0
2 cucharadas de *Aïoli*	0
Subtotal	0

Cena	
Carne de hamburguesa cubierta c/	0
2 cucharadas de cebollas salteadas	1.5
¼ de taza de champiñones salteados y	2.5
2 rebanadas de queso Cheddar	1
2 tazas de ensalada mixta	1.5
2 cucharadas de aderezo dulce de mostaza	1
Subtotal	8
Total	20
Vegetales de cimiento	15

Menú 5

Colación	
Barra baja en carb.	0
1 rebanada de queso Cheddar	0
Subtotal	0

Cena	
Ensalada del chef:	0
4 tazas de lechuga romana	
pavo y jamón	2.5
1 jitomate pequeño	2.5
2 cucharadas de cebollas picadas	1
¼ de taza de queso	1
Cheddar en trocitos	0.5
2 cucharadas de aderezo francés	1
Subtotal	7
Total	20
Vegetales de cimiento	13

Menú 6

Colación	
Barra baja en carb.	2
1 jitomate mediano	3.5
Subtotal	5.5

Cena	
Pollo asado	0
2 cucharadas de salsa de mantequilla dorada	0
½ taza de espinacas al vapor	2
2 tazas de ensalada mixta	1
1 taza de endivia	1
½ aguacate Haas	2
2 cucharadas de aderezo italiano	1
Subtotal	7
Total	21
Vegetales de cimiento	14

Fase 2, Pérdida de peso continua, a 25 y 30 gramos de carbohidratos netos (adiciones de 30 gramos en cursivas negritas)

Desayuno

Día 1	Gr. de carb. net.	Día 2	Gr. de carb. net.	Día 3	Gr. de carb. net.	Día 4	Gr. de carb. net.	Día 5	Gr. de carb. net.	Día 6	Gr. de carb. net.	Día 7	Gr. de carb. net.
3 piezas de lomo canadiense	1	2 omeletes con	1	Jamón hervido en rebanadas	1	Batido bajo en carb.	1	Salchicha de pavo salteada con	0	2 huevos fritos	1	Barra baja en carb.	2
1 taza de coliflor molida con	2	¼ de taza de cebolla salteada y	4.5	2 rebanadas de queso suizo	2	1 oz. de nueces pecanas	1.5	¼ de taza de ascalonias y	1	½ taza de espinacas al vapor	2	1 huevo endiablado	0.5
¼ de taza de queso Cheddar en trocitos	0.5	½ taza de queso Cheddar en trocitos	1	½ aguacate Haas	2	*¾ de taza de frambuesas*	5	1 taza de col verde picada	2	3 tiras de tocino	0	*¼ de taza de zarzamoras*	2.5
1/4 de taza de moras azules	4	*5 fresas grandes*	5	*1/4 de taza de moras azules*	4			*¼ de taza de mora azul*	4	*4 fresas grandes*	4		
Subtotal	3.5 (7.5)	Subtotal	6.5 (11.5)	Subtotal	4 (8)	Subtotal	2.5 (7.5)	Subtotal	(3) 7	Subtotal	3 (7)	Subtotal	2.5 (5)

Colación

Día 1	Gr. de carb. net.	Día 2	Gr. de carb. net.	Día 3	Gr. de carb. net.	Día 4	Gr. de carb. net.	Día 5	Gr. de carb. net.	Día 6	Gr. de carb. net.	Día 7	Gr. de carb. net.
2 tallos de apio	1.5	1 oz. de almendras	2.5	1 taza de pepino	2.5	½ aguacate Haas	2	4 tallos de espárrago envueltos en	2	2 tallos de apio	1.5	5 castañas de Pará	2
1 cucharada de crema de cacahuate natural	2	10 aceitunas verdes	0	2 oz. de nueces	0	2 oz. de queso Cheddar	3	2 rebanadas de queso Provolone	1	2 cucharadas de crema de cacahuate natural	5	5 jitomates cherry	2
Subtotal	3.5	Subtotal	2.5	Subtotal	2.5	Subtotal	5	Subtotal	3	Subtotal	6.5	Subtotal	4

Almuerzo

Día 1	Gr. de carb. net.	Día 2	Gr. de carb. net.	Día 3	Gr. de carb. net.	Día 4	Gr. de carb. net.	Día 5	Gr. de carb. net.	Día 6	Gr. de carb. net.	Día 7	Gr. de carb. net.
Sardinas enlatadas sobre	0	Falda de res (sobras del Día 1) sobre	0	Salmón enlatado mezclado con	0	Pollo asado (sobras del Día 3) sobre	0	Camarones asados sobre	0	Hamburguesa	0	Pollo asado (sobras del Día 6) sobre	0
2 tazas de espinacas y	0.5	4 tazas de ensalada mixta y	1.5	½ taza de apio en cubos	0.5	1 taza de berros y	1	4 tazas de ensalada mixta	1.5	½ aguacate Haas	2	4 tazas de espinacas tiernas con	2
2 tazas de lechuga romana	1	½ taza de apio en cubos	0.5	2 cucharadas de cebolla picada y	1.5	3 tazas de hojas de lechuga orejona	1.5	5 aceitunas negras	0.5	1 rebanada de queso Cheddar	0.5	¼ de taza de queso feta	1
¾ de taza de pimiento rojo al horno	3.5	1 jitomate pequeño	2.5	2 cucharadas de mayonesa casera sobre	0	1 jitomate pequeño	2.5	1 jitomate pequeño	2.5	1 jitomate pequeño	0.5	1 onza de nueces	1.5
½ taza de brócoli crudo	1	½ aguacate Haas	2	4 tazas de lechuga romana	2	½ taza de ejotes crudos	2	2 oz. de queso de cabra	2.5	1 taza de lechuga francesa	1	½ aguacate Haas	2
2 cucharadas de vinagreta de limón y eneldo	1	2 cucharadas de aderezo ranch	1	5 aceitunas negras	1.5	2 cucharadas de aderezo de queso azul	1	2 cucharadas de vinagreta de limón y eneldo	2	2 cucharadas de cebolla	1.5	2 aceitunas negras	0.5
												2 cucharadas de vinagreta de frambuesas frescas	1
Subtotal	7	Subtotal	7.5	Subtotal	7.5	Subtotal	7.5	Subtotal	6	Subtotal	7.5	Subtotal	7

Tabla de planes de comida (cada alimento con su valor de carbohidratos). Las filas corresponden a *Colación* y *Cena*; al pie de cada columna se indica el Total y los Vegetales de cimiento.

Columna 1 — Total 25 (29) · Vegetales de cimiento 15

Colación
Alimento	Valor
5 castañas de Pará	2
1 huevo duro	0.5
Subtotal	2.5

Cena
Alimento	Valor
Falda de res asada cubierta de ¼ de taza de hongos shiitake	0
1 taza de brócoli al vapor	4.5
2 tazas de ensalada mixta con ½ taza de germen de alfalfa	1
1 oz. de piñones	1.5
2 cucharadas de queso azul en trocitos	0.5
2 cucharadas de vinagreta de frambuesas frescas	1
Subtotal	8.5

Columna 2 — Total 24 (29) · Vegetales de cimiento 15

Colación
Alimento	Valor
1 oz. de nueces pecanas	1.5
Batido bajo en carb.	1
Subtotal	2.5

Cena
Alimento	Valor
Bacalao al horno cubierta de 2 cucharadas de mantequilla c/ hierbas	0
1 taza de brócoli al vapor	0
2 tazas de ensalada mixta con ½ taza de germen de alfalfa	3
2 cucharadas de queso azul en trocitos	0.5
2 cucharadas de vinagreta de limón y eneldo	1
Subtotal	5

Columna 3 — Total 24.5 (28.5) · Vegetales de cimiento 16

Colación
Alimento	Valor
1 rebanada de queso Cheddar	0.5
5 jitomates cherry	2
Subtotal	2.5

Cena
Alimento	Valor
Pollo asado	0
1 cucharada de salsa barbecue	2
½ taza de espinacas al vapor	2
2 tazas de oruga cubierta de 4 corazones de alcachofa en escabeche	2
¼ de taza de ascalonias	1
2 cucharadas de aderezo de queso azul	2
Subtotal	9

Columna 4 — Total 25 (30) · Vegetales de cimiento 16

Colación
Alimento	Valor
1 onza de nueces	0.5
4 corazones de alcachofa en escabeche	2
Subtotal	2.5

Cena
Alimento	Valor
kebabs de cordero cocinados c/	0
1 taza de berenjena en cubos,	2
¼ de taza de cebolla en cubos,	2
½ taza de pimiento rojo en cubos	2
2 tazas de verduras frescas mixtas	2
2 cucharadas de vinagreta griega	1
Subtotal	9

Columna 5 — Total 26.5 (30.5) · Vegetales de cimiento 17

Colación
Alimento	Valor
1 oz. de nueces pecanas	1.5
Batido bajo en carb.	1
Subtotal	2.5

Cena
Alimento	Valor
Lomo de cerdo	0
2 cucharadas de salsa de mostaza c/ crema	1
½ taza de ejotes cocidos cubiertos de	2
1 onza de almendra en rebanadas	3
2 tazas de ensalada verde con	3
¼ de taza de pimiento rojo al horno	1
2 cucharadas de vinagreta de limón y eneldo	2
Subtotal	12

Columna 6 — Total 26 (30) · Vegetales de cimiento 14

Colación
Alimento	Valor
Barra baja en carb.	2
1 rebanada de queso suizo	1
Subtotal	3

Cena
Alimento	Valor
Pollo asado c/	0
¼ de taza de pesto de albahaca	1
1 taza de coliflor molida c/	1
¼ de taza de queso Cheddar en trocitos	2.5
4 tazas de oruga	0.5
2 cucharadas de vinagreta de frambuesas frescas	1
Subtotal	6

Columna 7 — Total 26 (28.5) · Vegetales de cimiento 16

Colación
Alimento	Valor
½ taza de brócoli al vapor	2
2 rebanadas de queso Cheddar	1
Subtotal	3

Cena
Alimento	Valor
Trucha arco iris	0
2 cucharadas de mantequilla con aceite	0
1 alcachofa mediana al vapor	7
2 tazas de ensalada verde c/	1
½ taza de pepino rebanado	1
2 cucharadas de aderezo italiano	1
Subtotal	10

Fase 2, Pérdida de peso continua, a 35 y 40 gramos de carbohidratos netos (adiciones de 40 gramos en cursivas negritas)

	Día 1	Gr. de carb. net.	Día 2	Gr. de carb. net.	Día 3	Gr. de carb. net.	Día 4	Gr. de carb. net.	Día 5	Gr. de carb. net.	Día 6	Gr. de carb. net.	Día 7	Gr. de carb. net.
Desayuno	3 piezas de lomo canadiense 1 taza de coliflor molida con ¼ de taza de queso Cheddar en trocitos ***¼ de taza de cerezas dulces*** Subtotal	1 2 0.5 4 3.5 (7.5)	2 omeletes con ¼ de taza de cebolla salteada y ¼ de taza de hongos shiitake salteados ¼ de taza de queso Cheddar en trocitos Subtotal	1 2 0.5 3.5 (7.5)	Jamón hervido en rebanadas 2 rebanadas de queso suizo ½ aguacate Haas ½ taza de fresas rebanadas Subtotal	1 4.5 4.5 0.5 10.5	Batido bajo en carb. 1 oz. de almendras ¼ de taza de moras azules ***½ taza de perlas de melón cantalupo*** Subtotal	1 2.5 4 7 7.5 (14.5)	Salchicha de pavo salteada con ¼ de taza de cebolla picada ½ taza de pimiento morrón rojo ***¼ de taza de zarzamora*** Subtotal	1 3 3 2.5 8.5	2 huevos fritos ½ taza de espinacas al vapor 3 tiras de tocino ***¼ de taza de cerezas dulces*** Subtotal	1 2 0 4 7 (11)	½ taza de queso cottage ***¼ de taza de perlas de melón cantalupo*** 1 oz. de avellanas Subtotal	4 3.5 0.5 2.5 (5)
Colación	2 tallos de apio 2 cucharadas de crema de cacahuate natural Subtotal	1.5 5 6.5	½ taza de requesón ½ taza de frambuesa Subtotal	4 1.5 5.5	1 taza de pepino 2 cucharadas de ***aderezo de queso azul*** Subtotal	2 1 3	½ aguacate Haas 2 oz. de queso Cheddar Subtotal	2 1 3	4 tallos de espárrago envueltos en 2 rebanadas de queso Provolone Subtotal	2 1 3	2 tallos de apio 2 cucharadas de crema de cacahuate natural Subtotal	1.5 5 6.5	½ taza de brócoli crudo 2 cucharadas de Aïoli Subtotal	1 0 1
Almuerzo	Sardinas enlatadas sobre 2 tazas de espinacas tiernas y 2 tazas de lechuga romana ¼ de taza de pimiento rojo al horno 4 corazones de alcachofa en escabeche ½ taza de brócoli crudo 2 cucharadas de vinagreta de limón y eneldo Subtotal	0 0.5 1 3.5 2 1 9	Falda de res (sobras del Día 1) sobre 4 tazas de ensalada mixta y 1 taza de apio en cubos 1 jitomate pequeño ½ taza de germen de alfalfa 2 cucharadas de vinagreta griega Subtotal	0 1.5 2.5 0 5	Salmón enlatado mezclado con ½ taza de apio en cubos 2 cucharadas de cebolla picada y mayonesa casera sobre 4 tazas de lechuga romana 5 aceitunas negras ***4 oz. de jugo de tomate*** Subtotal	0 1.5 0 1.5 0.5 4 4.5 (8.5)	Pollo asado (sobras del Día 3) sobre 1 taza de berros y 2 tazas de hojas de lechuga orejona 1 jitomate mediano 5 aceitunas negras 2 cucharadas de aderezo de queso azul Subtotal	0 0.5 1.5 2.5 0.5 1 3	Camarones asados sobre 4 tazas de ensalada mixta 5 aceitunas negras 1 jitomate pequeño 2 cucharadas de vinagreta de limón y eneldo ***5 fresas grandes*** Subtotal	0 0 1.5 2.5 0.5 6	Carne de hamburguesa ½ aguacate Haas 1 rebanada de queso Cheddar 1 jitomate pequeño 1 taza de lechuga orejona 2 cucharadas de cebolla 2 cucharadas de Aïoli Subtotal	0 2 1.5 0.5 2.5 0.5 5 5.5 (10.5)	Pollo asado (sobras del Día 6) sobre 4 tazas de espinacas tiernas con 2 oz. de queso feta 1 onza de nueces 6 rábanos 5 aceitunas negras ***2 cucharadas de vinagreta de frambuesas frescas*** Subtotal	0 1 2.5 1.5 1 0.5 1 7.5

Menú 1

Colación
4 onzas de yogurt bajo en carb.	3
¼ de taza de moras azules	4
Subtotal	7

Cena
Falda de res asada cubierta de	0
¼ de taza de gravy de hongos	2
2 tazas de ensalada mixta con	1
2 cucharadas de queso azul en trocitos	0.5
¼ de taza de ascalonias	1
2 cucharadas de vinagreta de frambuesas frescas	1
Subtotal	9
Total	35 (39)
Vegetales de cimiento	17

Menú 2

Colación
2 oz. de pistache	5
½ taza de palitos de jícama	2.5
Subtotal	7.5

Cena
Bacalao al horno	0
2 cucharadas de mantequilla c/ hierbas	0
1 taza de brócoli al vapor	3
2 tazas de ensalada mixta	1
½ taza de pepino rebanado	1
2 cucharadas de vinagreta de limón y eneldo	0.5
¼ de taza de cerezas dulces	4
Subtotal	6.5 (10.5)
Total	33 (39)
Vegetales de cimiento	22

Menú 3

Colación
2 oz. de nueces pecanas	3
½ taza de queso cottage	3
Subtotal	6

Cena
Pollo asado	0
1 cucharada de salsa barbecue	2
½ taza de coles de Bruselas al vapor	3.5
2 tazas de oruga cubierta de	1
4 corazones de alcachofa en escabeche	4
1 jitomate pequeño	1
2 cucharadas de aderezo ranch	2
Subtotal	14
Total	35 (39)
Vegetales de cimiento	17.5

Menú 4

Colación
1 onza de almendras	2.5
4 onzas de yogurt bajo en carb.	3
Subtotal	5.5

Cena
Kebabs de cordero cocinados c/	0
1 taza de berenjena en cubos	2
¼ de taza de cebolla en cubos	3.5
1 taza de pimiento rojo en cubos	1
2 tazas de verduras frescas mixtas	2.5
5 aceitunas negras	1
2 cucharadas de vinagreta griega	0
Subtotal	12.5
Total	34.5 (45.1)
Vegetales de cimiento	20

Menú 5

Colación
2 oz. de piñones	3.5
½ taza de queso cottage	3
Subtotal	6.5

Cena
Lomo de cerdo	0
2 cucharadas de salsa de mostaza c/ crema	1
½ taza de ejotes cocidos	3
2 tazas de ensalada verde con	1
¼ de taza de pimiento rojo al horno	3.5
½ taza de pepino rebanado	1
2 cucharadas de vinagreta de limón y eneldo	1
Subtotal	10.5
Total	34 (39)
Vegetales de cimiento	21

Menú 6

Colación
Barra baja en carb.	2
½ taza de requesón	4
Subtotal	6

Cena
Pollo asado c/	0
¼ de taza de pesto de albahaca	1
1 taza de coliflor molida c/	2
¼ de taza de queso	0.5
Cheddar en trocitos	1.5
4 tazas de oruga	2.5
1 jitomate pequeño	1
2 cucharadas de vinagreta de frambuesas frescas	8.5
Subtotal	10.5
Total	33.5 (39.5)
Vegetales de cimiento	16.5

Menú 7

Colación
4 oz. de jugo de tomate	4
4 onzas de yogurt griego entero	3.5
Subtotal	7.5

Cena
Trucha arco iris	0
2 cucharadas de mantequilla con aceite	0
1 alcachofa mediana al vapor	7
2 tazas de ensalada verde c/	1
½ taza de pepino rebanado	1
½ aguacate Haas	2
2 cucharadas de aderezo italiano	1
Subtotal	12
Total	35.5 (39)
Vegetales de cimiento	14

Fase 2, Pérdida de peso continua, a 45 y 50 gramos de carbohidratos netos (adiciones de 50 gramos en cursivas negritas)

	Día 1	Gr. de carb. net.	Día 2	Gr. de carb. net.	Día 3	Gr. de carb. net.	Día 4	Gr. de carb. net.	Día 5	Gr. de carb. net.	Día 6	Gr. de carb. net.	Día 7	Gr. de carb. net.
Desayuno	3 piezas de lomo canadiense	1	2 omeletes con	1	Jamón hervido en rebanadas	1	½ taza de queso cottage entero	3	Salchicha de pavo salteada con	0	2 huevos fritos	1	*2 waffles Atkins**	6
	1 taza de coliflor molida con	4.5	¼ de taza de cebolla salteada y	4.5	2 rebanadas de queso suizo	2	1 oz. de almendras	2.5	¼ de taza de cebolla picada	3	½ taza de hojas de betabel al vapor	3.5	½ taza de queso cottage	4
	¼ de taza de queso Cheddar en trocitos	0.5	¼ de taza de hongos shiitake salteados	4.5	½ aguacate Haas	2	½ de taza de moras azules	8	1 taza de col verde picada	2	3 tiras de tocino	0	½ taza de perlas de melón cantalupo	7.5
	½ taza de perlas de melón honeydew	7	½ de taza de frambuesas frescas	1.5	*4 oz. de jugo de tomate*	4			¼ de taza de queso Cheddar en trocitos	0.5	4 oz. de jugo de tomate	4		
	Subtotal	10	Subtotal	11.5	Subtotal	4 (8)	Subtotal	7.5 (14.5)	Subtotal	5.5	Subtotal	8.5	Subtotal	17.5
Colación	2 tallos de apio	1.5	2 oz. de almendras	5	1 taza de pepino rebanado	2	½ aguacate Haas	2	2 rebanadas de queso Provolone	2	1 tallo de apio	1	2 cucharadas de humus	4.5
	2 cucharadas de crema de cacahuate natural	5	½ taza de requesón	4	2 cucharadas de humus	4.5	2 oz. de queso Cheddar	1	½ taza de melón honeydew	1	2 cucharadas de crema de cacahuate natural	7	½ taza de palitos de jícama	2.5
	Subtotal	6.5	Subtotal	9	Subtotal	6.5	Subtotal	3	Subtotal	3	Subtotal	8	Subtotal	7
Almuerzo	Sardinas enlatadas sobre	0	Falda de res (sobras del Día 1) sobre	0	Salmón enlatado mezclado con	0	Pollo asado (sobras del Día 3) sobre	0	Kebabs de cordero (sobras del Día 4)	0	Carne de Hamburguesa	0	Pollo asado (sobras del Día 6) sobre	0
	2 tazas de espinacas tiernas y	0.5	4 tazas de ensalada mixta y	0.5	½ taza de apio en cubos	0.5	1 taza de berros y	0.5	4 tazas de ensalada mixta	0	½ aguacate Haas	2	4 tazas de espinacas tiernas con	2
	2 tazas de lechuga romana	1	1 taza de apio en cubos	1	2 cucharadas de cebolla picada y	1	3 tazas de hojas de lechuga francesa	1.5	5 aceitunas negras	1.5	1 rebanada de queso Cheddar	1.5	¼ de taza de queso feta	0.5
	¼ de taza de pimiento rojo al horno	3.5	1 jitomate pequeño	2.5	2 cucharadas de mayonesa casera sobre	0	1 jitomate mediano	3.5	1 jitomate pequeño	3.5	1 jitomate pequeño	0.5	4 corazones de alcachofa en escabeche	1
	¼ de taza de garbanzos cocidos	6.5	¼ de taza de frijoles cocidos	3.5	4 tazas de lechuga romana	6	¼ de taza de chícharos salvajes	0	¼ de taza de frijoles lima tiernos	6	1 taza de lechuga francesa	2.5	1 jitomate pequeño	2.5
	2 cucharadas de vinagreta de limón y eneldo	1	2 cucharadas de aderezo ranch	6.5	1 jitomate mediano	3.5	2 cucharadas de vinagreta de limón y eneldo	1.5	2 cucharadas de vinagreta de limón y eneldo	1	2 cucharadas de cebolla picada	1.5	2 cucharadas de vinagreta griega	0
			1 pan árabe bajo en carb.	4	2 cucharadas de aderezo de queso azul	1			*1 bagel bajo en carb.*	5	*1 bollo de hamburguesa bajo en carb.*	7	*1 pan árabe bajo en carb.*	4
	Subtotal	12.5	Subtotal	12 (16)	Subtotal	8	Subtotal	8	Subtotal	11	Subtotal	7.5 (11.5)	Subtotal	6.5 (10.5)

Colación	5 jitomates cherry	2	2 rebanadas de queso Cheddar	1	2 oz. de semillas de calabaza al horno	4	1 onza de nueces	1.5	½ taza de fresas rebanadas	3.5	4 onzas de yogurt natural entero	5.5	Barra baja en carb.	2
	4 onzas de yogurt bajo en carb.	3	½ taza de palitos de jícama	2.5	½ taza de moras azules	8.5	5 fresas grandes	5	½ taza de queso cottage entero	3	¼ de taza de moras azules	4	2 oz. nueces	3
	Subtotal	5	Subtotal	3.5	Subtotal	12.5	Subtotal	6.5	Subtotal	6.5	Subtotal	9.5	Subtotal	5
Cena	Falda de res asada cubierta de	0	Bacalao al horno	0	Pollo asado	0	Kebabs de cordero cocinados c/	0	Lomo de cerdo 0		Pollo asado c/	0	Trucha arco iris	0
	¼ de taza de **gravy de hongos**	2	2 cucharadas de **mantequilla c/ hierbas**	0	2 cucharadas de **salsa barbecue**	4	1 taza de berenjena en cubos	2	2 cucharadas de **salsa de mostaza c/ crema**	1	¼ de taza de **pesto de albahaca**	1	2 cucharadas de **mantequilla con aceite**	0
	1 taza de ejotes al vapor	6	1 taza de brócoli al vapor	3.5	1 taza de coles de Bruselas al vapor	7	¼ de taza de cebolla en cubos	3	½ tazas de ejotes cocidos cubiertos con	3	1 taza de coliflor molida c/	2	1 alcachofa mediana al vapor	7
	2 tazas de ensalada mixta con	1	2 tazas de ensalada mixta	1	2 tazas de oruga cubierta de	1	1 taza de pimiento rojo en cubos	6	1 oz. de almendras rebanadas	2.5	¼ de taza de queso Cheddar en trocitos	0.5	2 tazas de ensalada verde c/	1
	2 cucharadas de queso azul en trocitos	0.5	½ taza de germen de frijol mungo	2	4 corazones de alcachofa en escabeche	2	2 tazas de verduras frescas mixtas	1	2 tazas de ensalada verde con	1	4 tazas de oruga	1.5	5 aceitunas verdes	0.5
	1 bollo bajo en carb.	4	4 corazones de alcachofa en escabeche	2	½ taza de ascalonias	1	***¼ de taza de lentejas cocinadas***	6	¼ de taza de pimiento rojo al horno	3.5	1 jitomate pequeño	2.5	½ taza de pepino rebanado	1
	1 cucharadas de **vinagreta de frambuesas frescas**	0.5	2 cucharadas de **vinagreta de limón y eneldo**	1	2 cucharadas de **vinagreta de limón y eneldo**	1	2 cucharadas de **vinagreta griega**	0	2 cucharadas de **vinagreta griega**	0	¼ de taza de lentejas cocinadas	6	2 cucharadas de **vinagreta de frambuesas frescas**	1
											2 cucharadas de **aderezo italiano**	1		
	Subtotal	10 (14)	Subtotal	9.5	Subtotal	16	Subtotal	10.5 (16.5)	Subtotal	14	Subtotal	14.5	Subtotal	10.5
	Total	44.5 (48.5)	Total	45.5 (49.5)	Total	47 (51)	Total	32 (39)	Total	46.5 (51.5)	Total	46 (50)	Total	46.5 (50.5)
	Vegetales de cimiento	17.5	Vegetales de cimiento	25	Vegetales de cimiento	22	Vegetales de cimiento	20	Vegetales de cimiento	20	Vegetales de cimiento	17.5	Vegetales de cimiento	17.5

* www.atkins.com/Recipes/ShowRecipe884/Atkins-Cuisine-Waffles.aspx.

Fase 3, Preconservación, y Fase 4, Conservación permanente, a 55 y 65 gramos de carb. net. (adiciones de 65 gramos en cursivas negritas)

Desayuno

	Día 1	Gr.	Día 2	Gr.	Día 3	Gr.	Día 4	Gr.	Día 5	Gr.	Día 6	Gr.	Día 7	Gr.
	2 omeletes	1	1 waffle Atkins*	6	Smoothie:		4 oz. de yogurt natural entero	5.5	4 oz. de yogurt griego entero	3.5	2 huevos revueltos	1	2 hot cakes Atkins**	6
	¼ de taza de hongos shiitake salteados	4.5	¼ de taza de requesón	2	½ taza de leche de almendra sin endulzar	0.5	Barra baja en carb.	2	¼ de taza de moras azules	4	¼ taza de cebollas salteadas	4.5	4 oz. de requesón	4
	½ taza de queso Cheddar en trocitos	1	½ taza de moras azules	8	4 oz. de yogurt natural entero	5.5	½ taza de mango	12.5	2 oz. de almendras	4.5	¼ taza de queso Cheddar en trocitos	1	½ taza de moras azules	4
			1 oz. de almendras	2.5	½ taza de frambuesas	3					4 oz. de jugo de tomate	4		
					1 oz. de almendras	2.5								
	Subtotal	6.5	Subtotal	18.5	Subtotal	11.5	Subtotal	20	Subtotal	12	Subtotal	10.5	Subtotal	14

Colación

	Día 1	Gr.	Día 2	Gr.	Día 3	Gr.	Día 4	Gr.	Día 5	Gr.	Día 6	Gr.	Día 7	Gr.
	2 oz. de piñones	3.5	4 tallos de espárragos envueltos en	2	2 rebanadas de queso suizo	2	4 tallos de espárragos envueltos en	2	½ aguacate Haas	2	Barra baja en carb.	2	½ aguacate Haas	2
	½ taza de zarzamoras	5.5	2 rebanadas de queso suizo	2	½ taza de frijoles edamame	6	2 rebanadas de queso suizo	6	½ taza de mango	12.5	½ taza de zarzamoras	5.5	1 zanahoria mediana	5.5
			1 cucharadita de mostaza Dijon	0.5										
	Subtotal	9	Subtotal	4.5	Subtotal	8	Subtotal	8	Subtotal	14.5	Subtotal	7.5	Subtotal	2 (7.5)

Almuerzo

	Día 1	Gr.	Día 2	Gr.	Día 3	Gr.	Día 4	Gr.	Día 5	Gr.	Día 6	Gr.	Día 7	Gr.
	Pollo asado con	0	Kebabs de cordero (sobras del Día 1)	0	Pavo rebanado (sobras del Día 2) sobre	0	2 huevos endiablados hechos c/	1	Camarones (sobras del Día 4) cubiertos c/	0	Pollo asado sobre	0	Jamón (sobras del Día 5) y	0
	2 cucharadas de salsa de cacahuate	5	2 cucharadas de humus	5	4 tazas de ensalada verde mixta	4.5	2 cucharadas de mayonesa casera	0	2 cucharadas de mayonesa casera y	0	4 tazas de ensalada verde mixta	1.5	2 rebanadas de queso suizo sobre	1.5
	4 tazas de ensalada verde mixta	2.5	2 tazas de ensalada verde mixta	2.5	¼ taza de pimiento morrón rojo	1.5	1 pan árabe bajo en carb. c/	4	1 pepinillo picado	2	¼ de taza de pimiento rojo al horno	0	1 bagel bajo en carb. c/	2
	½ taza de pimiento morrón verde	1.5	1 jitomate mediano	1.5	½ aguacate Haas	3.5	2 cucharadas de humus	4.5	1 bagel bajo en carb.	5	½ taza de chícharo mollar	2	1 cucharadita de mostaza Dijon	5
	½ taza de jícama picada	2.5	½ aguacate Haas	2	1 jitomate pequeño	2	2 tazas de ensalada verde mixta	2.5	4 tazas de lechuga romana	3.5	2 cucharadas de mostaza Dijon	5	½ taza de lechuga francesa	0.5
	1 jitomate pequeño	2	2 cucharadas de vinagreta griega	1	2 cucharadas de aderezo italiano	1	2 cucharadas de humus	2.5	¼ de taza de lentejas cocidas	3.5	½ taza de lechuga romana	3.5	1 jitomate pequeño	3.5
	2 cucharadas de aderezo cremoso italiano	2					1 jitomate pequeño	2.5	2 cucharadas de aderezo italiano	2	2 cucharadas de aderezo parmesano c/granos de pimienta	2	2 cucharadas de humus	4.5
							2 cucharadas de aderezo parmesano c/granos de pimienta	1						
	Subtotal	15.5	Subtotal	12.5	Subtotal	12.5	Subtotal	14	Subtotal	16	Subtotal	16	Subtotal	15

	Día 1	Día 2	Día 3	Día 4	Día 5	Día 6	Día 7
Colación	½ taza de yogurt natural entero 5.5 ½ manzana mediana 8.5 Subtotal 14	1 oz. de almendras 2.5 ½ toronja blanca 8.5 Subtotal 11	1 oz. de almendras 2.5 ½ taza de piña 8.5 Subtotal 11	1 taza de cerezas dulces 4 2 oz. de almendras 4.5 Subtotal 8.5	4 oz. de jugo de tomate 4 2 oz. de queso de cabra 0.5 Subtotal 4.5	½ taza de piña 8.5 2 oz. de nueces de macadamia 2 Subtotal 10.5	2 oz. de almendras 4.5 ½ manzana mediana 8.5 Subtotal 13
Cena	Kebabs de cordero 0 ½ *camote al horno* 12 2 tazas de ensalada verde mixta 1 ¼ de taza de garbanzos cocidos 6.5 5 aceitunas negras 0 2 cucharadas de vinagreta griega 1 Subtotal 9.5 (21.5)	Pavo al horno 0 ½ taza de salsa *Velouté* 1 ½ *papa al horno* 12.5 1 taza de berenjena asada 1 2 tazas de ensalada verde mixta 4 6 rábanos 0.5 2 cucharadas de vinagreta griega 1 Subtotal 7.5 (20)	Fajitas: falda de res asada con 0 ¼ de taza de cebollas salteadas 4.5 1 taza de pimiento verde salteado 1 ¼ de salsa cruda 0.5 ½ *elote* 8.5 2 tazas de ensalada verde mixta 1 2 cucharadas de aderezo parmesano c/granos de pimienta 1 Subtotal 14 (22.5)	Camarones salteados en 0 ½ taza de puerros 3.5 ¼ de taza de ensalada de espinaca tierna 0.5 1 jitomate pequeño 2.5 ½ *taza de betabel en escabeche* 7 2 cucharadas de aderezo cremoso italiano 1 Subtotal 10.5 (17.5)	Jamón horneado 0 ¼ de taza de gravy de hongos 2 ½ *taza de calabaza amarilla molida* 7 Ensalada con 1 taza de hinojo crudo picado y 3.5 ½ taza de jícama picada 2.5 2 cucharadas de aderezo de queso azul 1 Subtotal 9 (16)	Falda de res 0 ¼ de frijoles lima tiernos cocidos 7 ½ *taza de granos de maíz pozolero* 12.5 2 tazas de ensalada verde mixta 1 ½ pepino picado 1 4 corazones de alcachofa en escabeche 2.5 2 cucharadas de aderezo cremoso italiano 2 Subtotal 13.5 (26)	Bistec de salmón 0 1 taza de hinojo al horno y 3 ¼ de taza de cebollas al horno 4.5 ¼ de taza de *Raita* 3 Ensalada de 2 tazas de oruga 0.5 ½ pepino picado 1 1 jitomate pequeño 2 2 cucharadas de vinagreta de frambuesas frescas 1 Subtotal 14
Total	Total 54.5 (21.5) Vegetales de cimiento 14.5	Total 54 (66.5) Vegetales de cimiento 14.5	Total 55 (63.5) Vegetales de cimiento 24.5	Total 57 (64) Vegetales de cimiento 12	Total 56 (63) Vegetales de cimiento 12	Total 54 (66.5) Vegetales de cimiento 20	Total 58 (63.5) Vegetales de cimiento 15

* www.atkins.com/Recipes/ShowRecipe884/Atkins-Cuisine-Waffles.aspx.

** www.atkins.com/Recipes/ShowRecipe883/Atkins-Cuisine-Pancakes.aspx.

Fase 3, Preconservación, y Fase 4, Conservación permanente, a 75 y 85 gramos de carb. net. (adiciones de 85 gramos en cursivas negritas)

	Día 1	Gr. de carb. net.	Día 2	Gr. de carb. net.	Día 3	Gr. de carb. net.	Día 4	Gr. de carb. net.	Día 5	Gr. de carb. net.	Día 6	Gr. de carb. net.	Día 7	Gr. de carb. net.
Desayuno	2 omeletes ¼ de taza de hongos shiitake salteados ½ taza de queso Cheddar en trocitos 4 oz. de jugo de tomate	1 4.5 1 4	1 **waffle Atkins*** ½ taza de requesón ½ taza de piña 1 oz. de almendras rebanadas	6 4 8.5 2.5	Smoothie: ½ taza de leche de almendra sin endulzar 4 oz. de yogurt natural entero ½ taza de piña 1 oz. de almendras	 0.5 5.5 8.5 2.5	2 huevos endiablados 1 cucharada de mayonesa casera 1 pan árabe c/ 3 cucharadas de pesto de tomate secado al sol	1 0 4 3	4 oz. de yogurt natural entero 1 naranja mediana 1 oz. de nueces de La India	5.5 13 4.5	2 huevos revueltos ¼ de taza de frijoles refritos ½ taza de queso Cheddar en trocitos 4 oz. de jugo de tomate	1 6.5 1 4	2 **hot cakes Atkins**** 4 oz. de requesón ½ taza de perlas de melón honeydew	6 4 7
	Subtotal	10.5	Subtotal	21	Subtotal	17	Subtotal	8	Subtotal	23	Subtotal	12.5	Subtotal	17
Colación	2 oz. de almendras ½ taza de perlas de melón cantalupo	5 7.5	2 rebanadas de queso suizo 1 zanahoria mediana	2 5.5	1 oz. de nueces de macadamia 4 oz. de jugo de tomate	2 4	½ manzana mediana 2 onzas de nueces pecanas	8.5 3	½ aguacate Haas 4 oz. de jugo de tomate	2 4	Barra baja en carb. ½ taza de zarzamoras	2 4	½ aguacate Haas 1 jitomate pequeño	2 5.5
	Subtotal	12.5	Subtotal	7.5	Subtotal	6	Subtotal	11.5	Subtotal	6	Subtotal	6	Subtotal	7.5
Almuerzo	Pollo asado con 2 cucharadas de salsa de cacahuate 2 tazas de ensalada verde mixta ½ de taza de pimiento morrón verde ½ taza de jícama picada 2 zanahorias medianas ralladas *½ taza de granos de maíz pozolero* 2 cucharadas de aderezo italiano	0 5 1.5 2 2.5 11 *12.5* 1	Kebabs de cordero (sobras del Día 1) 2 tazas de ensalada verde mixta ¼ de taza de lentejas cocidas 1 jitomate mediano ½ aguacate Haas 2 jitomates pequeños 2 cucharadas de aderezo cremoso italiano 1 pan árabe bajo en carb.	0 1.5 6 3.5 2 2 2 12.5	Pavo rebanado (sobras del Día 2) sobre 4 tazas de ensalada verde mixta ¼ de taza de pimiento rojo al horno ½ aguacate Haas 2 jitomates pequeños *½ taza de gramos de maíz pozolero* 2 cucharadas de aderezo ranch	0 1.5 3.5 2 2 *12.5* 4	Carne para hamburguesa y 2 rebanadas de queso suizo c/ 1 jitomate pequeño 2¾ tazas de humus envuelto en ½ taza de lechuga francesa Ensalada de col: 1 taza de col picada y 1 zanahoria mediana rallada 2 cucharadas de aderezo cremoso para ensalada de col	0 2 2.5 9 2 0.5 2 5.5 1	Camarones (sobras del Día 4) c/ 2 cucharadas de salsa coctel 4 tazas de lechuga romana ½ taza de betabel en escabeche *¼ de taza de arroz integral cocido* 2 cucharadas de aderezo italiano	0 2 2.5 9 0.5 2	Pollo asado sobre 4 tazas de ensalada verde mixta ½ taza de gombo en escabeche ½ taza de pimiento rojo al horno ½ taza de chícharo mollar 2 cucharadas de aderezo parmesano c/granos de pimienta	0 2.5 3 2 3.5 1	Jamón (sobras del Día 5) y 2 rebanadas de queso suizo sobre 1 bagel bajo en carb. c/ 1 cucharadita de mostaza Dijon ½ taza de lechuga francesa ½ pepino rebanado ¾ de taza de humus	0 2.5 5 0.5 7.5 0.5 9
	Subtotal	22.5 (35)	Subtotal	19	Subtotal	13(25.5)	Subtotal	22.5	Subtotal	13(21)	Subtotal	12.5 (25)	Subtotal	18

Colación	1 chabacano mediano 3 ½ taza de yogurt natural entero 5.5 Subtotal 8.5	1 oz. de nueces de La India 4.5 ½ manzana mediana 8.5 Subtotal 13	2 oz. de queso de cabra 0.5 ½ taza de moras azules 8 Subtotal 8.5	½ taza de cerezas 8 ½ taza de queso cottage 4 Subtotal 12	½ taza de perlas de melón honeydew 7 2 oz. de queso de cabra 0.5 Subtotal 7.5	½ manzana mediana 8.5 2 oz. de nueces de macadamia 4 Subtotal 12.5	2 oz. de almendras 4.5 1 naranja mediana 13 Subtotal 17.5
Cena	Kebabs de cordero 0 ½ taza de garbanzos cocidos 13 2 tazas de ensalada verde mixta 1 4 corazones de alcachofa en escabeche 2 1 oz. de queso azul 0.5 5 aceitunas negras 0.5 1 jitomate pequeño 2.5 2 cucharadas de **vinagreta griega** 1 Subtotal 20.5	Pechuga de pavo asada 0 2 cucharadas de **salsa barbecue** 4 ***½ taza de trigo burgol cocido*** 13 2 tazas de ensalada verde mixta 1 ½ taza de hinojo picado 2 1 jitomate mediano 3.5 2 oz. de queso feta 2 2 cucharadas de **vinagreta griega** 1 Subtotal 13.5 (26.5)	Fajitas: falda de res asada con 0 ½ taza de cebollas salteadas 9 ½ taza de pimiento verde salteado 3.5 ½ taza de frijoles refritos 13 ¼ de **salsa cruda** 1.5 2 tazas de ensalada verde mixta 1 2 cucharadas de **aderezo parmesano c/granos de pimienta** 1 Subtotal 29	Camarones salteados 0 ***¼ de taza de arroz integral*** 10 1 taza de puerros al vapor 7 ¼ de taza de **salsa Alfredo** 2 2 tazas de ensalada de espinaca tierna 0.5 1 jitomate pequeño 2.5 ***½ taza de betabel en escabeche*** 7 2 cucharadas de **aderezo cremoso italiano** 2 Subtotal 21 (31)	Jamón horneado 0 ¼ de taza de **gravy de hongos** 2 ½ taza de calabaza bellota al horno 10.5 Ensalada con 2 tazas de hinojo crudo picado y 7 ½ taza de jícama picada 2.5 1 jitomate pequeño 2.5 2 cucharadas de **aderezo de queso azul** 1 Subtotal 25.5	Falda de res 0 ½ papa al horno 10.5 4 tazas de ensalada verde mixta 1.5 ½ taza de garbanzos cocidos 13 Subtotal 26	Bistec de salmón 0 1 taza de hinojo al horno y 3 ***¼ de taza de arroz integral*** 10 ½ taza de cebollas al horno 9 ¼ de taza de **Raita** 3 Ensalada de 2 tazas de oruga 0.5 cucharadas de **aderezo cremoso italiano** 2 Subtotal 17.5 (28)
	Total 74.5 (87) Vegetales de cimiento 16	Total 74(87) Vegetales de cimiento 13.5	Total 73.5 (86) Vegetales de cimiento 25.5	Total 75 (85) Vegetales de cimiento 15	Total 75 (83) Vegetales de cimiento 16	Total 71 (83.5) Vegetales de cimiento 16.5	Total 74.5 (85) Vegetales de cimiento 18.5

* www.atkins.com/Recipes/ShowRecipe884/Atkins-Cuisine-Waffles.aspx.

** www.atkins.com/Recipes/ShowRecipe883/Atkins-Cuisine-Pancakes.aspx.

Fase 3, Preconservación, y Fase 4, Conservación permanente, a 95 gramos de carb. net. (adiciones de 95 gramos en cursivas negritas)

Los alimentos se presentan como "alimento — Gr. de carb. net." por día.

Desayuno

Día 1	Día 2	Día 3	Día 4	Día 5	Día 6	Día 7
2 omeletes — 1	**1 waffle Atkins*** — 1	½ taza de queso cottage — 4	½ taza de queso cottage — 4	½ taza de yogurt natural entero — 5.5	2 huevos revueltos	**2 hot cakes Atkins***** — 6
½ taza de queso Cheddar en trocitos — 1	½ taza de requesón	**½ taza de mango** — 12.5	**½ taza de mango** — 12.5	¼ de taza de granos de trigo tosco cocidos — 7	¼ de taza de cebolla salteada — 5.5	4 oz. de requesón — 4
1 naranja mediana — 13	¾ de taza de fresas rebanadas — 2.5	2 oz. de almendras — 4.5	2 oz. de almendras — 4.5	¼ de taza de moras azules — 4	¼ de taza de queso Cheddar en trocitos — 0.5	½ toronja rosada — 8
	1 oz. de almendras rebanadas — 1			2 oz. de nueces de la India — 9	½ toronja blanca — 8.5	
Subtotal 15	**Subtotal 4.5**	**Subtotal 21**	**Subtotal 21**	**Subtotal 25.5**	**Subtotal 14.5**	**Subtotal 18**

Colación

Día 1	Día 2	Día 3	Día 4	Día 5	Día 6	Día 7
2 oz. de piñones — 3.5	4 tazas de espárrago envueltos en — 3.5	1 oz. de nueces — 1.5	2 rebanadas de queso suizo — 2	½ aguacate Haas — 3.5	Barra baja en carb. — 2	½ aguacate Haas — 2
4 oz. de jugo de tomate — 4	2 rebanadas de queso suizo —	4 oz. de jugo de tomate — 4	**1 zanahoria mediana** — 3.5	4 oz. de jugo de tomate — 4	½ taza de zarzamoras — 4	1 jitomate pequeño — 2.5
	1 cucharadita de mostaza Dijon — 0.5					
Subtotal 7.5	**Subtotal 4.5**	**Subtotal 5.5**	**Subtotal 5.5**	**Subtotal 7.5**	**Subtotal 6**	**Subtotal 4.5**

Almuerzo

Día 1	Día 2	Día 3	Día 4	Día 5	Día 6	Día 7
Pollo asado con 2 cucharadas de **salsa de cacahuate** — 5	Kebabs de cordero (sobras del Día 1) — 0	Pavo rebanado (sobras del Día 2) sobre — 0	2 huevos endiablados cubiertos c/ — 1	Ensalada de atún hecha c/ 2 cucharadas de **mayonesa casera** — 1	Pollo asado sobre 2 tazas de ensalada verde mixta — 0	Jamón (sobras del Día 5) y — 0
2 tazas de ensalada verde mixta — 1	2 cucharadas de **humus** — 4.5	1 rebanada de **pan 100% integral** — 12	1 cucharada de **mayonesa casera** — 0	½ taza de apio picado y 2 cucharadas de cebolla picada sobre — 0.5	½ taza de **granos de maíz pozolero** — 12.5	2 rebanadas de queso suizo sobre — 2
½ taza de pimiento morrón verde — 2	2 piezas de **pan tostado c/fibra** — 11	4 tazas de ensalada verde mixta — 1	2 tazas de ensalada verde cubierta c/ — 1	1 rebanada de **pan 100% integral** — 12	1 taza de pimiento rojo — 6	1 rebanada de **pan 100% integral** c/ — 12.5
¼ de taza de pimiento rojo al horno — 3.5	2 tazas de ensalada verde mixta — 1	¼ de taza de pimiento rojo al horno — 1.5	¼ de taza de **granos de trigo tosco cocidos** — 14	4 tazas de lechuga romana —	½ taza de **frijol negro** — 13	1 cucharadita de mostaza Dijon — 0.5
¼ de taza de **garbanzo** — 6.5	½ taza de pimiento morrón verde — 2	½ taza de **lentejas cocidas** — 12	½ taza de pimiento morrón rojo —	1 zanahoria mediana rallada — 3	2 cucharadas de **aderezo parmesano c/granos de pimienta** — 2	½ taza de lechuga francesa — 0.5
2 cucharadas de **aderezo cremoso italiano** — 2	2 jitomates pequeños — 3.5	2 cucharadas de **vinagreta de frambuesas frescas** — 3.5	2 cucharadas de **aderezo parmesano c/granos de pimienta** —	2 cucharadas de **aderezo italiano** — 1		1 jitomate mediano — 3.5
	2 cucharadas de **vinagreta griega** — 2					¼ de taza de **humus** — 9
Subtotal 20	**Subtotal 24**	**Subtotal 30**	**Subtotal 30**	**Subtotal 20**	**Subtotal 33.5**	**Subtotal 27.5**

Colación

Día 1	Día 2	Día 3	Día 4	Día 5	Día 6	Día 7
½ taza de perlas de melón cantalupo — 7.5	1 oz. de nueces de la India — 7.5	2 rebanadas de queso suizo — 2	2 cucharadas de **humus** — 4.5	**½ taza de uva morada** — 13.5	1 zanahoria mediana — 5.5	2 oz. de almendras — 4.5
½ taza de queso cottage — 4	**¼ de granada** — 4	**½ manzana mediana** — 8.5	6 tallos de espárrago — 2	2 oz. de queso de cabra — 0.5	2 oz. de nueces — 3	½ taza de fresas rebanadas — 3.5
Subtotal 11.5	**Subtotal 11.5**	**Subtotal 10.5**	**Subtotal 7**	**Subtotal 14**	**Subtotal 8.5**	**Subtotal 8**

Cena

Menú 1

Alimento	Carb.
Kebabs de cordero c/ ¼ de taza **Raita**	0
	3
1 taza de pasta pene** baja en carb. cocida	19
1 taza de coles de Bruselas	9.5
2 tazas de ensalada verde mixta	1
1 zanahoria mediana	5.5
¼ de taza de jícama picada	1.5
2 cucharadas de vinagreta griega	1
Subtotal	40.5
Total	94.5
Vegetales de cimiento	18.5

Menú 2

Alimento	Carb.
Pechuga de pavo asada	0
½ taza de **salsa Velouté**	1
½ taza de arroz integral cocido	19
1 alcachofa mediana al vapor	20.5
2 tazas de ensalada verde mixta	1
¼ de taza de pimiento rojo al horno	3.5
1 zanahoria mediana rallada	5.5
2 cucharadas de vinagreta griega	1
Subtotal	39.5
Total	93.5
Vegetales de cimiento	20

Menú 3

Alimento	Carb.
Fajitas: falda de res asada con	0
¼ de taza de cebollas salteadas	4.5
¼ de taza de pimiento verde salteado	2
¼ de taza de frijoles refritos	7
¼ de salsa cruda	1
2 tazas de ensalada verde mixta	1
½ aguacate Haas	3.5
2 cucharadas de aderezo parmesano c/granos de pimienta	5.5
Subtotal	18.5
Total	93
Vegetales de cimiento	16

Menú 4

Alimento	Carb.
Camarones salteados	0
1 taza de puerros salteados	3.5
¼ de taza de **salsa Alfredo**	2
½ taza de arroz integral cocido	16
2 tazas de ensalada de espinaca tierna	0.5
½ aguacate Haas	2
½ taza de granos de maíz pozolero	12.5
2 cucharadas de **aderezo cremoso italiano**	2
Subtotal	38.5
Total	94
Vegetales de cimiento	12.5

Menú 5

Alimento	Carb.
Jamón horneado	0
¼ de taza de **gravy de hongos**	2
1 taza de calabaza bellota al horno	15
Ensalada con 1 taza de hinojo crudo picado y 1 oz. de queso de cabra	3.5
½ taza de chícharo mollar	2.5
½ taza de jícama picada	2.5
1 jitomate pequeño	2
2 cucharadas de **aderezo de queso azul**	12.5
Subtotal	26.5
Total	94.5
Vegetales de cimiento	14

Menú 6

Alimento	Carb.
Falda de res	0
¼ de taza de **gravy de hongos**	2
½ taza de puré de papa	16.5
2 tazas de ensalada verde mixta	1.5
1 oz. de queso de cabra	1
½ taza de chícharo mollar	3.5
½ taza de jícama picada	2.5
½ taza de betabel en escabeche	2.5
2 cucharadas de **vinagreta de frambuesas frescas**	1
Subtotal	31.5
Total	95.5
Vegetales de cimiento	16

Menú 7

Alimento	Carb.
Bistec de salmón sobre 1 taza de espinaca salteada cubierta c/ ¼ de taza de **Raita**	0
	4.5
	3
1 taza de pasta pene** baja en carb. cocida	19
Ensalada de 2 tazas de oruga	0.5
4 corazones de alcachofa en escabeche	2
1 zanahoria mediana rallada	5.5
2 cucharadas de aderezo cremoso italiano	2
Subtotal	36.5
Total	94.5
Vegetales de cimiento	15.5

* www.atkins.com/Recipes/ShowRecipe884/Atkins-Cuisine-Waffles.aspx.

** www.atkins.com/Products/productdetail.aspx?productID=36.

*** www.atkins.com/Recipes/ShowRecipe883/Atkins-Cuisine-Pancakes.aspx.

Fase 2, Pérdida de peso continua, vegetariana, a 30 y 35 gramos de carb. net (adiciones de 35 gramos en cursivas negritas)

Comida	Día 1	Día 2	Día 3	Día 4	Día 5	Día 6	Día 7
Desayuno	2 omeletes (1); 2 tazas de acelga salteada (1.5); 1/4 de taza de cebolla picada (3); 1/4 de taza de queso Cheddar en trocitos (0.5); ***1/4 de taza de moras azules (4)***; Subtotal 6 (10)	3 rebanadas de "lomo canadiense" de tofu (1.5); 1/2 taza de coliflor picada c/ (1); 1/4 de taza de queso Cheddar en trocitos y (0.5); 2 cucharadas de cebolla salteada (2.5); ***1/4 de taza de moras azules (4)***; Subtotal 5.5 (9.5)	1 hamburguesa vegetariana (2); 2 rebanadas de queso suizo (2); 1/2 aguacate Haas y (2); ***5 fresas grandes (5)***; Subtotal 6 (11)	Batido bajo en carb. (1); 2 oz. de nueces pecanas (3); ***1/2 taza de zarzamora (5)***; Subtotal 4 (9)	Smoothie: 1 taza de leche de almendras sin endulzar (1); 3 oz. de tofu suave (3); 2 cucharadas de jarabe de fresa bajo en carb. y (0); 1 oz. de almendras (2.5); Subtotal 6.5	2 huevos fritos (2); 1/2 taza de gombo salteado (2.5); 2 tiras de "tocino" de tofu (1); Subtotal 5.5	4 oz. de croquetas de "salchicha" de tofu (8); 2 rebanadas de queso Cheddar (1); 1/2 aguacate Haas (2); Subtotal 11
Colación	1 tallo de apio (1); 1 cucharada de crema de cacahuate natural (2.5); Subtotal 3.5	1 onza de almendras (2.5); Batido bajo en carb. (1); Subtotal 3.5	2 tallos de apio (1.5); 2 cucharadas de Aioli (0); Subtotal 1.5	1/2 aguacate Haas (2); 2 cucharadas de queso Cheddar (1); Subtotal 3	8 tallos de espárrago (2); 2 cucharadas de Aioli (1); Subtotal 3	1 jitomate pequeño (2.5); 1 oz. de semillas de calabaza al horno (2); Subtotal 4.5	2 oz. de nueces (2.5); ***1/4 de taza de perlas de melón cantalupo (3.5)***; Subtotal 3 (6.5)
Almuerzo	4 oz. de tofu firme salteado c/ (2.5); 2 tazas de espinaca (0.5); 1 cucharada de salsa de soya (1); 2 tazas de lechuga romana (1); 1/2 taza de germen de alfalfa (0); 10 aceitunas negras (1.5); 2 cucharadas de vinagreta de frambuesas frescas (1); Subtotal 7.5	2 huevos endiablados sobre (2.5); 4 tazas de ensalada verde (0.5); 1/2 taza de gombo en escabeche (1); 6 rábanos (2.5); 5 aceitunas negras (0.5); 2 cucharadas de aderezo ruso (0.5); Subtotal 6	4 oz. de Seitan salteado sobre (1); 4 tazas de lechuga romana c/ (1.5); 10 aceitunas negras (1.5); 1/2 taza de rábano japonés c/ (1); 2 cucharadas de aderezo César (1); 2 cucharadas de queso parmesano rallado (0); Subtotal 6	2 omeletes (1); 1/2 taza de espinacas salteadas (3.5); 4 tazas de ensalada verde mixta (1.5); 1/2 taza de germen de alfalfa 0 (1); 2 cucharadas de aderezo de queso azul (1); Subtotal 9.5	4 rebanadas de "jamón de pavo" vegetariano (1); 2 rebanadas de queso Provolone (1); 1 cucharadita de mostaza Dijon (1.5); 4 tazas de ensalada verde mixta; 10 aceitunas negras (1); 2 cucharadas de aderezo italiano (1); Subtotal 4.5	2 hamburguesas vegetarianas (2); 1/2 aguacate Haas (0.5); 2 rebanadas de queso Cheddar (1); 1 taza de lechuga francesa (0.5); 2 cucharadas de cebolla picada (1.5); 2 cucharadas de Aioli (1.5); Subtotal 8.5	Ensalada de huevos hecha c/ (4); 1/2 taza de apio en cubos (2); 1 cucharada de mayonesa casera (0); Ensalada de 4 tazas de espinaca tierna c/ (1.5); 1 jitomate pequeño (1.5); 2 cucharadas de aderezo dulce de mostaza (1); Subtotal 9.5

Colación	1 oz. de nueces pecanas — 1.5 2 oz. de queso de cabra — 1 Subtotal — 2.5	2 palitos de queso de hebra — 1 1 oz. de nueces — 1.5 Subtotal — 2.5	1 pepinillo — 2 1 oz. de cacahuates — 1.5 Subtotal — 3.5	1 oz. de queso de cabra — 0.5 10 aceitunas verdes — 0 Subtotal — 0.5	1 oz. de avellanas — 0.5 ¼ de taza de *moras azules* — 0 Subtotal — 0.5 (4.5)	1 onza de avellanas — 1.5 2 cucharadas de queso azul — 0.5 Subtotal — 2	½ taza de rábano japonés picado — 1 2 cucharadas de Aioli — 0 Subtotal — 1
Cena	5 "albóndigas" vegetarianas c/ ½ taza de fideos de soya shirataki cubiertos c/ 3 cucharadas de salsa Romesco — 4 2 tazas de ensalada verde mixta c/ 1 jitomate pequeño — 2.5 2 cucharadas de aderezo dulce de mostaza — 1 Subtotal — 11.5	4 oz. de asado de Quorn — 4 ¼ de taza de gravy de hongos — 2 ½ taza de ejotes al vapor — 3 2 tazas de ensalada verde mixta c/ — 2 4 corazones de alcachofa — 1 2 cucharadas de aderezo de queso azul — 2.5 Subtotal — 13	4 oz. de tofu firme horneado c/ — 2.5 2 cucharadas de salsa barbecue — 2 ¼ de taza de coles de Bruselas al vapor — 3 Ensalada de 2 tazas de oruga y 1 oz. de nueces — 2 2 cucharadas de aderezo italiano — 1 Subtotal — 10	2/3 de taza de picadillo de soya salteado c/ — 4 1 taza de col cruda picada, cubierta de — 2 2 cucharadas de salsa de cacahuate — 5 2 tazas de ensalada verde mixta — 2 8 tallos de espárrago — 1 1 pepino rallado — 1.5 2 cucharadas de aderezo dulce de mostaza — 1 Subtotal — 18	½ taza de tempeh salteado c/ — 3.5 ½ taza de pimiento verde servido sobre — 2 1 taza de col cruda picada, cubierta de salsa Romesco — 2 3 cucharadas de salsa Romesco — 1 oz. de queso Parmesano rallado — 2 ½ aguacate Haas — 1 Subtotal — 12.5	4 oz. de tofu firme al horno y — 2.5 3 cucharadas de pesto de tomate secado al sol sobre — 3 ½ taza de calabaza espagueti cocida — 2 Ensalada de salsa Romesco — 2 2 tazas de hojas verdes y — 1 ½ taza de germen de alfalfa — 1 *½ taza de frambuesas* — 2 2 cucharadas de vinagreta de frambuesas frescas — 1 Subtotal — 11.5 (14.5)	2 "salchichas" de tofu — 4.5 1 taza de col agria — 2 ½ taza de coliflor picada y — 1 ¼ de taza de queso Cheddar en trocitos — 0.5 Ensalada de 4 verduras mixtas — 1 ½ taza de pepino rebanado — 1 2 cucharadas de aderezo italiano — 1 Subtotal — 10.5
	Total — 31(35) Vegetales de cimiento — 12	Total — 30.5(34.5) Vegetales de cimiento — 14.5	Total — 30.5(34.5) Vegetales de cimiento — 12.5	Total — 30(35) Vegetales de cimiento — 12.5	Total — 30(34) Vegetales de cimiento — 14.5	Total — 33(36) Vegetales de cimiento — 14.5	Total — 31.5(35) Vegetales de cimiento — 12

Fase 2, Pérdida de peso continua, vegetariana, a 40 y 45 gramos de carb. net (adiciones de 40 gramos en cursivas negritas)

Las adiciones de 40 gramos se indican en cursivas negritas.

Día 1

Comida	Alimento	Gr. de carb. net.
Desayuno	2 omeletes	1
	2 tazas de acelga salteada	1.5
	¼ de taza de cebolla picada	3
	¼ de taza de queso Cheddar en trocitos	0.5
	Subtotal	6
Colación	½ taza de moras azules	8
	1 oz. de queso de cabra	0.5
	Subtotal	8.5
Almuerzo	4 oz. de tofu firme salteado c/	2.5
	2 tazas de espinaca	0.5
	1 cucharada de salsa de soya	1
	Ensalada de	
	2 tazas de lechuga romana y	1
	1 jitomate pequeño	2.5
	1 taza de apio picado	0.5
	2 cucharadas de vinagreta de frambuesas frescas	1
	Subtotal	9

Día 2

Comida	Alimento	Gr. de carb. net.
Desayuno	3 rebanadas de "lomo canadiense" de tofu	1.5
	1 taza de coliflor picada c/	2
	½ de taza de queso Cheddar en trocitos	2
	¼ de taza de cebolla salteada	0.5
	Subtotal	6
Colación	1 onza de almendras	2.5
	¼ de taza de fresas rebanadas	2
	Subtotal	4.5
Almuerzo	2 huevos endiablados sobre	1
	2 tazas de espinaca	0.5
	4 tazas de ensalada verde	1.5
	½ taza de gombo en escabeche	1
	1 taza de ejotes al vapor	6
	10 aceitunas negras	1.5
	2 cucharadas de aderezo ruso	1
	Subtotal	12.5

Día 3

Comida	Alimento	Gr. de carb. net.
Desayuno	1 hamburguesa vegetariana	2
	2 rebanadas de queso Cheddar	1
	½ aguacate Haas	2
	¼ de taza de moras azules	4
	Subtotal	9
Colación	2 tallos de apio	1.5
	2 oz. de nueces	3
	Subtotal	4.5
Almuerzo	4 oz. de Seitan salteado sobre	3.5
	Ensalada de	
	4 tazas de lechuga romana c/	1.5
	5 aceitunas negras	0.5
	½ taza de rábano japonés	1
	2 cucharadas de aderezo César	1
	2 cucharadas de queso parmesano rallado	1
	Subtotal	8.5

Día 4

Comida	Alimento	Gr. de carb. net.
Desayuno	Batido bajo en carb.	1
	1 oz. de nueces pecanas	2
	½ taza de frambuesa	6
	Subtotal	9
Colación	½ aguacate Haas	1.5
	½ tazas de queso cottage	3
	Subtotal	4.5
Almuerzo	2 omeletes	2.5
	½ taza de berros picados	0
	2 oz. de queso Cheddar	1
	4 tazas de ensalada verde mixta	1.5
	1 jitomate pequeño	2.5
	2 cucharadas de aderezo de queso azul	1
	Subtotal	8.5

Día 5

Comida	Alimento	Gr. de carb. net.
Desayuno	Smoothie:	
	1 taza de leche de almendras sin endulzar	1
	3 oz. de tofu suave	3
	½ taza de fresas congeladas	.5
	1 oz. de nueces	1
	Subtotal	5.5
Colación	***½ taza de queso cottage***	4
	Barra baja en carb.	2
	Subtotal	2 (6)
Almuerzo	4 rebanadas de "jamón de pavo" vegetariano	3
	2 rebanadas de queso Provolone	1
	1 cucharadita de mostaza Dijon	0
	4 tazas de ensalada verde mixta	1.5
	10 aceitunas negras	0.5
	2 cucharadas de aderezo italiano	1
	Subtotal	7

Día 6

Comida	Alimento	Gr. de carb. net.
Desayuno	2 huevos fritos	1
	2 tiras de "tocino" de tofu	2
	½ aguacate Haas	2
	¼ de taza de salsa verde	4
	Subtotal	9
Colación	1 oz. de almendras	2.5
	¼ de taza de zarzamora	3
	Subtotal	5.5
Almuerzo	2 hamburguesas vegetarianas	4
	1 jitomate pequeño	2.5
	2 cucharadas de humus	4.5
	2 rebanadas de queso Cheddar	1
	1 taza de lechuga francesa	1
	2 cucharadas de Aïoli	0
	Subtotal	13

Día 7

Comida	Alimento	Gr. de carb. net.
Desayuno	4 oz. de croquetas de "salchicha" de tofu	8
	½ taza de chayote al horno	2
	2 rebanadas de queso Cheddar	1
	½ aguacate Haas	2
	Subtotal	13
Colación	2 oz. de avellanas	1
	4 oz. de yogurt natural entero	3.5
	Subtotal	1 (4.5)
Almuerzo	Ensalada de	
	2 huevos hecha c/	1
	½ taza de apio en cubos	1
	2 cucharadas de mayonesa casera sobre	0
	4 tazas de espinaca tierna c/	1
	2 tazas de garbanzos cocidos	6.5
	2 cucharadas de aderezo dulce de mostaza	1
	Subtotal	10.5

Colación						
2 oz. de almendras — 5	1 oz. de almendras — 2.5	1 pepinillo — 2	1 oz. de nueces — 1.5	1 oz. de nueces — 1.5	1 onza de nueces — 1.5	½ taza de moras azules — 4
½ taza de queso cottage — 4	4 oz. de yogurt natural entero — 5.5	4 oz. de yogurt griego entero — 3.5	¼ de taza de pimiento rojo al horno — 3.5	1 taza de ejotes crudos — 3.5	½ taza de requesón — 2	2 palitos de queso de hebra — 1
Subtotal — 9	Subtotal — 2.5 (8)	Subtotal — 2 (5.5)	Subtotal — 5	Subtotal — 5	Subtotal — 5 (5.5)	Subtotal — 5
Cena						
5 "albóndigas" vegetarianas salteadas c/ — 4	4 oz. de asado de Quorn — 4	4 oz. de tofu firme horneado c/ — 2.5	2/3 de taza de picadillo de soya salteado c/ — 4	½ taza de tempeh salteado c/ — 3.5	4 oz. de tofu firme al horno y — 2.5	2 "salchichas" de tofu — 4
¼ de taza de gravy de hongos — 4	¼ de taza de gravy de hongos — 2	2 cucharadas de salsa barbecue — 4	1 taza de fideos de soya shiritake cubiertos c/ — 2	1 taza de pimiento verde servido sobre — 2	3 cucharadas de pesto de tomate secado al sol sobre — 4.5	½ taza de col agria — 1
½ taza de fideos de soya shiritaki cubiertos c/ — 3.5	½ taza de pimiento rojo salteado — 3.5	1 taza de col rizada salteada — 3.5	2 cucharadas de salsa de cacahuate — 5	1 taza de col cruda picada, cubierta de — 5	½ taza de calabaza espagueti cocida — 2	1 taza de coliflor picada y — 2
3 cucharadas de salsa Romesco — 1	2 tazas de ensalada verde mixta — 1	Ensalada de 2 tazas de oruga y — 1	1 taza de coles de Bruselas al vapor — 1	3 cucharadas de salsa Romesco — 7	Ensalada de 2 tazas de oruga mixtas — 2	¼ de taza de queso Cheddar en trocitos — 0.5
2 tazas de ensalada verde mixta c/ — 2	½ taza de pepino rebanado — 1	1 jitomate pequeño — 2.5	2 tazas de ensalada verde mixta — 2.5	1 oz. de queso Parmesano rallado — 2	2 tazas de oruga — 2	Ensalada de 2 tazas de verduras mixtas — 4
5 tallos de espárrago — 1	2 cucharadas de aderezo de queso azul — 2.5	2 cucharadas de aderezo italiano — 1	2 cucharadas de aderezo dulce de mostaza — 1	½ aguacate Haas — 1	½ taza de pepino rebanado — 1	4 corazones de alcachofa — 2
2 cucharadas de aderezo dulce de mostaza — 2.5					2 cucharadas de vinagreta de frambuesas frescas — 1	2 cucharadas de aderezo italiano — 1
Subtotal — 11.5	Subtotal — 12.5	Subtotal — 16	Subtotal — 20	Subtotal — 15	Subtotal — 12	Subtotal — 11.5
Total — 40 (44)	Total — 41 (46.5)	Total — 40 (43.5)	Tota[l] — 39.5 (43.5)	Total — 39.5 (43.5)	Total — 41 (45)	Total — 41 (44.5)
Vegetales de cimiento — 12.5	Vegetales de cimiento — 23.5	Vegetales de cimiento — 17	Vegetales de cimiento — 17.5	Vegetales de cimiento — 13.5	Vegetales de cimiento — 15	Vegetales de cimiento — 12

Fase 2, Pérdida de peso continua, vegetariana, a 50 y 55 gramos de carb. net (adiciones de 55 gramos en cursivas negritas)

Comida	Día 1 (Gr. de carb. net.)	Día 2 (Gr. de carb. net.)	Día 3 (Gr. de carb. net.)	Día 4 (Gr. de carb. net.)	Día 5 (Gr. de carb. net.)	Día 6 (Gr. de carb. net.)	Día 7 (Gr. de carb. net.)
Desayuno	2 omeletes — 1 1 taza de acelga salteada — 3.5 2 cucharadas de cebolla salteada — 2.5 ¼ de taza de queso Cheddar en trocitos — 1 ¼ de taza de perlas de melón cantalupo — 3.5 Subtotal 11.5	3 rebanadas de "lomo canadiense" de tofu — 1.5 ¼ de taza de frijoles refritos — 6.5 ¼ de taza de queso Cheddar en trocitos — 0.5 **4 oz. de dengo de tomate** — 4 Subtotal 8.5 (12.5)	1 hamburguesa vegetariana — 2 1 rebanada de queso Cheddar — 0.5 ½ aguacate Haas — 2 ½ de taza de moras azules — 8 Subtotal 12.5	Batido bajo en carb. — 1 2 oz. de nueces pecanas — 2 ½ taza de perlas de melón cantalupo — 7.5 Subtotal 11.5	Smoothie: 1 taza de leche de almendras sin endulzar — 1 3 oz. de tofu suave — 3 ¾ de taza de fresas congeladas 1 oz. de almendras — 7.5 Subtotal 11.5	2 huevos fritos — 1 ½ taza de gombo salteado 2 tiras de "tocino" de tofu — 3 ¼ de taza de salsa verde — 7 / 2.5 Subtotal 13.5	4 oz. de croquetas de "salchicha" de tofu — 8 ½ taza de chayote al horno — 2.5 2 rebanadas de queso Cheddar — 2 ½ aguacate Haas — 1 Subtotal 13
Colación	**4 oz. de jugo de tomate** — 4 ½ taza de queso cottage — 4 Subtotal (4) 8	5 fresas grandes — 5 ½ taza de yogurt bajo en carb. — 3 Subtotal 8	½ taza de queso cottage — 5 1 jitomate pequeño — 3 Subtotal 8	½ aguacate Haas — 2 ¼ de taza de **frijoles edamame** — 4 / 2.5 Subtotal 6.5	**½ taza de queso cottage** — 4 8 tallos de espárrago — 3 Subtotal 5	4 onzas de yogurt griego entero — 4 1 jitomate pequeño — 3 Subtotal 7	2 oz. de avellanas — 1 ¼ de taza de zarzamoras — 3.5 / 2.5 Subtotal 6
Almuerzo	4 oz. de tofu firme salteado c/ — 2.5 1 taza de pimiento morrón verde y — 4.5 ½ taza de ascalonias — 2.5 1 cucharada de salsa de soya — 1 Ensalada de 2 tazas de lechuga romana — 1 2 cucharadas de vinagreta de frambuesas frescas — 1 Subtotal 12.5	2 huevos endiablados sobre — 1 4 tazas de en salada verde — 1.5 ½ taza de gombo en escabeche — 2.5 1 jitomate pequeño — 2.5 4 corazones de alcachofa en escabeche — 2 2 cucharadas de aderezo miso — 0 Subtotal 9.5	4 oz. de Seitan salteado sobre — 1 4 tazas de lechuga romana c/ — 1.5 10 aceitunas negras — 2.5 ½ taza de rábano japonés — 2.5 2 cucharadas de aderezo César — 2 2 cucharadas de queso parmesano rallado — 0 Subtotal 9.5	2 omeletes — 3.5 ½ taza de pimiento rojo salteado y — 1.5 2 oz. de queso feta — 1.5 4 tazas de ensalada verde mixta — 1 1 jitomate pequeño — 2 2 cucharadas de **aderezo dulce de mostaza** — 1 Subtotal 9.5	4 rebanadas de "jamón de pavo" vegetariano — 3 2 rebanadas de queso suizo — 2 1 cucharadita de mostaza Dijon — 0.5 4 tazas de ensalada jardinera — 2 1 jitomate pequeño — 2.5 10 aceitunas negras — 1.5 2 cucharadas de aderezo italiano — 1 Subtotal 11.5	2 hamburguesas vegetarianas — 4 ½ aguacate Haas — 2 **3 cucharadas de hummus** — 7 ½ taza de queso Cheddar — 1 1 taza de lechuga francesa 2 cucharadas de cebollas picadas — 2.5 1 cucharada de aderezo César — 1.5 Subtotal 10 (17)	Ensalada de 2 huevos hecha c/ — 1 ½ taza de apio en cubos — 0.5 2 cucharadas de **mayonesa casera sobre** — 0 4 tazas de espinaca tierna c/ — 1 1 jitomate pequeño — 2.5 ¼ de taza de garbanzos cocidos — 6.5 2 cucharadas de aderezo dulce de mostaza — 1 Subtotal 12.5

	Opción 1		Opción 2		Opción 3		Opción 4		Opción 5		Opción 6		Opción 7	
Colación	¼ de taza de frijoles edamame	3	1 palito de queso de hebra	0.5	*4 oz. de jugo de tomate*	4	½ taza de pimiento morrón rojo	3	1 oz. de nueces de macadamia	2	2 onzas de nueces pecanas	3	*4 oz. de jugo de tomate*	4
	2 oz. de nueces de la India	9	2 oz. de nueces de macadamia	4	2 oz. de nueces	3	2 cucharadas de humus	4.5	¼ de taza de perlas de melón Crenshaw	2.5	½ taza de perlas de melón cantalupo	7.5	½ taza de queso cottage	4
	Subtotal	12	Subtotal	4.5	Subtotal	3(7)	Subtotal	7.5	Subtotal	4.5	Subtotal	10.5	Subtotal	8
Cena	5 "albóndigas" vegetarianas salteadas c/	4	4 oz. de asado de Quorn	4	4 oz. de tofu firme horneado c/	2.5	2/3 de taza de picadillo de soya salteado c/	4	½ taza de tempeh salteado c/	3.5	4 oz. de tofu firme al horno y	2.5	2 "salchichas" de tofu	4
	½ taza de fideos de soya shirataki cubiertos c/	1	¼ de taza de gravy de hongos	4	2 cucharadas de salsa barbecue	4	1 taza de fideos de soya shiratake cubiertos c/	2	1 taza de pimiento verde cubierto de	4	¼ de lentejas cocidas, cubiertas c/	6	½ taza de col agria	1
	3 cucharadas de salsa Romesco	2	1 taza de pimiento rojo salteado	1	2 tazas de ensalada verde mixta	7.5	2 cucharadas de salsa de cacahuate	5	3 cucharadas de salsa Romesco	2	3 cucharadas de pesto de tomate secado al sol sobre	3	1 taza de nabo molido y	2
	2 tazas de ensalada verde mixta c/	1	¼ de taza de cebolla salteada	2	½ taza de ejotes al vapor	3	¾ de taza de coles de Bruselas al vapor	5.5	1 oz. de queso Parmesano rallado	5.5	2 tazas de ensalada verde mixta	1	½ taza de queso Cheddar en trocitos	1
	½ pepino rebanado	1	2 tazas de ensalada verde mixta c/	1	¼ de taza de garbanzos cocidos	4.5	2 tazas de ensalada verde mixta	6.5	2 tazas de ensalada de berro	1	6 rábanos	0.5	Ensalada de 2 tazas de verduras mixtas	1
	2 cucharadas de aderezo dulce de mostaza	1	2 cucharadas de aderezo de queso azul	1	2 cucharadas de aderezo italiano	1	2 cucharadas de aderezo de queso azul	1	¾ de taza de *frijoles negros*	6.5	2 cucharadas de vinagreta de frambuesas frescas	6.5	4 corazones de alcachofa	2
									2 cucharadas de aderezo dulce de mostaza	1			2 cucharadas de aderezo italiano	1
	Subtotal	11	Subtotal	11	Subtotal	20	Subtotal	18	Subtotal	12 (18.5)	Subtotal	14	Subtotal	16.5
	Total	51 (55)	Total	50.5 (54.5)	Total	49.5 (53.5)	Tota	51 (54)	Total	49.5 (56)	Total	50 (57)	Total	50 (54)
	Vegetales de cimiento	16	Vegetales de cimiento	21.5	Vegetales de cimiento	12.5	Vegetales de cimiento	18.5	Vegetales de cimiento	13.5	Vegetales de cimiento	15	Vegetales de cimiento	18.5

Fase 2, Pérdida de peso continua, vegana, a 50 gramos de carb. net.

	Día 1	*Gr. de carb. net.*	*Día 2*	*Gr. de carb. net.*	*Día 3*	*Gr. de carb. net.*	*Día 4*	*Gr. de carb. net.*	*Día 5*	*Gr. de carb. net.*	*Día 6*	*Gr. de carb. net.*	*Día 7*	*Gr. de carb. net.*
Desayuno	4 oz. de "huevos revueltos" de tofu 2 tazas de acelgas salteadas c/ ½ taza de cebolla picada 2 cucharadas de "queso parmesano", versión vegana	2 1.5 3 1	3 rebanadas de "lomo canadiense" de tofu ¼ de taza de frijoles refritos ¼ de taza de "queso Cheddar" vegano	2 6.5 2	1 hamburguesa vegetariana 1 rebanada de "queso" vegano ½ aguacate Haas ¼ de taza de moras azules	2 6 2 4	3 eslabones de "chorizo" de tofu ½ taza de chayote al horno 8 oz. de leche de almendras sin endulzar	6 2 1	4 onzas de "huevos revueltos" de tofu 1 jitomate pequeño ½ aguacate Haas 1 cucharada de "queso parmesano" vegano rallado	2 2.5 2 0	2 tiras de "tocino" de tofu ½ taza de gombo salteado 1 rebanada de "queso" vegano	2 2.5 6	Smoothie: 1 taza de leche de almendras sin endulzar 3 oz. de tofu suave y ¼ de taza de fresas congeladas	 1 3 2.5
	Subtotal	7.5	Subtotal	14	Subtotal	14	Subtotal	9	Subtotal	6.5	Subtotal	10.5	Subtotal	6.5
Colación	¼ taza de frijoles edamame 2 rebanadas de "queso" vegano	3 12	2 cucharadas de "queso crema" vegano ½ taza de pepino rebanado	2 1	8 oz. de leche de almendras sin endulzar ½ taza de pepino rebanado	1 3	¼ de taza de moras Boysen 2 oz. de avellanas	3 1	10 aceitunas verdes rellenas c/ 2 cucharadas de "queso crema" vegano	0 2	1 jitomate pequeño 10 aceitunas negras	2.5 1.5	2 tallos de apio ¼ de taza de guacamole	1.5 1.5
	Subtotal	15	Subtotal	3	Subtotal 4		Subtotal	4	Subtotal	2	Subtotal	4	Subtotal	3
Almuerzo	4 oz. de tofu firme salteado c/ ½ taza de pimiento verde y ½ taza de ascalonias 1 cucharada de salsa de soya 2 tazas de lechuga romana 2 cucharadas de **vinagreta de frambuesas frescas**	2.5 2 2.5 1 1 1	2/3 de taza de picadillo de soya salteado y cubierto c/ ¼ de taza de **salsa cruda** 4 tazas de ensalada verde mixta ½ taza de gombo en escabeche y 4 corazones de alcachofa en escabeche 5 aceitunas negras 2 cucharadas de **aderezo ruso**	4 1.5 1.5 2.5 2 0.5 0	½ taza de tempeh salteado c/ ¼ de taza de cebolla picada ½ taza de apio picado 2 tazas de ensalada verde mixta ¼ de taza de lentejas cocidas y 6 rábanos 2 cucharadas de **aderezo dulce de mostaza**	3.5 3 0.5 1 6 0.5 1	2 rebanadas de "jamón" vegano sobre 4 tazas de ensalada verde ½ taza de pimiento morrón rojo ¼ de taza de frijoles negros cocidos 1 jitomate pequeño 2 cucharadas de **aderezo dulce de mostaza**	6 1.5 3 6.5 2.5 1	2 rebanadas de "jamón de pavo" vegano y 1 rebanada de "queso suizo" vegano c/ ¼ de taza de **pesto de albahaca** sobre 1 pan árabe bajo en carb. 2 tazas de ensalada verde mixta 5 aceitunas negras 2 cucharadas de **aderezo italiano**	6 6 1 4 1 0.5 0.5	2 hamburguesas veganas ½ aguacate Haas 2 cucharadas de humus 1 taza de lechuga francesa 2 cucharadas de cebolla picada 1 cucharada de **aderezo italiano**	4 2 4.5 1 1.5 0.5	2 "salchichas" de tofu c/ ¼ de taza de cebolla salteada 2 tazas de ensalada verde mixta 1 jitomate pequeño ¼ de taza de garbanzos cocidos 2 cucharadas de **aderezo dulce de mostaza**	4 4.5 1.5 2.5 6.5 1
	Subtotal	10	Subtotal	12	Subtotal	15.5	Subtotal	20.5	Subtotal	1	Subtotal	13.5	Subtotal	20

Colación

Día 1		Día 2		Día 3		Día 4		Día 5		Día 6		Día 7	
10 aceitunas verdes	0	2 oz. de nueces	3	10 aceitunas verdes	0	½ taza de palitos de jícama	2.5	2 oz. de avellanas	1	1 oz. de almendras	2.5	2 oz. de nueces	3
2 oz. de almendras	4.5	¼ de taza de perlas de melón Crenshaw	2.5	1 rebanada de "queso" vegano	5	2 cucharadas de humus	4.5	6 rábanos	0.5	¼ de taza de frambuesas	1.5	1 rebanada de "queso" vegano Cheddar	5
Subtotal	4.5	**Subtotal**	5.5	**Subtotal**	5	**Subtotal**	7	**Subtotal**	1.5	**Subtotal**	4	**Subtotal**	8

Cena

Día 1		Día 2		Día 3		Día 4		Día 5		Día 6		Día 7	
5 "albóndigas" vegetarianas salteadas c/ 4		4 oz. de tofu firme horneado c/	2.5	4 oz. de tofu firme horneado c/	2.5	½ taza de tempeh salteado c/	3.5	4 piezas de seitan salteado	8	2/3 de taza de picadillo de soya salteado c/	4	4 "albóndigas" vegetarianas y	4
1 taza de fideos de soya shirataki cubiertos c/ 2		1 cucharada de salsa barbecue	1	1 taza de fideos de soya shirataki cubiertos c/	2	½ taza de gombo y	2	½ taza de ejotes al vapor	3	2 tazas de bok choy	1	3 cucharadas de salsa Romesco sobre	2
3 cucharadas de salsa Romesco 2		½ taza de ejotes al vapor	2	¼ taza de pesto de albahaca	3	½ taza de champiñones pequeños y	1.5	½ taza de calabaza molida	5	½ taza de pimiento morrón rojo	3	½ taza de calabaza espagueti	4
2 tazas de ensalada verde mixta 1		2 tazas de ensalada verde mixta	1	1 taza de hinojo guisado	1	2 cucharadas de cebolla picada	1.5	2 tazas de ensalada verde mixta	1	¼ de taza de garbanzos cocidos	6.5	½ taza de brócoli al vapor	1.5
½ taza de pepino rebanado 1		¼ de taza de garbanzo cocido	6.5	2 tazas de ensalada verde mixta y	3	2 tazas de ensalada verde mixta	1	6 rábanos	0.5	Ensalada c/		2 tazas de ensalada verde mixta	1
1 jitomate pequeño 2.5		2 cucharadas de aderezo italiano	1	1 jitomate pequeño	1	½ aguacate Haas	2	¼ de frijoles edamame	3	1 taza de col verde picada	2	10 aceitunas negras	1
2 cucharadas de aderezo dulce de mostaza 1				2 cucharadas de aderezo dulce de mostaza	2.5	2 cucharadas de aderezo ruso	0	2 cucharadas de aderezo ruso	0	1 oz de piñones picados y	1.5	2 cucharadas de aderezo ruso	0
										2 cucharadas de aderezo para ensalada de col	0.5		
Subtotal 13.5		**Subtotal**	16	**Subtotal**	13	**Subtotal**	11.5	**Subtotal**	11.5	**Subtotal**	19	**Subtotal**	14
Total 50.5		**Total**	50.5	**Total**	51.5	**Total**	52	**Total**	50	**Total**	50.5	**Total**	51.5
Vegetales de cimiento 14.5		Vegetales de cimiento	13	Vegetales de cimiento	13.5	Vegetales de cimiento	19.5	Vegetales de cimiento	16	Vegetales de cimiento	17	Vegetales de cimiento	19.5

Fase 3, Preconservación, y Fase 4, Conservación permanente, vegetarianas, a 60 y 70 gramos de carb. net. (adiciones de 70 gramos en cursivas negritas)

Desayuno

	Día 1	Gr. de carb. net.	Día 2	Gr. de carb. net.	Día 3	Gr. de carb. net.	Día 4	Gr. de carb. net.	Día 5	Gr. de carb. net.	Día 6	Gr. de carb. net.	Día 7	Gr. de carb. net.
	½ taza de queso cottage	4	2 hot cakes Atkins*	6	Smoothie:		2 omeletes	1	1 waffle de Atkins**	6	4 oz. de yogurt griego entero	3.5	2 huevos revueltos	1
	1 oz. de almendras	2.5	½ taza de requesón	4	½ taza de leche de almendras sin endulzar	0.5	½ taza de puerro salteado	3.5	¼ de taza de requesón	2	½ taza de perlas de melón honeydew	7	½ taza de gombo salteado	2.5
	½ taza de moras azules	8	½ taza de frambuesas	3	4 oz. de yogurt bajo en carb.	3	1 oz. de queso feta	1	¼ de taza de fresas rebanadas	2	2 oz. de nueces pecanas	3	¼ de taza de salsa cruda	1.5
					¼ de taza de zarzamora congelada	4	½ taza de perlas de melón cantalupo	7	1 oz. de almendras rebanadas	2.5			¼ de taza de queso Cheddar en trocitos	0.5
					1 cucharada de crema de almendra	2.5								
	Subtotal	14.5	Subtotal	13	Subtotal	10	Subtotal	12.5	Subtotal	12.5	Subtotal	13.5	Subtotal	5.5

Colación

	Día 1	Gr. de carb. net.	Día 2	Gr. de carb. net.	Día 3	Gr. de carb. net.	Día 4	Gr. de carb. net.	Día 5	Gr. de carb. net.	Día 6	Gr. de carb. net.	Día 7	Gr. de carb. net.
	2 cucharadas de crema de cacahuate natural	5	2 oz. de nueces	3	4 tallos de espárrago envueltos en	2	½ taza de pimiento morrón rojo	2	1 ramo de apio	1	½ taza de tupinambo en escabeche	12	2 oz. de nueces de macadamia	4
	2 tallos de apio	1.5	1 zanahoria mediana	5.5	2 rebanadas de queso suizo	2	2 oz. de almendras	2.5	1 cucharada de crema de cacahuate natural	2.5	2 rebanadas de queso Cheddar	2	6 fresas grandes	6
					1 cucharada de mostaza Dijon	0.5								
	Subtotal	6.5	Subtotal	8.5	Subtotal	4.5	Subtotal	4.5	Subtotal	3.5	Subtotal	14	Subtotal	10

Almuerzo

	Día 1	Gr. de carb. net.	Día 2	Gr. de carb. net.	Día 3	Gr. de carb. net.	Día 4	Gr. de carb. net.	Día 5	Gr. de carb. net.	Día 6	Gr. de carb. net.	Día 7	Gr. de carb. net.
	4 oz. de seitan salteado, sobre	3.5	2 huevos duros y	3.5	2 hamburguesas vegetarianas en	2	4 oz. de tofu firme bañado con	2.5	Ensalada d/		½ taza de picadillo de soya salteado c/	1	3 rebanadas de "lomo canadiense" de tofu	1.5
	1 taza de ensalada jardinera	0.5	2 tiras de "tocino" de tofu	0.5	1 bollo bajo en carb.	4	2 cucharadas de salsa barbecue	4	2 huevos hecha c/	1	¼ de taza de queso mozarela en trocitos	0	2 rebanadas de queso suizo sobre	0.5
	1 oz. de queso feta	1	½ aguacate Haas	2	½ aguacate Haas	2	4 tazas de ensalada verde mixta c/	2.5	2 cucharadas de mayonesa casera	0	¼ de taza de frijoles refritos	1.5	1 bagel bajo en carb.	6.5
	¼ de taza de pimiento rojo al horno	3.5	1 jitomate pequeño	2.5	1 jitomate pequeño	2.5	¼ de taza de frijoles edamame	1	2 cucharadas de cebolla picada y	1.5	1 taza de verduras frescas picadas	0.5	1 cucharadita de mostaza Dijon	0.5
	10 aceitunas negras	1.5	¼ de taza de ascalonias en	1	2 tazas de ensalada verde mixta	1	½ taza de betabel en escabeche	3	½ taza de apio en cubos sobre	3	¼ taza de salsa cruda	4	½ taza de lechuga francesa	1.5
	¼ de lentejas cocidas	6	4 tazas de ensalada verde mixta	1.5	4 corazones de alcachofa	4	2 oz. de queso de cabra	7	2 pan árabe bajo en carb.	4	1 tortilla baja en carb.	1	1 taza de pepino rebanado	2
	2 cucharadas de aderezo italiano	1	2 cucharadas de aderezo de queso azul	6	5 aceitunas negras en escabeche	2	2 cucharadas de vinagreta griega	1	2 tazas de ensalada verde mixta	7	½ aguacate Haas	6	¼ de taza de humus	9
					2 cucharadas de aderezo italiano	0.5			½ taza de lentejas cocidas de aderezo	0.5				
									2 cucharadas de parmesano c/granos de pimienta	1				
	Subtotal	17	Subtotal	17	Subtotal	11	Subtotal	17	Subtotal	15	Subtotal	15	Subtotal	21.5 (30.5)

Colación	2 oz. de queso de cabra 0.5 ½ taza de moras azules 8	2 rebanadas de queso suizo 2 ½ taza de frijoles edamame 6	Barra baja en carb. 2 ¼ de taza de perlas de melón honeydew 3.5	½ taza de cerezas dulces 4 ½ taza de queso cottage 4	4 oz. de yogurt griego entero 3.5 ¼ de taza de moras azules 4	½ taza de palitos de jícama 2.5 2 cucharadas de **aderezo parmesano c/ granos de pimienta** 1	½ taza de pimiento morrón rojo 3 1 rebanada de queso suizo 1
	Subtotal 8.5	Subtotal 8	Subtotal 5.5	Subtotal 8	Subtotal 7.5	Subtotal 3.5	Subtotal 4
Cena	Pimiento relleno: 1 taza de tempeh salteado en 3.5 2 mitades de pimiento rojo bañado c/ 4.5 1 cucharada de salsa de soya y cubierto c/ 1 ¼ de queso Cheddar en trocitos y horneado 0.5 2 tazas de ensalada verde mixta 1 ***1 zanahoria mediana*** 5.5 1 jitomate mediano 3.5 2 cucharadas de **aderezo italiano** 1	5 oz. de "salchicha" de tofu c/ 5 ¼ de taza de cebolla y 3 ½ taza de pimiento morrón verde sobre 2 ½ taza de calabaza amarilla 7 2 tazas de ensalada verde mixta 1 ***¼ de taza de arroz silvestre cocido*** 8 2 cucharadas de **aderezo parmesano c/granos de pimienta** 1	4 oz. de seitan salteado sobre 3.5 ½ taza de calabaza bellota 10.5 4 tazas de ensalada verde mixta 1.5 ¼ de taza de garbanzo cocido 6.5 ½ taza de jícama 2.5 ***¼ de taza de arroz integral cocido*** 10.5 2 cucharadas de **aderezo ruso** 0	2/3 de picadillo de soya salteado c/ 4 1 taza de col cruda picada 2 ¼ de taza de cebolla 3 ***¼ de taza de trigo burgol cocido*** 6.5 ½ aguacate Haas y 2 1 jitomate pequeño 2.5 1 cucharada de **aderezo ruso** 0	4 oz. de tofu firme salteado con 2.5 ¼ de taza de cebolla 3 ¼ de taza de chirivía 8.5 2 tazas de ensalada verde mixta 1.5 2 jitomates pequeños 5 ***¼ de taza de mijo cocido*** 10 2 cucharadas de **aderezo parmesano c/granos de pimienta** 1	2 "salchichas" de tofu 5 ½ taza de calabaza molida 5 2 tazas de ensalada verde mixta 1 2 tazas de berro 0.5 5 aceitunas negras 0.5 2 cucharadas de **aderezo dulce de mostaza** 1 ***¼ de taza de arroz silvestre cocido*** 8	2 fiambres de Quorn sin empanizar 6 2 cucharadas de **salsa barbecue** 4 6 tallos de espárrago 2.5 ***½ taza de arroz integral cocido*** 10.5 Ensalada c/ 1 taza de col picada y 2 1 zanahoria mediana picada 5.5 2 cucharadas de **aderezo cremoso para ensalada de col** 0.5
	Subtotal 15 (20.5)	Subtotal 19 (27)	Subtotal 24.5 (35)	Subtotal 13.5 (20)	Subtotal 21.5 (31.5)	Subtotal 13 (21)	Subtotal 20.5 (30.5)
	Total 61.5 (67)	Total 59.5 (67.5)	Total 61.5 (72)	Total 61 (67.5)	Total 60 (70)	Total 61 (69)	Total 60.5 (71)
	Vegetales de cimiento 16	Vegetales de cimiento 13	Vegetales de cimiento 14	Vegetales de cimiento 17.5	Vegetales de cimiento 13.5	Vegetales de cimiento 13.5	Vegetales de cimiento 14

* www.atkins.com/Recipes/ShowRecipe883/Atkins-Cuisine-Pancakes.aspx.

** www.atkins.com/Recipes/ShowRecipe884/Atkins-Cuisine-Waffles.aspx.

Fase 3, Preconservación, y Fase 4, Conservación permanente, vegetarianas, a 80 y 90 gramos de carb. net. (adiciones de 90 gramos en cursivas negritas)

	Día 1	*Gr. de carb. net.*	*Día 2*	*Gr. de carb. net.*	*Día 3*	*Gr. de carb. net.*	*Día 4*	*Gr. de carb. net.*	*Día 5*	*Gr. de carb. net.*	*Día 6*	*Gr. de carb. net.*	*Día 7*	*Gr. de carb. net.*
Desayuno	½ taza de queso cottage ½ taza de moras azules 1 cucharada de crema de almendra	4 8 6	**2 hot cakes Atkins*** ½ taza de requesón 1 taza de fresas rebanadas	6 4 7	Smoothie: ½ taza de leche de almendras sin endulzar ½ taza de yogurt natural entero ¼ de taza de zarzamora congelada 1 oz. de almendras	 0.5 5.5 4 2.5	2 omeletes ½ taza de espinacas cocidas 1 oz. de queso feta ½ taza de perlas de melón cantalupo	1 2 1 7	**1 waffle de Atkins**** ¼ de taza de requesón ¼ de taza de moras azules 1 oz. de almendras rebanadas	6 2 4 2.5	Muesli de Atkins: 3 cucharadas de salvado de avena 2 oz. de nueces pecanas 2 cucharadas de coco seco y sin endulzar ¼ de taza de frambuesas ½ taza de yogurt natural entero	 9 3 2 1.5 5.5	2 huevos revueltos ½ taza de gombo salteado ¼ de taza de **salsa cruda** ½ taza de queso Cheddar en trocitos 1 tortilla baja en carb.	1 2.5 1 1 4
	Subtotal	20.5	Subtotal	17	Subtotal	12.5	Subtotal	11	Subtotal	14.5	Subtotal	21	Subtotal	9.5
Colación	1 oz. de pistaches 1 zanahoria mediana	2.5 5.5	2 oz. de nueces ½ taza de perlas de melón Crenshaw	3 4.5	2 rebanadas de queso suizo 1 zanahoria mediana 1 cucharadita de mostaza Dijon	2 5.5 0.5	¼ de taza de cerezas dulces ½ taza de queso cottage	4 4	1 ramo de apio 1 cucharada de crema de cacahuate natural	1 2.5	½ aguacate Haas ½ taza de perlas de melón Crenshaw	2 4.5	2 oz. de nueces de macadamia 6 fresas grandes	4 6
	Subtotal	8	Subtotal	7.5	Subtotal	8	Subtotal	8	Subtotal	3.5	Subtotal	6.5	Subtotal	10
Almuerzo	4 oz. de seitan salteado, sobre 1 taza de ensalada jardinera ¼ de taza de humus 1 oz. de queso feta ½ taza de pimiento rojo 5 aceitunas negras 1 jitomate mediano 2 cucharadas de **vinagreta griega**	3.5 0.5 9 1 3 0.5 3.5 1	Ensalada Cobb: 2 huevos duros y 2 tiras de "tocino" de tofu 4 tazas de ensalada verde mixta c/ ½ aguacate Haas 1 jitomate pequeño ¼ de taza de ascalonias en ½ taza de granos de maíz pozolero 2 cucharadas de **aderezo de queso azul**	 1 2 1.5 2 2.5 1 12.5 1	2 hamburguesas vegetarianas en 1 bollo bajo en carb. 2 tazas de ensalada verde mixta 4 corazones de alcachofa en escabeche ½ taza de jícama ½ aguacate Haas 1 jitomate mediano 2 cucharadas de **aderezo italiano**	4 4 1 2 2.5 2 3.5 1	4 oz. de tofu firme bañado con 2 cucharadas de **salsa barbecue** ¼ de taza de arroz integral 4 tazas de ensalada verde mixta c/ ¼ de taza de garbanzo cocido ***½ de taza de betabel en escabeche*** 2 oz. de queso de cabra 2 cucharadas de **vinagreta griega**	2.5 4 10.5 1.5 6.5 7 0.5 1	2 huevos endiablados 2 cucharadas de cebolla picada y ½ taza de apio en cubos sobre 1 pan árabe bajo en carb. 2 tazas de ensalada verde mixta ½ taza de lentejas cocidas ***¼ de taza de arroz silvestre cocido*** 2 cucharadas de **aderezo parmesano c/granos de pimienta**	1 1.5 0.5 4 1 12 8 1	½ taza de picadillo de soya salteado y cubierto c/ ¼ de taza de queso mozarela en trocitos ¼ de taza de frijoles refritos 1 taza de verduras frescas picadas 1 taza de granos de maíz pozolero ½ taza de **salsa cruda** 1 tortilla baja en carb.	2 0.5 6.5 0.5 12.5 1 4	3 rebanadas de "lomo canadiense" de tofu 2 rebanadas de queso suizo sobre 1 rebanada de pan 100% integral 1 cucharadita de mostaza Dijon ½ taza de lechuga francesa 2 jitomates pequeños ***¼ de taza de humus***	1.5 2 12 0.5 0.5 5 9
	Subtotal	22	Subtotal	23.5	Subtotal	20	Subtotal	26.5 (33.5)	Subtotal	21 (29)	Subtotal	27	Subtotal	21.5 (30.5)

Colación	2 oz. de queso de cabra 0.5 ½ taza de cerezas dulces 8.5 Subtotal 9	2 rebanadas de queso suizo 2 ½ taza de frijoles edamame 6 Subtotal 8	Barra baja en carb. 2 1 higo pequeño 6.5 Subtotal 8.5	¼ de taza de pimiento rojo al horno 3.5 2 oz. de nueces 3 Subtotal 6.5	½ taza de yogurt natural entero 5.5 ½ taza de perlas de melón Crenshaw 4.5 Subtotal 10	1 taza de palitos de jícama 5 2 rebanadas de queso Cheddar 1 Subtotal 6	½ taza de pimiento morrón rojo 3 1 rebanada de queso suizo 1 Subtotal 4
Cena	Pimiento relleno: 1 taza de tempeh salteado y 3.5 ¼ de taza de arroz integral cocido c/ 10 1 cucharada de salsa de soya horneados dentro de 1 2 mitades de pimiento verde 3.5 cubiertas con ¼ de taza de queso Cheddar en trocitos 0.5 ***½ taza de calabaza amarilla al horno*** 7 2 tazas de ensalada verde mixta 1 6 rábanos 0.5 2 cucharadas de **aderezo italiano** 1 Subtotal 21 (28)	5 oz. de "salchicha" de tofu salteada c/ 5 ¼ de taza de cebolla y 3 ½ taza de pimiento morrón verde sobre 2 ½ taza de calabaza amarilla 7 2 tazas de ensalada verde mixta 1 1 zanahoria mediana rallada 5.5 ***¼ de taza de arroz silvestre cocido*** 8 2 cucharadas de **aderezo parmesano c/granos de pimienta** 1 Subtotal 24.5 (32.5)	4 oz. de seitan salteado sobre 3.5 ½ taza de calabaza bellota al horno 10.5 4 tazas de ensalada verde mixta 1.5 ½ taza de ejotes cocidos 3 ½ taza de garbanzo cocido 13 ***¼ de taza de granos de trigo tosco cocidos*** 7 2 cucharadas de **aderezo ruso** 0 Subtotal 31.5 (38.5)	2/3 de picadillo de soya salteado c/ 4 ¼ de taza de cebolla 3 1 taza de col cruda picada 2 ½ de taza de arroz silvestre cocido 10.5 Ensalada picada de ½ aguacate Haas y 2 1 jitomate pequeño 2.5 ¼ de taza de granos de maíz pozolero 6 1 cucharada de **aderezo parmesano** 0 Subtotal 31	4 oz. de tofu firme salteado con 2.5 ½ taza de cebolla y 6 1 taza de berenjena 2 ½ taza de camote al horno 12 2 tazas de ensaiada verde mixta 1.5 1 jitomate pequeño 2.5 1 zanahoria mediana rallada 5.5 2 cucharadas de **aderezo de zanahoria c/jengibre** 1 Subtotal 33	2 "salchichas" de tofu 5 1 taza de col agria 2.5 ***½ papa al horno*** 10.5 2 tazas de ensalada verde mixta 1 2 tazas de berro 0.5 5 aceitunas negras 0.5 ¼ de taza de arroz silvestre cocido 8 2 cucharadas de **aderezo dulce de mostaza** 1 Subtotal 18.5 (29)	2 fiambres de Quorn sin empanizar 6 2 cucharadas de **salsa barbecue** 4 6 tallos de espárrago 2.5 ½ camote al horno 12 Ensalada c/ 1 taza de col picada y 2 1 zanahoria mediana rallada 5.5 2 cucharadas de **aderezo cremoso para ensalada de col** 0.5 Subtotal 32.5
	Total 80 (87.5) Vegetales de cimiento 12.5	Total 80.5 (88.5) Vegetales de cimiento 13	Total 80.5 (87.5) Vegetales de cimiento 15.5	Total 83 (90) Vegetales de cimiento 16.5	Total 82 (90) Vegetales de cimiento 15	Total 79 (89.5) Vegetales de cimiento 13	Total 77.5 (86.5) Vegetales de cimiento 16.5

* www.atkins.com/Recipes/ShowRecipe883/Atkins-Cuisine-Pancakes.aspx.

** www.atkins.com/Recipes/ShowRecipe884/Atkins-Cuisine-Waffles.aspx.

Fase 3, Preconservación, y Fase 4, Conservación permanente, vegetarianas, a 100 gramos de carb. net.

Los valores entre paréntesis corresponden a los Gr. de carb. net.

	Día 1	Día 2	Día 3	Día 4	Día 5	Día 6	Día 7
Desayuno	½ taza de queso cottage (4) ½ taza de moras azules (8) 1 rebanada de pan bajo en carb. (6) 1 cucharada de crema de almendra (5) Subtotal 23	2 hot cakes Atkins* (6) ½ taza de requesón (4) 1 taza de fresas rebanadas (7) Subtotal 17	Smoothie: ½ taza de leche de almendras sin endulzar (0.5) ½ taza de yogurt natural entero (5.5) ¼ de taza de zarzamora congelada (4) 1 oz. de almendras (2.5) Subtotal 12.5	2 omeletes (1) ½ taza de espinacas cocidas (2) 1 oz. de queso feta (1) 1 nectarina mediana (14) Subtotal 18	1 waffle de Atkins** (6) ¼ de taza de requesón (2) 1 naranja (13) 1 oz. de almendras rebanadas (2.5) Subtotal 23.5	Muesli de Atkins: 3 cucharadas de salvado de avena (9) 2 oz. de nueces pecanas (3) 2 cucharadas de coco seco y sin endulzar (3.5) ½ taza de frambuesas (1.5) ½ taza de yogurt natural entero (5.5) Subtotal 22.5	2 huevos revueltos (1) ½ taza de gombo salteado (2.5) ¼ de taza de salsa cruda (1) ½ taza de queso Cheddar en trocitos bajo en carb. (1) 1 tortilla baja en carb. (4) Subtotal 9.5
Colación	1 oz. de pistaches (2.5) 1 zanahoria mediana (5.5) Subtotal 8	2 oz. de nueces (3) ½ taza de perlas de melón Crenshaw (4.5) Subtotal 7.5	2 rebanadas de queso suizo (2) 1 zanahoria mediana (5.5) 1 cucharadita de mostaza Dijon (0.5) Subtotal 8	¼ de taza de cerezas dulces (4) ½ taza de queso cottage (4) Subtotal 8	1 ramo de apio (1) 1 cucharada de crema de cacahuate natural (2.5) Subtotal 3.5	½ aguacate Haas (2) 2 higos pequeños (13) Subtotal 15	2 oz. de nueces de macadamia (4) 1 nectarina mediana (14) Subtotal 18
Almuerzo	4 oz. de seitan salteado, sobre (3.5) 1 taza de ensalada jardinera (0.5) ¼ de taza de humus (9) 1 oz. de queso feta (1) ½ taza de pimiento rojo (3) 5 aceitunas negras (0.5) 1 jitomate mediano (3.5) 2 cucharadas de vinagreta griega (1) Subtotal 22	Ensalada Cobb: 2 huevos duros y (1) 2 tiras de "tocino" de tofu (2) 4 tazas de ensalada verde mixta c/ (1.5) ½ aguacate Haas (2) 1 jitomate pequeño (2.5) ¼ de taza de ascalonias en (1) ½ taza de granos de maíz pozolero (12.5) 2 cucharadas de aderezo de queso azul (1) Subtotal 23.5	2 hamburguesas vegetarianas c/ 1 bollo bajo en carb. (4) ½ aguacate Haas (2) 1 jitomate mediano (3.5) 2 tazas de ensalada verde mixta (1) 4 corazones de alcachofa en escabeche (6) 5 aceitunas negras (0.5) 2 cucharadas de aderezo italiano (1) Subtotal 18	4 oz. de tofu firme bañado con (2.5) 2 cucharadas de salsa barbecue (4) ¼ de taza de arroz integral (10.5) 4 tazas de ensalada verde mixta c/ (1.5) ¼ de taza de garbanzo cocido (6.5) ½ taza de betabel en escabeche (7) 2 oz. de queso de cabra (0.5) 2 cucharadas de vinagreta griega (1) Subtotal 33.5	Ensalada de 2 huevos hecha c/ mayonesa casera y (2.5) 2 cucharadas de cebolla picada y (0) ½ taza de apio en cubos sobre (1.5) 1 pan árabe bajo en carb. (4) 2 tazas de ensalada verde mixta ½ taza de lentejas cocidas (12) ¼ de taza de arroz silvestre cocido (8) 2 cucharada de aderezo parmesano c/granos de pimienta (1) Subtotal 29	½ taza de picadillo de soya salteado y cubierto c/ ¼ de taza de queso suizo sobre (2) ¼ de taza de mozarela en trocitos (0.5) ¼ de taza de frijoles refritos (6.5) 1 taza de verduras frescas picadas (0.5) 1 taza de granos de maíz pozolero (12.5) ¼ de taza de salsa cruda (1.5) 1 tortilla baja en carb. (4) Subtotal 27.5	3 rebanadas de "lomo canadiense" de tofu (1.5) 2 rebanadas de queso suizo sobre (2) 1 rebanada de pan 100% integral (12) 1 cucharadita de mostaza Dijon (0.5) ½ taza de lechuga francesa (0.5) 2 jitomates pequeños (5) ¼ de taza de humus (9) Subtotal 30.5

Colación	2 oz. de queso de cabra 1 manzana mediana	0.5 8.5	2 rebanadas de queso suizo ½ taza de uvas moradas	2 13.5	Barra baja en carb. 1 pera Bosch pequeña	2 17.5	¼ de taza de pimiento rojo al horno 2 oz. de nueces	3.5 3	½ taza de yogurt natural entero ½ taza de perlas de melón Crenshaw	5.5 4.5	1 taza de palitos de jícama 2 rebanadas de queso Cheddar	5 1	1 taza de pimiento morrón rojo 2 rebanadas de queso suizo	6 1
	Subtotal	9	Subtotal	15.5	Subtotal	19.5	Subtotal	6.5	Subtotal	10	Subtotal	6	Subtotal	7
Cena	Pimiento relleno: 1 taza de tempeh salteado y ¼ de taza de arroz integral cocido c/ 1 cucharada de salsa de soya horneados dentro de 2 mitades de pimiento verde cubiertas con ¼ de taza de queso Cheddar en trocitos ½ taza de calabaza amarilla al horno 2 tazas de ensalada verde mixta 6 rábanos 2 cucharadas de **aderezo italiano**	 3.5 20 1 3.5 0.5 7 1 0.5 1	5 oz. de "salchicha" de tofu salteada c/ ¼ de taza de cebolla y ½ taza de pimiento morrón verde sobre ¾ de taza de calabaza amarilla 2 tazas de ensalada verde mixta 1 zanahoria mediana rallada ¼ de taza de arroz silvestre cocido 2 cucharadas de **aderezo parmesano c/granos de pimienta**	5 3 3 10.5 1 5.5 8 1	4 oz. de seitan salteado sobre ½ taza de calabaza bellota al horno 4 tazas de ensalada verde mixta ½ taza de ejotes cocidos ½ taza de frijoles cannellini ½ taza de jícama ¼ de taza de granos de trigo tosco cocidos 2 cucharadas de **aderezo ruso**	3.5 10.5 1.5 3 17 2.5 7 0	2/3 de picadillo de soya salteado c/ ¼ de taza de cebolla 1 taza de col cruda picada ½ taza de arroz silvestre cocido Ensalada picada de ½ aguacate Haas y 2 jitomates pequeños ¼ de taza de granos de maíz pozolero 1 cucharada de **aderezo parmesano c/granos de pimienta**	4 3 2 10.5 2 5 6 1	4 oz. de tofu firme salteado con ½ taza de cebolla y 1 taza de berenjena ½ taza de camote al horno 2 tazas de ensalada verde mixta 1 jitomate pequeño 1 zanahoria mediana rallada 2 cucharadas de **aderezo de zanahoria c/jengibre**	2.5 6 2 12 1.5 2.5 5.5 1	2 "salchichas" de tofu 1 taza de col agria ½ papa al horno 2 tazas de ensalada verde mixta 2 tazas de berro 5 aceitunas negras ¼ de taza de arroz silvestre cocido 2 cucharadas de **aderezo dulce de mostaza**	5 2.5 10.5 1 0.5 0.5 8 1	2 fiambres de Quorn sin empanizar 2 cucharadas de **salsa barbecue** 6 tallos de espárrago ½ camote al horno Ensalada c/ 1 taza de col picada y 1 zanahoria mediana rallada 2 cucharadas de **aderezo cremoso para ensalada de col**	6 4 2.5 12 2 5.5 0.5
	Subtotal	38	Subtotal	37	Subtotal	41.5	Subtotal	33.5	Subtotal	33	Subtotal	29	Subtotal	32.5
	Total	100	Total	100.5	Total	99.5	Total	99.5	Total	99	Total	100	Total	97.5
	Vegetales de cimiento	12.5	Vegetales de cimiento	14	Vegetales de cimiento	16	Vegetales de cimiento	19	Vegetales de cimiento	16	Vegetales de cimiento	13.5	Vegetales de cimiento	19

* www.atkins.com/Recipes/ShowRecipe883/Atkins-Cuisine-Pancakes.aspx.

** www.atkins.com/Recipes/ShowRecipe884/Atkins-Cuisine-Waffles.aspx.

CUARTA PARTE

UNA DIETA PERMANENTE:
LA CIENCIA DE LA BUENA SALUD

13

El síndrome metabólico
y la salud cardiovascular

Las palabras *saludable* y *bajo en grasa* parecen estar unidas sin remedio, pero la lógica de una dieta baja en grasas está basada en dos ideas demasiado simples que ahora sabemos son incorrectas.

En este capítulo y el siguiente enfatizaremos cómo con un esquema de restricción de carbohidratos se puede tratar una enfermedad cardiovascular (y síndrome metabólico) y diabetes, y veremos la impresionante investigación en estas áreas. (Quizá quieras compartir estos capítulos con tu médico de cabecera.) Una de cada cuatro muertes en los Estados Unidos se debe a enfermedades del corazón, haciendo de ésta la principal causa de muerte tanto en mujeres como en hombres. Las enfermedades del corazón toman décadas en desarrollarse, y una dieta pobre puede agravar y acelerar este proceso. Ya sea que tengas un historial familiar de enfermedades cardiacas o que hayas sido bendecido con genes cardioprotectores, puedes mejorar tu calidad de vida adoptando una dieta saludable que disminuya algunos de los factores de riesgo que podemos cambiar.

Aun cuando la mayoría de las instituciones médicas se han enfocado en el colesterol lipoproteína de baja densidad (LBD), un mayor entendimiento del progreso de la enfermedad cardiaca ha llevado a poner atención y a valorar otros factores de riesgo. Por ejemplo, ¿sabías que el colesterol LBD es de hecho una familia de partículas de varios tamaños y que las partículas más pequeñas son las más peligrosas? La Dieta de Atkins erradica las pequeñas partículas LBD como si fuera un sistema estratégico de misiles de defensa. Pronto comprenderás lo que significa este factor tanto para las enfermedades cardiovasculares como para el síndrome metabólico.

Antes de seguir adelante, es conveniente hacer dos breves definiciones. En términos simples, el síndrome metabólico es un conjunto de indicadores que incrementan el riesgo de sufrir una enfermedad del corazón, entre los que están un nivel alto de triglicéridos en la sangre, un nivel bajo de colesterol lipoproteína de alta densidad (LAD) y niveles altos de glucosa e insulina.

De igual manera, en palabras simples, la inflamación es la palabra que engloba y rodea el proceso mediante el cual nuestro cuerpo nos protege de sustancias extrañas y potencialmente dañinas. Como parte del sistema natural de defensa de nuestro cuerpo, cierta inflamación es saludable, en especial cuando es en respuesta a una infección, irritación o herida. Pero una vez que la batalla ha concluido, la inflamación debe volver a niveles normales. Ahora sabemos que la inflamación sin control, la cual puede ser detectada en las etapas tempranas de las enfermedades cardiacas si hay niveles elevados de proteína reactiva C (PRC), es uno de los mejores pronosticadores de futuros problemas cardiacos. Los niveles de triglicéridos, colesterol LAD, glucosa e insulina son también indicadores importantes que nos dan un panorama de tu condición total de riesgo. Más adelante exploraremos en detalle ambas condiciones.

Este capítulo explorará los numerosos estudios científicos que respaldan a las dietas bajas en carbohidratos como una manera efectiva de lograr la salud cardiovascular. Esto es cierto aun cuando estarás comiendo mucha grasa. Si has leído el resto del libro, podemos asumir que has dejado de lado tu miedo a la grasa. Sin embargo, en caso de que aún tengas cierta ansiedad, las siguientes páginas te convencerán de lo contrario. No obstante, primero consideremos la lógica de las dietas bajas en grasa y emitamos un juicio.

¿SON LAS DIETAS BAJAS EN GRASA UN GRAN ÉXITO O UNA GRAN DISTRACCIÓN?

Desde hace algunas décadas, las agencias gubernamentales del área de la salud nos han transmitido de manera constante y firme este mensaje: reduce tu ingestión de grasa total, grasa saturada y colesterol para lograr un peso sano y reducir las enfermedades cardiacas. Este mensaje ha sido tan implacable que los términos *saludable* y *bajo en grasa* parecen unidos sin remedio, pero la lógica de una dieta baja en grasas está basada en dos ideas demasiado simples que ahora sabemos son incorrectas.

En primer lugar, la grasa contiene nueve calorías por gramo, más del doble que las que contienen tanto las proteínas como los carbohidratos (cuatro calorías por gramo). Como la grasa es calóricamente más densa, reducir su ingesta debería ser la manera más fácil para perder peso, mientras que aun te permitiría comer un gran volumen total de comida y por lo tanto sentirte satisfecho. El axioma "Tú eres lo que comes" expresa esta lógica. En otras palabras, si comes grasa, engordarás. La conclusión es que si comes menos grasa, entonces perderás fácilmente grasa corporal. Muchos norteamericanos se han enganchado, de manera intuitiva, de cabo a rabo, con esta estrategia, sólo para encontrarse a sí mismos llenos de decepción.

Como país, nuestro consumo de grasa total y grasa saturada ha permanecido relativamente estable e incluso con una tendencia a la baja en las dos últimas décadas. Entonces ¿por qué estamos teniendo una epidemia de los gemelos terribles: obesidad y diabetes? ¿Y por qué el síndrome metabólico se ha convertido en una seria amenaza de salud para 10 millones de norteamericanos? No es porque fallamos al recomendar una dieta enfocada en reducir las grasas. Más bien porque remplazamos las calorías de la grasa con abundantes calorías de carbohidratos, sin entender que muchas personas no tienen un metabolismo capaz de procesar los carbohidratos adicionales. Básicamente, el enfoque de bajo en grasa tiene resultados adversos.

Una segunda razón para poner un mayor énfasis en reducir la grasa, la grasa saturada y el colesterol se basa en la creencia de que a mayor consumo de alimentos grasosos se incrementará el nivel de colesterol en la sangre, lo que aumentará la incidencia de enfermedades cardiacas. Este sistema de creencias, al que con frecuencia llaman "la hipótesis de la dieta del corazón", ha moldeado la política de nutrición de este país los últimos 40 años. A pesar de décadas de investigación y miles de millones de dólares de los contribuyentes destinados a probar esta hipótesis, hay poca evidencia que respalde su premisa básica.

El más extensivo y caro estudio del papel que juega la grasa en la dieta fue el de la Iniciativa de Salud de la Mujer, que llevó a cabo una prueba clínica controlada, en la cual se eligieron al azar casi 50 000 mujeres posmenopáusicas de entre 50 y 79 años, a las cuales se les dio seguimiento durante un promedio de ocho años. Los investigadores asignaron a las participantes ya sea una dieta baja en grasa que reducía la ingestión total de grasa y que incrementaba la ingesta de vegetales, frutas y granos, o bien una dieta donde las participantes podían comer lo que quisieran. Muchos trabajos de investigación reportaron los resultados de este experimento colosal, los cuales pueden ser resumidos como una gran decepción de salud pública. El patrón de dieta baja en grasa reveló que no tenía un efecto importante en la pérdida de peso o en la incidencia de enfermedades del corazón, diabetes o cáncer.[1] Es por ello que el método de las dietas bajas en grasa no aprueba nuestra evaluación.

EL SÍNDROME METABÓLICO

A medida que la línea de la cintura se expande, se expande también la epidemia del síndrome metabólico. Se estima que casi uno de cuatro norteamericanos adultos padece esta enfermedad,[2] lo cual los pone en la vía rápida para desarrollar diabetes tipo 2 y triplica su riesgo de desarrollar una enfermedad del corazón. La identificación del síndrome metabólico hace dos décadas[3] es ahora reconocida como un parteaguas en nuestro entendimiento del metabolismo y del papel que juega en los estados clínicos de obesidad, diabetes y enfermedad cardiovascular.

En teoría, el síndrome metabólico representa una alternativa y un paradigma de conflicto para la hipótesis de la dieta del corazón porque los niveles elevados de colesterol LBD son un problema típico del síndrome metabólico. Aún más importante, el tratamiento más efectivo para el síndrome metabólico es la restricción de carbohidratos, no de grasa. Restringir la grasa de nuestra dieta y remplazarla con carbohidratos de hecho exacerba muchos de los problemas del síndrome metabólico. El paradigma del síndrome metabólico, por lo tanto, ha provocado mucha ansiedad y respuestas negativas entre aquellos que recomiendan las dietas bajas en grasa.

El síndrome metabólico involucra a un grupo de indicadores que predispone a las personas a padecer diabetes y enfermedades del corazón. Como el síndrome metabólico incluye la presencia de más de uno de muchos indicadores potenciales, la comunidad médica en salud pública ha tenido problemas con la decisión de cómo definir, diagnosticar y tratar el síndrome metabólico. La obesidad es una característica común, en particular el exceso de grasa en la cintura y el área del estómago, que hace que una persona tenga "silueta de manzana". Los problemas del metabolismo graso se manifiestan con niveles altos de triglicéridos en la sangre, y aun cuando el paciente tenga el nivel de colesterol LBD dentro del rango normal, el *tamaño* de las partículas de LBD usualmente es pequeño, del tipo más peligroso. La presión arterial alta es otro indicador común, igual que un nivel alto de glucosa en la sangre. Indicadores adicionales incluyen altos niveles de inflamación crónica y la función anormal de vasos sanguíneos. (Véase el recuadro ¿Tienes síndrome metabólico? abajo.)

¿TIENES SÍNDROME METABÓLICO?

Se considera que una persona tiene síndrome metabólico si cuenta con tres o más de los siguientes marcadores.[4]

	Hombres	Mujeres
Circunferencia de la cintura	≥ 100 cm	≥ 89 cm
Triglicéridos	≥ 150 mg/dL*	≥ 150 mg/dL*
Colesterol LAD	≤ 40 mg/dL	≤ 50 mg/dL
Presión arterial	≥ 130/85 mm Hg o uso de medicamento para la hipertensión	≥ 130/85 mm Hg o uso de medicamento para la hipertensión
Nivel de glucosa en ayunas	≥ 100 mg/dL o uso de medicamento para glucosa alta en la sangre	≥ 100 mg/dL o uso de medicamento para glucosa alta en la sangre

* Miligramos por decilitro.

¿Por qué los diversos problemas de síndrome metabólico tienden a ser evidentes? La opinión que prevalece es que todos ellos son signos de resistencia a la insulina, que se define como la disminución de la capacidad de una determinada concentración de insulina de realizar su trabajo biológico natural. Cuando se desarrolla resistencia a la insulina, ésta tiene una amplia serie de efectos en varias direcciones en el metabolismo que pueden llevar a indicadores específicos del síndrome metabólico. Pero no todos respondemos a la resistencia a la insulina de la misma forma; incluso varía el tiempo en que algunos signos se desarrollan. Esta variación hace que la definición –y el tratamiento– del síndrome metabólico sea confusa.

El tratamiento del síndrome metabólico ha generado polémica entre los profesionales de la nutrición, quienes suelen minimizar el problema al utilizar medicamentos que sólo atacan síntomas individuales. Su recomendación convencional es restringir la ingestión de calorías y grasas, a pesar de que el síndrome metabólico es una intolerancia a los carbohidratos. Ten en cuenta que se trata de las primeras señales del problema metabólico haciendo de las suyas. Por lo tanto, es lógico que las dietas bajas en carbohidratos sean la primera línea de tratamiento. Veamos más de cerca cómo impacta a las varias características del síndrome metabólico y de las enfermedades cardiacas.[5]

GLUCOSA E INSULINA

El incremento de los niveles de glucosa es señal de que quizá el cuerpo está teniendo problemas para procesar una dieta de carbohidratos. Niveles altos de insulina usualmente van de la mano con niveles altos de glucosa en ayunas. (Véase "Entendiendo las lecturas de azúcar en la sangre" en la página 426.) Las dietas altas en carbohidratos contribuyen directamente a elevar el nivel de glucosa en la sangre y se sabe que también son el principal estimulante para la producción de insulina. Una dieta baja en carbohidratos es el método más directo para controlar mejor los niveles de glucosa e insulina. ¿Es de verdad tan simple? Sí, lo es. La resistencia a la insulina del síndrome metabólico se caracteriza por la intolerancia a los carbohidratos. Si eres intolerante a la lactosa, evítala. Si eres intolerante al gluten, evítalo. Así de sencillo.

No es de sorprenderse que, en varios estudios sobre dietas bajas en carbohidratos, los sujetos muestren un mejoramiento en sus niveles de glucosa.[6] También baja su nivel de insulina, independientemente del nivel de tolerancia a la glucosa de cada sujeto, aun cuando no pierdan peso.[7] La reducción de los niveles de glucosa a lo largo del día, incluso después de comer, es crucial para propiciar un ambiente metabólico que favorezca la quema de grasa, Así pues, el control de la ingesta de carbohidratos repercute de manera importante en que el cuerpo procesa la grasa y también tiene efectos profundos en los niveles de lípidos y colesterol. Pero antes de hablar de la investigación de lípidos, es conveniente una clase rápida acerca de la insulina.

¿CÓMO TRABAJA LA INSULINA?

El páncreas hace y libera la hormona de la insulina en respuesta al incremento de los niveles de glucosa en la sangre. Su función más reconocida es la de restaurar los niveles normales de glucosa mediante la transportación de la glucosa en la sangre (principalmente) a los músculos y células grasas. Sin embargo, la insulina tiene muchos otros efectos y generalmente es descrita como la "hormona-almacén" porque estimula el almacenamiento de proteínas, grasas y carbohidratos. Por ejemplo, la insulina facilita la conversión de aminoácidos en proteínas y también estimula la conversión de los carbohidratos de nuestra dieta ya sea en glucógeno (la forma en que el cuerpo almacena carbohidratos) o en grasa. Mientras la insulina estimula que se almacenen nutrientes, simultáneamente evita que las proteínas, las grasas y los carbohidratos se descompongan en el cuerpo. Visto de otro modo, cuando la insulina aumenta, pone freno a la quema de grasa para usarla como energía y al mismo tiempo estimula el almacenamiento de nuevos alimentos, casi siempre como grasa. Pero cuando limitas tu consumo de carbohidratos, aumentas la estimulación de la quema de grasa y disminuye la síntesis de grasa.

De hecho, la descomposición de la grasa y la quema de calorías son muy sensibles a los cambios en la cantidad de insulina que el cuerpo libera en respuesta a los carbohidratos en la dieta.[8] Una pequeña disminución de insulina puede casi de inmediato causar un aumento tan grande o más en la quema de calorías. La insulina también incrementa la absorción de glucosa y activa las enzimas clave en la transformación de azúcar en grasa. Como las dietas bajas en carbohidratos reducen de manera significativa los niveles de insulina a lo largo del día, la Dieta de Atkins está relacionada con cambios importantes en el metabolismo de la grasa que favorecen la baja de almacenamiento y aumento de la descomposición. Traducción: quemas más calorías y guardas menos. Ésta es una adaptación importante que contribuye reducir el riesgo de enfermedad cardiaca con mejores perfiles de lípidos y una mejora en todas las características del síndrome metabólico. Ésta es la razón por la cual las dietas grasas son tus amigas y consumir más carbohidratos de los que puedes tolerar puede traer problemas metabólicos.

CONTROLA LOS CARBOHIDRATOS PARA QUEMAR GRASA

Controlando tu ingestión de carbohidratos y con la subsecuente baja de insulina es posible que la mayor parte de las células del cuerpo utilicen la grasa casi exclusivamente como energía, aun cuando estés haciendo ejercicio.[9] Durante las fases de

Inducción y la Pérdida de peso continua (PPC) la grasa provee una gran cantidad de esa energía. Durante la Preconservación y la Conservación permanente, la dieta ofrece la energía necesaria.

En cualquier caso, el principal efecto del principio básico de la Dieta de Atkins, manteniendo el consumo de carbohidratos por debajo del umbral de tolerancia de cada persona, es la creación de un sistema metabólico que se caracterice por aumentar la movilización y la utilización de los alimentos y la grasa corporal. Muchos de los aspectos benéficos del régimen Atkins en el síndrome metabólico y las enfermedades del corazón son extensiones de esta poderosa transformación.

LA PARADOJA DE LA GRASA SATURADA

Ahora que ya sabes que no debes evitar los alimentos grasos en una dieta baja en carbohidratos, puede que aún te sientas escéptico acerca de comer grasa saturada. Después de todo, prácticamente todos los expertos en salud te aconsejarían limitarla, y una de las principales razones por las que ha sido criticada la Dieta de Atkins es que contiene más grasa saturada que la recomendada actualmente. Veamos las cosas con calma. Cuando un nutriente en la dieta disminuye, usualmente uno o más nutrientes lo remplazan. De hecho, los investigadores se han preguntado qué pasa cuando se reduce la grasa saturada en la dieta y se remplaza con carbohidratos. Una investigación reciente compuesta de 11 estudios estadounidenses y europeos dio seguimiento a más de 340 000 personas de condición similar hasta por un periodo de 10 años y llegó a la conclusión de que remplazar la grasa saturada por carbohidratos incrementa el riesgo de eventos coronarios.[10] De acuerdo a la mejor evidencia científica, la recomendación hecha por los mismísimos expertos en salud de reducir la grasa saturada de hecho *incrementa* tus posibilidades de tener una enfermedad cardiaca. Con todo, éste es el esquema alimenticio adoptado por muchos norteamericanos.[11] La falla en la dieta baja en grasas se explica parcialmente por la falta de comprensión de que cuando las personas consumen más carbohidratos bajan su consumo de grasa saturada. La responsable no es la grasa saturada *per se*. Si tu consumo de carbohidratos es bajo, hay poca razón para preocuparse por la grasa saturada en tu dieta.

No obstante, si tu ingestión de carbohidratos es alta, incrementar los niveles de consumo de grasa saturada puede causarte problemas. Está demostrado que los niveles altos de ácidos grasos saturados en la sangre se presentan en personas con enfermedades del corazón.[12] Como sabemos ahora, la Dieta de Atkins se centra en controlar tu consumo de carbohidratos para asegurarse de que la grasa sea la fuente principal de energía de tu cuerpo. Esto explica por qué con la Dieta de Atkins el consumo de grasa saturada no está relacionado con ningún efecto nocivo. Dos de los autores de este libro estudiaron lo que ocurre con los niveles de grasa saturada en personas que llevan la Dieta de Atkins.[13] En este experimento, las personas con la Dieta de Atkins consumieron tres veces más grasa saturada que las personas bajo un régimen bajo en grasa. Ambas dietas contenían el mismo número de calorías, es decir, todos estaban perdiendo peso.

Después de 12 semanas, el grupo de Atkinks mostró de manera consistente una mayor reducción relativa de sus niveles de grasa saturada en la sangre.

Esta asociación inversa entre la alimentación diaria y la concentración de grasa saturada en la sangre dio pie a más experimentos para validar este resultado bajo condiciones controladas. En este estudio adicional participaron hombres con un peso estable que normalmente siguen la típica dieta norteamericana. Ellos entraron a un régimen bajo en carbohidratos similar al que se lleva en la fase de la Conservación permanente, que contiene aún más grasa saturada que su dieta regular. Todos los alimentos fueron preparados y entregados a los participantes para que se alimentaran. Se les proveía de comida suficiente para mantener su peso. Después de seis semanas, y a pesar de consumir más grasa saturada, los hombres mostraron reducciones significativas en los niveles de grasa saturada en la sangre. Mejoraron también sus niveles de triglicéridos y colesterol LAD, el tamaño de las partículas de colesterol LBD y su nivel de insulina. Este estudio también avala que una dieta baja en carbohidratos es el estímulo clave que impacta positivamente el proceso metabólico de la ingestión de grasa saturada.[14]

Estos estudios demuestran claramente que las dietas bajas en carbohidratos y altas en grasas saturadas presentan efectos muy diferentes a los resultados arrojados por personas que siguen en una dieta de consumo moderado o alto en carbohidratos. La razón más probable es una combinación de menos almacenamiento y mayor quema de grasa saturada. Esta investigación concluyó que la grasa de los alimentos, aun la grasa saturada, no es dañina dentro del contexto de una dieta baja en carbohidratos.[15]

UNA LARGA HISTORIA DE USO SEGURO

Una indicación igual de válida del uso seguro a largo plazo de una dieta baja en carbohidratos puede encontrarse en la experiencia documentada de los europeos mientras exploraban el continente americano y sus culturas. Comúnmente los exploradores más exitosos fueron aquellos que adoptaron la dieta de las culturas nativas, la cual en muchas regiones consistía básicamente en carne y grasa con muy pocos carbohidratos. Entre los exploradores que dejaron evidencia de tales experiencias se encuentran Lewis y Clark, John Rae,[16] Frederick Schwatka[17] e incluso Daniel Boone.

El explorador que documentó cuidadosamente su experiencia viviendo como cazador fue el controversial antropólogo Vilhjalmur Stefansson. Antes de pasar una década en el Ártico viviendo entre los esquimales a principios de 1900, escribió de forma extensiva acerca de su dieta, aproximadamente al mismo tiempo que los científicos de la época descubrieron la existencia de las vitaminas.

Cuando lo retaron a que probara que podía permanecer sano siguiendo una dieta de carne y grasa, siguió la dieta de los esquimales bajo estricta supervisión médica por un año. El resultado, publicado en una prestigiosa revista científica,[18] demostró que Stefansson continuó sano y físicamente capaz mientras se alimentaba con una dieta con más de 80 por ciento de grasa animal y cerca de 15 por ciento de proteína.

Además de contar algunas historias sorprendentes de energía física y coraje, los reportes de estos exploradores proveen información valiosa de las prácticas alimenticias de sociedades de cazadores aborígenes que vivieron por un milenio con muy pocos carbohidratos o sin ellos. De particular importancia fue la práctica de valorar la grasa sobre la proteína, de tal modo que el balance de alimentos energéticos era alto en grasa y moderado en proteínas. Cabe destacar que Rae, Boone y Stefansson vivieron más de 80 años, a pesar de haber comido casi exclusivamente carne y grasa durante años.

Aun cuando estas históricas lecciones no prueban por sí mismas que es seguro seguir una dieta baja en carbohidratos a largo plazo, son una prueba fehaciente de ello. Cuando la historia acumulada del uso seguro es combinada con nuestra reciente investigación acerca de los efectos de la restricción de carbohidratos sobre los lípidos de la sangre y los indicadores de la inflamación, la conclusión inevitable es que las dietas bajas en carbohidratos adecuadamente formuladas son seguras y pueden seguirse durante meses o incluso años.

UN ESTUDIO ACERCA DEL CONTROL DE EPISODIOS EPILÉPTICOS

Al principio de la década de los 1920 los médicos observaron que las personas que sufrían ataques epilépticos experimentaban alivio cuando hacían ayuno total durante dos semanas.

Si embargo, los beneficios de este tratamiento desaparecían cuando volvían a ingerir alimento, además de que un ayuno total provoca el desgaste de los músculos, así que obviamente no era un tratamiento sostenible. Pero un médico de Minnesota, Mynie Peterman, en una serie de reportes demostró que una dieta muy baja en carbohidratos podía producir efectos similares en niños, reduciendo o deteniendo sus ataques, y que esta dieta podría ser efectiva si se seguía a través de los años.[19]

En 1927, el doctor Henry Helmholz analizó más de 100 casos de ataques en niños tratados con la dieta cetógena del doctor Peterman.[20] Sus resultados indicaron que cerca de un tercio de los niños fueron curados, un tercio mejoró, y el otro tercio no respondió al tratamiento. La dieta cetógena se usó como parte del "cuidado estándar" para tratar ataques hasta la aparición de medicamentos efectivos en los años cincuenta. Entre 1922 y 1944, los doctores de la Clínica Mayo en Minnesota prescribieron la dieta cetógena a 729 pacientes que sufrían de ataques, con índices de éxito similares a los reportados por el doctor Peterman.[21] La mayoría de estos pacientes siguió la dieta un año o dos, pero algunos continuaron por más de tres décadas.

Entre 1960 y 1980 el desarrollo de medicamentos antiataques con índices de eficacia similar sustituyó a la dieta cetógena. A pesar de que la dieta es igual de efectiva, es mucho más fácil para un doctor recetar un medicamento que educar y motivar a alguien o a su familia a que cambien por completo su dieta. En la década de los noventa, el doctor John Freeman, de la Universidad Johns Hopkins, utilizó de nuevo la dieta, y reportó que muchos de los niños que no respondían satisfactoriamente a los medicamentos sí respondían a la dieta baja en carbohidratos. Con el doctor Eric Kossoff, el doctor Freeman notó también que los niños experimentaban menos efectos secundarios con la dieta que con los medicamentos. Por ejemplo, no sorprende que su desempeño escolar fuera mejor cuando no tomaban medicamentos. Estas observaciones han llevado a que resurja el interés en la dieta baja en carbohidratos para tratar a niños y adultos que sufren de este padecimiento.[22] Hoy día más clínicas en Estados Unidos reportan el uso de esta dieta en sus tratamientos.

INDICADORES DE MEJORA

Ahora veamos más de cerca a algunos de los indicadores más comunes que presentan mejoría con el uso de las dietas bajas en carbohidratos.

TRIGLICÉRIDOS

Mucha de la grasa circulando en tu sangre, y mucha de grasa disponible para quemarse y convertirse en energía eleva los triglicéridos. Un nivel alto de triglicéridos en la sangre es un indicador clave del síndrome metabólico y por sí mismo constituye un factor de riesgo para el corazón. Uno de los cambios más dramáticos y consistentes de un bajo consumo de carbohidratos es la reducción de los niveles de triglicéridos. De hecho, el descenso de los niveles compite con los efectos de cualquier medicamento que se encuentre actualmente en el mercado. La mayor parte de los estudios se enfoca en los niveles de triglicéridos durante el ayuno, pero después de comer la grasa se convierte en triglicéridos dentro del aparato digestivo, y éstos son arrojados en la sangre. El hígado también puede arrojar triglicéridos, en particular después de una comida alta en carbohidratos. Un excesivo y prolongado nivel de triglicéridos en la sangre, ya sea por una dieta alta en grasa o en carbohidratos, eleva las posibilidades de padecer una enfermedad del corazón. La buena noticia es que las dietas bajas en carbohidratos los disminuyen de manera consistente en ambas situaciones, en ayuno y después de comer.[23] Es interesante que este efecto benéfico ocurre incluso cuando la pérdida de peso es mínima.[24]

COLESTEROL LAD

El significado clínico del incremento en los niveles del colesterol LAD está bien establecido como un objetivo importante si queremos tener buena salud.[25] Niveles más altos son deseables porque esta lipoproteína protege el corazón.

Los cambios normales en el estilo de vida, tales como el ejercicio y la pérdida de peso, con frecuencia son recomendados para aumentar el LAD, pero sus efectos son menores comparados con los que podrías alcanzar siguiendo una dieta baja en carbohidratos, que supera a las dietas bajas en grasa cuando se trata de incrementar los niveles de LAD.[26] Los efectos son destacados en hombres y aún más en mujeres.[27] La grasa saturada y el colesterol son en realidad nutrientes importantes en nuestra alimentación que ayudan a aumentar los niveles de colesterol LAD. Asimismo, remplazar los carbohidratos con grasa ha demostrado que incrementa los niveles de LAD.

CETONAS: ¿QUÉ SON, Y QUÉ ES LO QUE HACEN?

Las dietas para el tratamiento de ataques epilépticos se conocen como cetógenas, porque cuando se restringe la ingestión de carbohidratos el cuerpo necesita usar una alternativa a la glucosa (azúcar en la sangre) como el principal combustible para el cerebro. En lugar de glucosa, el hígado utiliza moléculas de grasa para hacer acetoacetato e hidroxibutirato, dos componentes conocidos como cetonas. Ésta es la misma estrategia para obtener energía que el cuerpo utiliza cuando experimenta un ayuno de algunos días. Las cetonas tienen mala reputación porque pueden alcanzar niveles muy altos en personas sin supervisión que padecen diabetes tipo 1, una condición conocida como cetoacidosis diabética. No obstante, hay más de una decena de diferencias entre los niveles de cetonas que se presentan en la cetoacidosis y los que se alcanzan con una dieta restringida en carbohidratos, la cual se llama cetosis nutricional. Equiparar estas dos condiciones es comparable a confundir una inundación con una lluvia suave. Lejos de abrumar las defensas de base ácida del cuerpo, la cetosis nutricional es una adaptación completamente natural que se integra gentilmente a la estrategia energética del cuerpo cada vez que se restringen los carbohidratos y se utiliza la grasa como combustible principal.

COLESTEROL LBD

El propósito más importante de las dietas bajas en grasas y de muchas de las sustancias activas de los medicamentos como las estatinas es bajar la concentración del colesterol LBD. En promedio, las dietas bajas en grasas son más efectivas para reducir este nivel que las dietas bajas en carbohidratos. Pero antes de darle este punto a la baja en grasa, toma en cuenta que tan sólo con reducir el nivel del LBD restringiendo la grasa de nuestra dieta no disminuye el riesgo de que padezcas una enfermedad cardiaca.[28] ¿Por qué? Una razón obvia es que las dietas bajas en grasas exacerban otros factores de riesgo; aumentan los triglicéridos y reducen el colesterol LAD. Pero hay otra explicación que tiene que ver con las mismas partículas de LBD. No todas las formas de colesterol LBD comparten el mismo potencial de incrementar la posibilidad de una enfermedad cardiaca. Dentro de la categoría etiquetada como LBD, existe una secuencia de tamaños, y la investigación muestra que las más pequeñas contribuyen a la formación de placa en las arterias (aterosclerosis) y están asociadas con el riesgo de sufrir enfermedades del corazón.

Aun cuando las dietas bajas grasas pueden disminuir la concentración total de LBD, también tienden a elevar la proporción de partículas pequeñas,[29] haciéndolas más peligrosas. Por otro lado, numerosos estudios indican que si remplazamos en nuestra dieta a los carbohidratos con grasa o proteína esto hará que aumente de tamaño las partículas de LBD.[30] De tal modo que es claro que el consumo de carbohidratos está relacionado de manera muy fuerte y directa con la formación de partículas de LBD que contribuyen a la formación de placa,[31] mientras que si remplazamos los carbohidratos en nuestra dieta con grasa, incluso grasa saturada, al parecer fomentamos el LBD en su forma benigna.

LA INFLAMACIÓN

Como se discutió arriba, cuando la inflamación permanece elevada en repetidas oportunidades a causa de malas condiciones, una dieta pobre por ejemplo, quiere decir que hay malas noticias. Los investigadores ahora se han percatado de la importancia que tiene esta situación de bajo grado nutricional en el desarrollo de muchos problemas crónicos de salud como la diabetes, las enfermedades cardiacas e incluso el cáncer. Comúnmente pensamos en la inflamación con respecto a combatir una batería o virus. Hay otras sustancias que también pueden provocar inflamación: el exceso de carbohidratos y las grasas trans. Una sola comida alta en carbohidratos puede causar aumento de inflamación.[32] Con el tiempo, probablemente al comer alimentos altos en carbohidratos se elevarán los indicadores de la inflamación.[33]

¿Qué pasa con las dietas bajas en carbohidratos? Se ha demostrado que los niveles de PRC, citoquina, un indicador de inflamación, bajan aproximadamente un tercio siguiendo la Dieta de Atkins.[34] En personas con niveles más altos de inflamación, los niveles de PRC disminuyen más en respuesta a la dieta baja en carbohidratos que con una baja en grasa.[35] En un estudio publicado recientemente se hizo una comparación entre personas con síndrome metabólico siguiendo una dieta baja en grasa con otro grupo que estaba con una dieta muy baja en carbohidratos. Este segundo grupo mostró un descenso en ocho diferentes indicadores circulatorios de inflamación en comparación con el grupo que seguía la dieta baja en grasas.[36] Estos datos implican que una dieta de carbohidratos más que una de grasa es un factor nutricional que estimula la inflamación; no obstante, la elevada ingestión de ambos, grasa y carbohidratos, puede ser especialmente dañina.

El efecto antiinflamatorio del omega 3, grasas EPA y DHA ha sido probado en cultivo de células y estudio en animales, así

como en pruebas con humanos.[37] Estos efectos explican parcialmente por qué estas grasas parecen tener un amplio resultado
benéfico para la salud, en particular reduciendo el riesgo de padecer diabetes y enfermedades del corazón. Varios cientos de estudios han revelado los efectos cardioprotectores del aceite de
pescado, y se han hecho numerosas revisiones reseñando estos
trabajos de investigación.[38]

LA FUNCIÓN VASCULAR

La disfunción vascular es un evento que se presenta en la primera etapa de la enfermedad cardiaca, y ahora es considerada
como parte del síndrome metabólico por tener un origen común:
la resistencia a la insulina en las células de las paredes inter-
nas de las arterias.[39] Utilizando una técnica de ultrasonido que
mide la habilidad de una arteria en el brazo (la arteria braquial)
para dilatarse, podemos detectar si los vasos sanguíneos están
funcionando correctamente.[40] En estudios previos, las comidas
altas en grasas han probado que debilitan temporalmente la capacidad de dilatarse de la arteria braquial.[41] Los resultados adversos del consumo de alimentos altos en grasas, en especial en
grasa saturada sobre los niveles de lípidos después de comer[42] y
sobre las funciones vasculares e inflamatorias han sido utiliza-
dos como evidencia para desalentar el uso de las dietas bajas en
carbohidratos. Sin embargo, el historial alimenticio de la persona tiene un efecto fundamental en su respuesta metabólica a los
alimentos. Por ejemplo, investigaciones han probado de manera
repetida que la adaptación a una dieta muy baja en carbohidratos resulta en una baja sustancial en la respuesta de los triglicéridos a una dieta alta en grasas.[43] Lo que quiere decir que tal
vez los estudios que muestran efectos dañinos a corto plazo de
una dieta alta en grasas sobre la función vascular tendrán resultados muy diferentes después de que la persona se ha adaptado
a la dieta baja en carbohidratos.

Cuando los efectos de una dieta alta en grasas sobre la función vascular son evaluados en personas con síndrome metabólico que seguían una dieta alta en grasas y baja en carbohidratos,[44] hay un marcado descenso en la respuesta de los triglicéridos a una dieta alta en grasa. En contraste, las personas del grupo de control, siguiendo una dieta baja en grasa, mostraron poco cambio. Al cabo de 12 semanas ingiriendo una dieta muy baja en carbohidratos los sujetos mostraron una mejora en la función vascular después de una comida alta en grasa, comparados con el grupo de control de sujetos que ingerían una dieta baja en grasas.

LA DIETA DE ATKINS ES UNA BUENA MEDICINA

Una serie de estudios sobre dietas bajas en carbohidratos evidenció que la mejora en el síndrome metabólico está íntimamente relacionada con la ingestión controlada de carbohidratos.[45] Aun cuando el síndrome metabólico se puede manifestar de varias maneras, los beneficios nutricionales de una dieta baja en carbohidratos guardan la promesa de mejorar *todos* los indicadores de este síndrome. La mayoría de los médicos tratarían cada uno de los síntomas de manera individual, de tal manera que el paciente estaría tomando múltiples medicamentos, incrementando el gasto económico y la probabilidad de desarrollar efectos secundarios. Porque tener síndrome metabólico significa estar en la vía rápida hacia padecer diabetes y enfermedades cardiacas, y mantener todos sus componentes bajo control es un beneficio único de la Dieta de Atkins. En el siguiente capítulo aprenderás que estas mismas modificaciones alimenticias pueden ayudar a disminuir las posibilidades de padecer diabetes tipo 2 o incluso revertir su curso, como lo evidencia nuestra historia final de éxito.

HISTORIA DE ÉXITO #10

CUANDO EL MUNDO PROFESIONAL Y EL PERSONAL COLISIONAN

Su autodiagnóstico de diabetes lanzó al medico canadiense Jay Worthman a una odisea personal de descubrimiento y recuperación. También estimuló una búsqueda profesional para ir más allá del límite en el manejo de la diabetes mientras la enfermedad se convertía en una crisis de salud global.

ESTADÍSTICAS VITALES

Etapa actual: Conservación permanente

Ingestión diaria de carbohidratos 20-30 gramos

Edad: 59

Estatura: 1.75 metros

Peso anterior: 84 kilos

Peso actual: 72 kilos

Peso perdido: 12 kilos

Nivel actual de azúcar en la sangre: Debajo de 6mmol/L (108 mg/dL)

HbA 1c actual: 5.5%

Presión arterial anterior: 150/95

Presión arterial actual: 130/80

Colesterol LAD actual: 91 mg/dL

Colesterol LBD actual: 161 mg/dL

Triglicéridos actualmente: 52.4 mg/dL

Colesterol total actual: 272 mg/dL

PRC actual: 0.3 mg/dL

¿Cuáles son tus antecedentes?

Como médico enfocado en la salud aborigen, estaba muy consciente de los altos niveles de diabetes, al igual que de la obesidad y el síndrome metabólico en esta población. Estas epidemias estaban devastando las comunidades aborígenes y generando enormes costos para los servicios de salud. Cuando viajé a las comunidades afectadas, había un sentimiento de desesperanza. Incluso en las comunidades que contaban con recursos extras y programas de investigación, no éramos capaces de revertir esta terrible tendencia.

¿Tienes un historial familiar de diabetes?
Crecí en una pequeña villa al norte de Alberta, en Canadá. Algunos de mis ancestros se asentaron en el área de la Bahía Hudson y contrajeron matrimonio con aborígenes locales. Mis abuelos maternos desarrollaron diabetes tipo 2, lo mismo que mi madre y otros parientes cercanos. La tendencia genética aborigen hacia la enfermedad lentamente había ascendido por mi árbol genealógico hasta llegar a mí.

¿Cómo reaccionaste al darte cuenta de esto?
Estaba asombrado. Como médico, de alguna manera crees que serás inmune a las enfermedades que diagnosticas y tratas en otros. Esto, a la par de que tenía un hijo muy pequeño, hizo mi autodiagnóstico doblemente horrible. Todas mis preocupaciones giraban en torno a los problemas serios de salud y la reducción de mi expectativa de vida; sin embargo, la idea de no ver crecer a mi hijo de dos años era lo que más me perturbaba.

Había tomado cursos extra de entrenamiento en diabetes en mi último año de residencia en medicina familiar y conocí la dieta para diabéticos y cómo supuestamente los cambios en el estilo de vida eran la base de manejo de la enfermedad. Supe también que la mayoría de los recién diagnosticados con diabetes tipo 2 entraban en terapia con medicamentos de inmediato por la ineficacia de los cambios en el estilo de vida, y aun así la mayoría luchaba y fallaba en sus intentos por mantener niveles normales de glucosa en la sangre. Y para hacer todavía más complicada mi situación, estaba el hecho de que aborrecía tomar medicamentos.

Cuando enfermaste de diabetes, ¿ocurrió de la nada?
Claramente estaba en negación. Había ganado algo de peso y estaba fatigado todo el tiempo. Luchaba por las tardes para combatir la somnolencia. Me levantaba por las noches para orinar, tenía sed contantemente, necesitaba hacer bizcos para ver la televisión. Mi presión arterial se estaba elevando a un nivel que requería tratamiento médico. Yo racionalizaba todos estos problemas como los naturales e inevitables efectos del envejecimiento hasta que de pronto se me hizo evidente que tenía los síntomas típicos de la diabetes. Me hice una prueba y confirmé que el azúcar en mi sangre estaba demasiado alta. Tratando de ganar tiempo mientras revisaba los últimos adelantos científicos y formulaba un plan para manejar mi enfermedad, decidí no comer nada que pudiera empeorar mi nivel de glucosa, que ya estaba a la alza. De inmediato dejé de comer azúcar y almidones, pero en ese momento no tenía idea de la existencia de las dietas bajas en carbohidratos.

¿Cuál fue el resultado de tu cambio alimenticio?
Casi de inmediato el nivel de azúcar en mi sangre se normalizó, seguido de una dramática y estable pérdida de peso: cerca de 450 gramos diarios. Mis otros síntomas desaparecieron rápidamente también. Comencé a ver mejor, ya no tenía las ganas excesivas de orinar, ni la sed, mi nivel de energía aumentó y me sentí inmensamente mejor. Compré una bicicleta de ejercicio y empecé a usarla 30 minutos diarios al mismo tiempo que continuaba evitando los almidones y los azúcares. Fue mi esposa la que me dijo que yo estaba siguiendo la Dieta de Atkins. Ella batalló para perder peso después del nacimiento de nuestro hijo y lo había intentado con varias dietas. Recuerdo que cuando ella trajo el libro de Atkins yo me mostraba escéptico, y le dije que era sólo otra dieta que estaba de moda y que probablemente no funcionaría a largo plazo. Confor-

me leía el libro, me di cuenta de que en realidad no estaba siguiendo el esquema por fases del doctor Atkins de restricción de carbohidratos, sino simplemente estaba evitando todos los carbohidratos.

¿Cómo se vio impactada tu práctica profesional por tu situación personal?
Cuando empecé a entender que sólo por mi cambio de dieta estaba resolviendo de manera rápida y eficaz mi propia diabetes, naturalmente quise abordar la epidemia de diabetes en los aborígenes desde esta perspectiva. En mis primeros viajes a las comunidades de las Primeras Naciones empecé por preguntar a las personas, especialmente a los mayores, acerca de su dieta tradicional. Era común, en particular en las comunidades costeras, consumir alimentos como salmón, rodaballo y mariscos. Tierra adentro comían alce, ciervo, y wapití. También era normal ingerir su porción de comida moderna, como papas y ensaladas de pasta con el salmón y el alce, pasteles y galletas como postre, todo acompañado de jugos y refrescos.

Entendí que la dieta tradicional no tenía fuentes importantes de almidón o azúcar. La gente comía bayas, pero la mayoría de las calorías venían en forma de proteína y grasa. Incluían también un número de plantas salvajes, similares a las verduras modernas, todas bajas en almidón y azúcar. La dieta tradicional era muy parecida a una dieta moderna baja en carbohidratos en términos de contenido macronutriente.

¿Cómo probaste tu teoría?
En ese tiempo una revista medica publicó un estudio en el que un grupo de hombres con sobrepeso seguían la Dieta de Atkins durante seis meses. Los sujetos experimentaron una significativa pérdida de peso y mejoraron sus niveles de colesterol. Sugerí entonces a mis dos colegas médicos de la comunidad que

diseñáramos un estudio similar para un grupo de individuos con los mismos antecedentes de la comunidad de las Primeras Naciones.

Ya había empezado a hablarles a las personas de las Primeras Naciones acerca de mis ideas de la relación que existía entre los cambios en su dieta y la epidemia de obesidad y diabetes. Finalmente el gobierno canadiense accedió a financiar un estudio sobre los efectos de una dieta baja en carbohidratos en la obesidad y la diabetes. También fue posible tomar dos años para hacer investigaciones en el Departamento del Cuidado de la Salud de la Universidad de Columbia Británica.

¿Cómo es tu salud actualmente?

Durante casi siete años he seguido la dieta y continúo manteniendo niveles normales de glucosa y presión arterial, así como el peso perdido de alrededor de 12 kilos. Después de los primeros seis meses revisé mis niveles de colesterol. Me he acostumbrado a comer alimentos grasos, incluyendo un delicioso helado de chocolate bajo en carbohidratos, mi propia receta. Debo admitir que tenía miedo. Había aprendido que una dieta alta en grasa saturada tendría como consecuencia un perfil lípido poco sano. Pero para mi sorpresa y alivio, tenía excelentes niveles de colesterol. Claramente estaba en el camino correcto.

Mi más reciente análisis sanguíneo arrojó excelentes resultados, a pesar de que mi colesterol total y el LBD están arriba del límite, por lo que he leído de literatura científica, sé que esto no es para preocuparse, dado que los indicadores importantes de riesgo cardiovascular, LAD y triglicéridos, están dentro de los límites normales y el nivel de mi proteína reactiva C es excepcionalmente bajo. Con patrones como éstos, aun cuando no me he hecho un análisis de partículas pequeñas densas de LBD, puedo suponer que mi nivel de LBD es de la variedad benigna. Estoy convencido de que mi salud es mejor que nunca. He aprendido mucho de un área de la ciencia que desafortunadamente muchos médicos tienden a ignorar: la nutrición.

¿Ya se publicó tu investigación?
En este momento estamos recopilando datos. Después del análisis estadístico, escribiremos un estudio y lo enviaremos para su publicación en una revista científica. Mientras tanto, el estudio y la manera en que afectó la vida de las personas de la Primera Nación Namgis y otros residentes de la Bahía Alerta es el tema del documental *My Big Fat Diet*.

(Para más información, visita www.cbc.ca/thelens/bigfatdiet.)

14

Cómo controlar la diabetes, la enfermedad bravucona

Sólo en los Estados Unidos, la diabetes ahora afecta a más de 18 millones de personas; sin embargo, dado que las etapas tempranas pueden ser completamente silenciosas, es probable que ocho millones de ellas no sepan que la padecen.

La Dieta de Atkins es más que un estilo de vida saludable. Como pudiste ver en el capítulo anterior, esta manera de comer puede reducir de manera significativa tus probabilidades de desarrollar una enfermedad cardiaca y síndrome metabólico. Ahora aprenderás que la Dieta de Atkins es una herramienta extremadamente efectiva para controlar la diabetes. Hemos señalado ya que los carbohidratos en nuestra dieta actúan como una amenaza para el metabolismo; éstos demandan ser quemados como energía primero y dejan atrás en línea a las grasas, lo que provoca su acumulación y almacenamiento. Cuando a una persona la molestan por años, ésta puede, en algún momento, dejar de defenderse; lo mismo sucede con el cuerpo de algunas personas, puede eventualmente rendirse a la presión de los azúcares y otros carbohidratos refinados. El resultado es diabetes tipo 2, que se presenta cuando el cuerpo pierde su capacidad de mantener los niveles de azúcar en la sangre dentro de los rangos normales. Cuando esto ocurre, los niveles de glucosa –algunas veces muy bajos, pero casi siempre muy altos– empiezan a causar daño.

UN NOMBRE, DOS ENFERMEDADES

Aunque la mayoría de las personas sabe que la diabetes tiene algo que ver con la insulina, no saben realmente lo que eso significa. No nos sorprende, considerando que dos diferentes padecimientos (diabetes tipo 1 y diabetes tipo 2) comparten el nombre. Ambos tipos tienen que ver con la insulina, la hormona que facilita el movimiento de glucosa hacia las células ya sea para ser quemada o almacenada. Explicado de manera simple, la diabetes tipo 1 refleja un problema en la producción de insulina que tiene como resultado bajos niveles de insulina. La diabetes tipo 2, por otro lado, refleja un problema en la función de la insulina (resistencia a la insulina, lo que produce altos niveles de insulina).

La diabetes tipo 2 se presenta principalmente en adultos y es la más común: representa entre 85 y 90 por ciento de los casos en el mundo. La tipo 1 se presenta más en niños, pero debido al rápido incremento de la obesidad entre personas más jóvenes, es así como de manera trágica el grupo de esta edad está también desarrollando diabetes tipo 2.

Si ya fuiste diagnosticado con diabetes tipo 2 y has medido el azúcar de tu sangre después de comer –o vives con alguien que lo hace por ti–, probablemente habrás notado que los alimentos ricos en carbohidratos hacen que tu nivel de glucosa suba más que con aquellos compuestos mayormente de proteínas y grasas. Si es así, este capítulo confirmará tus sospechas de que en una dieta saludable debes limitar los carbohidratos a una cantidad que no aumente el azúcar en tu sangre a un nivel que pueda resultar dañino. Y para el resto de nosotros que (todavía) no tenemos diabetes, pronto será evidente que la mejor manera de prevenir la aparición de esta enfermedad es disminuyendo el consumo de carbohidratos hasta el punto en que no sean una amenaza para nuestro metabolismo.

UNA ENFERMEDAD "SILENCIOSA"...
PERO UNA ENORME EPIDEMIA

Cerca de un tercio de las personas en los Estados Unidos que padecen diabetes tipo 2 no saben que tienen esta enfermedad. Afortunadamente el diagnóstico de la diabetes es tan simple como examinar una pequeña muestra de sangre para conocer el nivel de azúcar en la misma (glucosa), o tu nivel de hemoglobina A1c (HbA1c), que indica tu nivel de glucosa de los últimos meses. Tu médico de cabecera puede practicarte cualquiera de estas pruebas como parte de tu chequeo de rutina, y muchas empresas ofrecen exámenes médicos en las propias oficinas (véase "Entendiendo las mediciones de azúcar en la sangre" en la página 426, para conocer más acerca de las lecturas). Porque la diabetes es tan común y su diagnóstico tan sencillo, que no hay razón para no averiguarlo tan pronto como sea posible.

Entender el rol que juega una dieta baja en carbohidratos en la prevención y tratamiento de la diabetes es de particular importancia por el enorme alcance de esta epidemia. Aun cuando la medicina tradicional ha hecho su mejor esfuerzo, el cual se enfoca en el uso de agresivos medicamentos, el número de personas que la padecen se incrementa. De acuerdo con la Asociación Norteamericana de Diabetes, la enfermedad afecta a 18.2 millones de personas en Estados Unidos, pero debido a que las etapas tempranas de la enfermedad pueden ser silenciosas, quizá ocho millones de ellas aún no sepan que la padecen.

Tampoco es probable que las estadísticas mejoren pronto. Mientras otros países adoptan una dieta alta en azúcar y carbohidratos procesados, la escala de esta epidemia ahora afecta a 246 millones de personas en todo el mundo, con una proyección de 380 millones para el año 2025.

ENTENDIENDO LAS MEDICIONES DE AZÚCAR EN LA SANGRE

La cantidad de glucosa (azúcar) en tu sangre cambia a lo largo del día y la noche. Tus niveles varían dependiendo de cuándo, qué y cuánto hayas comido o si hiciste o no ejercicio. La Asociación Norteamericana de Diabetes (AND) categoriza como normal el nivel de azúcar en la sangre tomando como base la manera en que se mide.

Glucosa en ayunas. Este examen se realiza cuando no se han consumido alimentos ni líquidos (sólo agua) durante al menos ocho horas. Un nivel normal de glucosa en ayunas es de entre 60 y 110 mg/dL (miligramos por decilitro). Una lectura de 126 mg/dL o más alta indica una diagnóstico positivo de diabetes. (En 1997, la AND lo cambió a 140mg/dL o más alta.) Una medición de 100 indica que tienes 100mg/dL.

Análisis de glucosa "al azar". Esta prueba puede ser llevada acabo en cualquier momento, con un nivel normal de glucosa que va desde bajo hasta a mediados de los cientos. Para un diagnóstico positivo de diabetes la lectura de glucosa debe ser 200mg/dL o más alta si tienes síntomas de la enfermedad tales como fatiga, orinar en exceso, sed continua, o una inesperada pérdida de peso.

Tolerancia oral a la glucosa. Después de una noche de ayuno, te pedirán que bebas una solución de agua con azúcar. Tus niveles serán medidos durante varias horas. En una persona sana, la glucosa en la sangre se eleva más de lo normal y no baja tan rápido como subió. Una lectura normal del nivel de glucosa dos horas después de beber la solución es de menos de 140mg/dL, y todas las mediciones dentro de las dos primeras horas deben ser de menos de 200mg/dL para ser consideradas dentro de rango. Si se presentan niveles de 200mg/dL o más altos en cualquier momento, ello es indicio de un diagnóstico positivo de diabetes.

Hemoglobina A1c (HbA1c). Ésta es una sustancia que se eleva como resultado de niveles altos de glucosa y se mantiene ahí un par de meses. Debido a que los niveles de azúcar en la sangre varían mucho dependiendo de la dieta y el ejercicio, la prueba de HbA1c ofrece la ventaja de reducir esta variación. Un nivel debajo de 5.5 es considerado bueno, un nivel arriba de 6.5 indica diabetes.

Al momento de escribir este libro la Asociación Norteamericana de Diabetes está planeando incluir la prueba de HbA1c para el diagnóstico de la diabetes.

DIABETES E INFLAMACIÓN: ¿UNA SITUACIÓN EL HUEVO Y LA GALLINA?

Entender la causa de la diabetes tipo 2 es un tema de controversia. En general, la diabetes es un trastorno del metabolismo por carbohidratos causado por una combinación de factores hereditarios y ambientales. Este último incluye la dieta, la obesidad y la inactividad. No obstante, muchas personas que tienen una mala dieta y una vida sedentaria nunca desarrollan obesidad o diabetes. De igual forma que algunas personas obesas o sedentarias tienen niveles normales de glucosa. Sin embargo, en general, la obesidad y la inactividad incrementa el riesgo en un individuo de enfermar de diabetes, pero algunos parecen estar más protegidos que otros. Esto indica que la genética tiene un papel importante en el desarrollo de este trastorno. Otro factor importante es la edad: tu cuerpo puede tolerar cierta dieta a la edad de 30 pero no necesariamente lo hará a los 60 años.

Tu cuerpo usa la hormona de la insulina para disparar el movimiento del azúcar en la sangre hacia las células, pero, como aprendiste en el capítulo anterior, altos niveles de insulina promueven el síndrome metabólico, lo mismo que la obesidad, la inflamación y la acumulación de placa en tus arterias.

La inflamación se ha convertido en un tema de interés porque las personas con diabetes tipo 2 comúnmente tienen altos niveles de un bioindicador en la sangre como la proteína reactiva C (PRC), y este bioindicador a su vez predice con precisión quién

desarrollará complicaciones de la diabetes tipo 2 como enfermedades cardiacas, accidentes cerebrovasculares y falla renal.[1]

Más importante aún, cuando una gran parte de la población
adulta sin diabetes se realiza la prueba para medir sus niveles de
PRC y después continúa haciéndolo por cinco o 10 años, un cuarto de esa muestra con los niveles más altos tiene de dos a cuatro
veces más probabilidad de desarrollar diabetes de manera subsecuente.[2] Esto significa que la inflamación se produce antes de que
los signos evidentes de la diabetes se manifiesten. En otras palabras, la inflamación es menos un efecto y es más (si no es que en
realidad lo es) la causa subyacente. Volviendo a nuestra analogía
de los carbohidratos como una amenaza, es simple pero atracti-
vo pensar que una dieta rica en carbohidratos "daña" de manera
constante nuestro cuerpo. De hecho, pareciera que algunas personas responden a este daño inflamándose, y esta inflamación a
la larga produce un trastorno que hace que las células se vuelvan
resistentes a la insulina y que los órganos fallen con el tiempo.

¿Cómo es que una analogía tan simple nos ayuda a entender
algo tan complicado como la causa subyacente de la diabetes tipo
2? Bueno, quitamos la amenaza y el daño se detiene. ¿Cierto? En el
capítulo previo te dimos evidencia contundente de que, en personas
con síndrome metabólico (mejor conocido como diabetes) una dieta reducida en carbohidratos da como resultado una disminución
sostenida de los biomarcadores de la inflamación. Ahora te mostraremos cómo la diabetes tipo 2, consumiendo una dieta baja en
carbohidratos, mejorará tus niveles de azúcar en la sangre, lípidos
sanguíneos, y perderás peso, en algunos casos de forma dramática.

ECHEMOS UN VISTAZO A LA INVESTIGACIÓN

Se han llevado a cabo muchos diferentes tipos de estudios para
entender el efecto que produce la ingestión de distintos alimen-

tos en la salud humana. En décadas pasadas, los científicos tendían a confiar en estudios de observación de lo que las personas comían y cómo afectaba su salud a largo plazo (epidemia nutricional), pero las pruebas clínicas son consideradas más precisas.

En estudios en pacientes hospitalizados, la investigación clínica en la sala permite tener un estricto control sobre lo que las personas comen, pero su estancia se limita a una o dos semanas de hospitalización, con algunas notables excepciones.

En otros estudios, los investigadores proveen a las personas de alimentos para que los coman en su casa. Sin embargo, no hay garantía de que no comerán nada más aparte de la comida que les fue dada. Finalmente, en otro tipo de investigación, a un grupo de personas se les instruye acerca de qué alimentos comprar y comer y después deben volver por más instrucciones y apoyo durante un periodo de varios años. Estudios como éste en pacientes ambulatorios o "libres" nos dicen mucho sobre si una dieta es o no viable en el "mundo real". Pero la interpretación de estos estudios está limitada porque las personas no necesariamente siguen las instrucciones de la dieta. Aquí tenemos algunos ejemplos de investigaciones que muestran que la Dieta de Atkins es un seguro y efectivo tratamiento de la diabetes tipo 2.

ESTUDIO EN PACIENTES HOSPITALIZADOS

En un estudio pionero que tuvo lugar hace 30 años, siete personas obesas con diabetes tipo 2 fueron sometidas a una dieta cetógena muy baja en carbohidratos, primero como pacientes hospitalizados y después pacientes externos.[3] Inicialmente estos sujetos tenían poco o ningún control sobre sus niveles de glucosa a pesar de que ya tomaban entre 30 y 100 unidades de insulina al día. Veinte días después de haber empezado la dieta, todos los pacientes pudieron dejar de inyectarse insulina. En todos los casos, su control del nivel de glucosa mejoró, así como sus perfiles de lípidos. Los investigadores notaron que el control de glucosa mejoraba mucho más rápido de lo que bajaban de peso, lo que indica que la ingestión de carbohidratos fue el determinante básico del control de glucosa y el requerimiento de insulina más que la obesidad en sí misma.

En 2005, en un estudio a 10 pacientes externos con obesidad que padecían diabetes tipo 2 se les pidió que siguieran con su dieta regular durante siete días, seguido de una dieta baja en carbohidratos (la fase de Inducción) de 20 gramos de carbohidratos diarios durante 14 días.[4] En ambos casos, a los sujetos se le permitió la cantidad de alimento que querían comer, así que el único cambio después de la primera semana fue eliminar la mayor parte de los carbohidratos.

Dado que este estudio tuvo lugar en una sala de investigación, se pudo documentar la ingestión total de alimentos de cada sujeto. Se descubrió que cuando los pacientes seguían la dieta baja en carbohidratos, continuaron ingiriendo casi la misma cantidad de proteína y grasa que solían, aun después de dos semanas de un consumo limitado de carbohidratos y a pesar de que pudieron haber comido más proteína y/o grasa para compensar los carbohidratos faltantes si así lo querían. Esto quiere decir que ellos de manera natural consumían menos calorías cuando la ingestión de carbohidratos era limitada. Además de perder peso, los pacientes también mostraron una mejoría en sus niveles de glucosa e insulina. Muchos de ellos de hecho pudieron dejar de tomar sus medicamentos, y su sensibilidad a la insulina aumentó en promedio 75 por ciento, similar a las observaciones del estudio de 1976 citado arriba. Pero aún más importante, este estudio reciente muestra que si se enseña a las personas a limitar su consumo de gramos de carbohidratos (sin restringir las calorías por porción), esto resultará en que coman menos y que incrementen con rapidez su sensibilidad a la insulina.

En una investigación reciente entre pacientes externos, se hizo la comparación entre una dieta baja en carbohidratos y una dieta de porciones controladas baja en grasa en 97 pacientes por un periodo de tres meses.[5] Después de este periodo, los sujetos que seguían la dieta baja en carbohidratos reportaron comer 110 gramos de carbohidratos al día (el rango más alto que la Dieta de Atkins permite en la fase de Conservación permanente). Comparado con el grupo con dieta baja en grasas, el grupo con carbohidratos bajos mejoró su control de glucosa, el peso, el colesterol, los triglicéridos y la presión arterial. Adicionalmente, más personas con la dieta baja en carbohidratos fueron capaces de dejar los medicamentos que los que estaban con la dieta de baja en grasa.

Otro estudio muy reciente en pacientes externos comparó la fase de Inducción (20 gramos de carbohidratos al día) contra una dieta baja en calorías (500 calorías al día menos de lo que solían ingerir, baja en grasa y azúcar pero alta en carbohidratos complejos) en un periodo de seis meses.[6] Dio como resultado grandes mejoras en el nivel de azúcar en la sangre y más pérdida de peso en el grupo de la fase de Inducción.

No obstante, lo que es más emocionante es que las personas que estaban tomando insulina con frecuencia descubrieron que los efectos de una dieta baja en carbohidratos son muy poderosos. Personas que tomaban entre 40 y 80 unidades de insulina antes de participar en el estudio, pudieron dejar del todo la insulina, mientras mejoraban también su control glucémico. Estos resultados fueron similares a los estudios de los pacientes ambulatorios descritos arriba.

Y finalmente, el estudio del régimen bajo en carbohidratos realizado en Kuwait, citado en el capítulo 1, que incluía a 35 sujetos cuyo nivel de glucosa en la sangre era elevado al iniciar la prueba. El valor promedio del grupo regresó a su rango normal en ocho semanas de seguir la dieta y a las 56 semanas el nivel promedio del grupo de glucosa en pruebas en ayunas se redujo 44 por ciento.

En resumen, estos cinco estudios, en una variedad de escenarios, han mostrado dramáticas mejoras en el control de la glucosa en la sangre y los lípidos sanguíneos en personas que padecen diabetes tipo 2 y siguen una dieta baja en carbohidratos. Cuando estos estudios incluyen una comparación entre una dieta baja en grasa y la baja en carbohidratos, esta última siempre ha presentado efectos superiores en el control de los niveles de glucosa en la sangre, disminución de medicamentos, lípidos sanguíneos y pérdida de peso. Ésta última es particularmente importante porque una de las metas del tratamiento en los pacientes con diabetes tipo 2, cuando son obesos, es justamente perder peso; aun así, casi todos los medicamentos para el tratamiento de la diabetes provocan un aumento de peso. Entonces veamos la propuesta de la dieta baja en carbohidratos como la opción que se distingue entre los tratamientos no quirúrgicos para quien padece diabetes tipo 2, debido a que controla el nivel de azúcar en la sangre y promueve la pérdida de peso.

SOPESANDO LAS OPCIONES: EFECTOS SECUNDARIOS COMUNES
DE LOS MEDICAMENTOS

De manera superficial, el manejo de la diabetes tipo 2 parece bastante fácil: sólo haz que los niveles de glucosa en tu sangre vuelvan a ser normales. Sin embargo, la característica de este tipo de diabetes es la resistencia a la insulina; puesto de manera simple: el nivel de glucosa "no quiere bajar".

Esto quiere decir que el cuerpo es menos sensible al medicamento más poderoso usado para tratar la enfermedad: la insulina. De tal manera que la dosis de insulina que se prescribe a la mayor parte de los pacientes es muy alta. De hecho, debido a que la insulina no sólo lleva la glucosa a las células de los músculos, sino que también acelera la síntesis de la grasa y su almacenamiento, el aumento de peso es usualmente uno de los efectos secundarios de una terapia agresiva de insulina.[7] Se han desarrollado otras píldoras y medicamentos inyectados para reducir este efecto, pero en general, mientras más tratamos de controlar el azúcar en la sangre, más grande es la tendencia a aumentar de peso.[8] El otro gran efecto secundario de tratar de dominar el flujo de azúcar en la sangre es bajarlo demasiado, provocando hipoglucemia, la cual causa debilidad, temblores, confusión, incluso coma. Si estos síntomas aparecen, el consejo es comer inmediatamente mucha azúcar para detenerlos, lo cual hará que el nivel de glucosa en la sangre se convierta en una montaña rusa, subiendo y bajando de nuevo. Cabe mencionar que una vez que los pacientes con diabetes tipo 2 completan las primeras semanas del programa Atkins, es muy raro que experimenten hipoglucemia. Y eso ocurre porque durante la dieta baja en carbohidratos el cuerpo se acostumbra a quemar grasa para obtener energía, a la par que reduce o detiene su ingestión de medicamentos para la diabetes (la insulina incluida) a tan sólo unos días de haber empezado el programa. ¿Por qué no es suficiente con sólo reducir el consumo de calorías sin restringir los carbohidratos? Es verdad que con tan sólo ponerse a dieta y perder peso puede mejorar nuestro control sobre la enfermedad. Bueno, primero, hacer dieta no necesariamente va a resultar en la pérdida de peso, y si lo hay, puede que no sea sostenido. Segundo, aun si pierdes peso, normalmente eso no es suficiente para reducir de manera significativa la dosis de medicamentos. Finalmente, como los medicamentos para tratar la diabetes causan efectos colaterales y estimulan el apetito, perder peso con una dieta estándar es como andar por la cuerda floja.

Una vez que comprendemos este concepto de la cuerda floja y la pérdida de peso –algunos lo verían como un dilema– es más fácil darse cuenta de las ventajas de seguir la Dieta de Atkins para tratar la diabetes tipo 2. Cuando suprimes el azúcar agregada, disminuyes de forma significativa tu ingestión total de carbohidratos y limitas tu consumo principalmente a los vegetales de cimiento permitidos en la fase de Inducción, tu resistencia a la insulina mejorará rápidamente, lo mismo que tu control sobre tu nivel de glucosa en la sangre.

De forma adicional, la mayoría de los pacientes encuentran que pueden reducir o incluso dejar de tomar sus medicamentos. Esto da como resultado que el camino a perder peso deje de ser una cuerda floja y se convierta en un camino real y seguro. Mientras te mantengas dentro de tu rango de tolerancia a los carbohidratos, debes ser capaz de alcanzar la buena salud.

¿CUÁNDO DEBO EJERCITARME?

Quizás estés familiarizado con muchos de los beneficios potenciales que tiene para tu salud hacer ejercicio, pero tal vez no sepas que el ejercicio tiene efectos como los de la insulina. Esto es relevante para los pacientes con diabetes tipo 2 con resistencia a la insulina, porque una hora de ejercicio mejora tu resistencia a la insulina durante varias horas. Diversos estudios han probado que ejercitarse regularmente mejora el control sobre el azúcar en la sangre, aun cuando no se esté perdiendo peso.[9]

Ya que perder peso es tan difícil para las personas que padecen diabetes tipo 2, y como los médicos tienen pocos alivios efectivos que ofrecer (además de los medicamentos), ejercitarse siempre está entre las primeras opciones de tratamiento.

De acuerdo con esta información, la lógica nos indica que todas aquellas personas que padecen diabetes deberían salir y hacer ejercicio. Pero no tan rápido. Primero, el ejercicio ocupa un lugar de privilegio en el tratamiento de la diabetes porque las dietas tradicionales casi siempre fallan. Debemos considerar el rol que jugaría el ejercicio si se tiene acceso a la Dieta de Atkins que casi siempre "funciona" y que a la vez nos ayuda de manera efectiva y significativa a controlar la resistencia a la insulina y la glucosa en la sangre. Desafortunadamente aún no tenemos la respuesta precisa. Ya hemos comprobado que una vez que el paciente se adapta a la Dieta de Atkins, es capaz de hacer mucho ejercicio. Pero nadie ha hecho un estudio de la diabetes en pacientes siguiendo la Dieta de Atkins, de los cuales algunos se ejercitan y otros no, para probar si el ejercicio añade un beneficio extra a un tratamiento ya de por sí exitoso que mejora el control de azúcar en la sangre o que incrementa la pérdida de peso lo suficiente, es decir, para saber si se justifica el esfuerzo extra.

Segundo, si eres diabético, tienes mayor riesgo de padecer una enfermedad cardiaca, y gran parte de las personas que padecen diabetes tipo 2 están pasadas de peso (por lo menos antes de empezar con Atkins). Así que si te dan a escoger entre entrar a un programa de tratamiento y hacer ejercicio al mismo tiempo, o de manera alternativa empezar primero la Dieta de Atkins, controlando la glucosa en tu sangre, disminuyendo o dejando los medicamentos que pudieras ya estar tomando, además de perder peso en áreas como tus tobillos, rodillas, caderas y espalda baja, ¿cuál escogerías?

Es claro que la pregunta clave aquí no es *si* debes hacer ejercicio, sino *cuándo*. Atkins te abre la puerta al ejercicio, y éste tiene muchos otros beneficios aparte de perder peso (y puede mejorar el control de azúcar en la sangre). Como se mencionó antes, si eres activo físicamente, continúa, sólo cuida de no excederte mientras tu cuerpo se está adaptando a quemar grasa durante las primeras semanas. No obstante, si ha pasado ya mucho tiempo desde la última vez que hiciste un ejercicio vigoroso, considera tomarte unas semanas o incluso meses para aliviar tu corazón y tus articulaciones antes de querer correr 10 kilómetros o quemar la caminadora o empezar a levantar pesas en el gimnasio.

LA GUÍA OFICIAL ACTUAL

Muy bien, hemos explicado cómo el método Atkins ofrece beneficios únicos para el paciente con diabetes tipo 2. Entonces, ¿por qué no todas las personas que padecen este trastorno siguen la Dieta de Atkins? La respuesta es que la dieta baja en grasas ha sido, con el apoyo de la industria alimenticia y de los comités gubernamentales, la regla durante los últimos 40 años, y es difícil revertir esa tendencia. Sólo después de conocer las investigaciones que aquí se han citado en capítulos previos la corriente dominante de la comunidad médica ha empezado a ser más receptiva al valor de las dietas bajas en carbohidratos. La guía de tratamiento estándar está empezando a reflejar este cambio. Aquí es donde estamos ahora.

La meta de la terapia nutricional para la diabetes tipo 2 es alcanzar y mantener resultados metabólicos óptimos, incluyendo:

- Niveles de glucosa en la sangre dentro del rango normal o tan cerca como sea posible, a fin de prevenir el riesgo de complicaciones a causa de la diabetes.
- Perfiles de lípidos y lipoproteínas que disminuyan el riesgo de enfermedad de los vasos sanguíneos (por ejemplo, obstrucción del flujo sanguíneo al corazón, el cerebro, el riñón y las piernas).
- Niveles de presión arterial que reduzcan el riesgo de desarrollar una enfermedad vascular.

La Asociación Norteamericana de Diabetes ha reconocido que con el uso de una dieta baja en carbohidratos se han alcanzado estas metas en su guía de tratamiento de 2008, la cual incluye:

- Se ha comprobado que una pérdida de peso moderada ayuda a mejorar la resistencia a la insulina en pacientes obesos o con sobrepeso.
- Se recomienda perder peso a todos aquellos individuos obesos o con sobrepeso que tienen o están en riesgo de padecer diabetes.
- Ya sea una dieta baja en carbohidratos o en una baja en grasas y calorías puede ser efectiva para perder peso a corto plazo (hasta un año).
- Los pacientes que sigan una dieta baja en carbohidratos deben checar de manera regular sus perfiles de lípidos, sus riñones y su ingestión de proteínas (para aquellos con daño renal).
- Para evitar la hipoglucemia, los pacientes con dietas bajas en carbohidratos que estén tomando medicina para reducir sus niveles de azúcar en la sangre, ésta debe ser monitoreada y ajustarse según sea necesario.

SEÑALAMIENTOS PRÁCTICOS

¿Cómo pueden los diabéticos traducir toda esta información en acciones para transformar su salud? Aquí tenemos tres consideraciones prácticas:

1. Este capítulo se enfocó en la diabetes tipo 2 porque se asocia normalmente con tener sobrepeso, y también porque gran parte de los pacientes con diabetes tipo 2 quizá no necesi-

tarán inyecciones de insulina si pueden encontrar y cumplir con su umbral de tolerancia a los carbohidratos (equilibrio de carbohidratos de Atkins, ECA). La diabetes tipo 1 siempre va a necesitar insulina, haciendo que su manejo sea mucho más técnico en una dieta de carbohidratos limitados. Aunque algunos doctores están recomendando el uso de la Dieta de Atkins en pacientes seleccionados con diabetes tipo 1, las instrucciones de cómo hacer esto de manera segura están más allá del alcance de este libro. Si has sido diagnosticado con diabetes tipo 1, o con cetoacidosis diabética, no debes seguir la Dieta de Atkins tú solo. Si lo haces bajo supervisión medica, debes estar seguro de seguir las instrucciones y checarte de manera regular con un médico que esté familiarizado con la Dieta de Atkins.

2. Segundo, si estás tomando medicamentos para controlar el nivel de azúcar en la sangre o para la presión arterial alta, asegúrate de estar en contacto con tu doctor en particular durante las primeras semanas y meses de la dieta. Es en este periodo que la diabetes y la presión arterial presentan rápidas mejoras, lo que usualmente requiere que reduzcas o dejes de tomar medicamentos para estos problemas. Esto último siempre que el médico esté al tanto y lo permita.

3. Sé consistente al llevar el programa. A la vez que aconsejamos esto a todos los que siguen una dieta baja en carbohidratos –ya sea que tu problema es tu peso, la diabetes, lípidos sanguíneos altos o presión arterial alta–, la consistencia es de gran importancia si empiezas a tratarte por diabetes. Esto es porque la diabetes tipo 2 representa el nivel más alto de resistencia a la insulina, así que si rompes la dieta, tu cuerpo volverá a ser, con rapidez, intolerante a los carbohidratos y los cambios en tus niveles de azúcar serán muy grandes. Si has logrado reducir tu toma de medicamentos para la diabetes o para la presión arterial alta en las primeras dos semanas de

la dieta y quieres celebrar en Las Vegas con bufetes, la amenaza a tu metabolismo volverá y estarás de nuevo con este problema fuera de control. (En ese caso, lo que pasa en Las Vegas, ¡no se queda en Las Vegas!) Conforme vayas perdiendo peso, la tendencia subyacente de ser resistente a la insulina mejora con frecuencia. Pero la mayoría de los pacientes aún serán en cierto grado resistentes a la insulina, incluso después de haber bajado mucho de peso, de tal manera que estar en el umbral de tolerancia a los carbohidratos o debajo de él es de fundamental importancia si quieres evitar problemas a largo plazo causados por una diabetes mal controlada.

UN RETO QUE VALE LA PENA EL ESFUERZO

Seguir la Dieta de Atkins como tratamiento de la diabetes tipo 2 es quizá el uso más poderoso de esta herramienta, pero es también el más demandante. Asegúrate de que tú (y tu médico) tengan el tiempo y la energía necesaria para llevarlo a cabo de manera exitosa, a corto plazo y por años venideros. Para este fin te hemos ofrecido en este capítulo una combinación de información científica y práctica de tal forma que tanto tú, como tu médico puedan estar convencidos de que el uso de la Dieta de Atkins es seguro y efectivo.

Agradecimientos

Somos como enanos en los hombros de gigantes, para
así poder ver más que ellos, y las cosas a gran distan-
cia, no en virtud de la agudeza de nuestra vista, o por
alguna distinción física, sino porque somos llevados
en alto y levantados por su enorme tamaño.

Bernard of Chartres, 1159

Durante un cuarto de siglo, como médico y académico investigador de los efectos de la dieta baja en carbohidratos en el metabolismo, mi vida corrió en paralelo a la de Robert C. Atkins.
Tristemente nuestros caminos nunca se cruzaron. Sin embargo,
hace una década dos líderes de una nueva generación de médicos científicos me contactaron. Construyendo un puente entre
los, hasta ahora separados, reinos de la investigación académi-
ca, la brillantez clínica del doctor Atkins, el doctor Eric Westman y el doctor Jeff Volek ha forjado la base científica del Nuevo
Atkins. Como resultado de sus esfuerzos y con el apoyo de la
Fundación Atkins, ha resurgido el interés científico en la Dieta
de Atkins. Ha sido para mi un gran placer colaborar con ellos,
primero en estudios de investigación reciente y ahora en la creación de este libro.

Deseo también agradecer a los doctores Ethan Sims, Edward Horton, Bruce Bistrian y George Blackburn por enseñarme las materias estándar de las practicas alimenticias para el escrutinio científico. Su guía me ayudó a dar forma a mi vida y mi carrera. Asimismo agradezco a muchos de mis pacientes y sujetos de investigación por abrir mis ojos a resultados imprevistos. Y, lo más importante, agradezco a mi adorable familia: Huong, Lauren y Eric, por su apoyo incondicional y su tolerancia a mi forma de cocinar.

Stephen D. Phinney

Primero debo agradecer a todas aquellas personas que moldearon mi pensamiento científico, y especialmente a las que contribuyeron a la línea de investigación de la restricción de carbohidratos en la dieta. Al doctor William J. Kreamer, que encendió la chispa de mi interés en la ciencia y que me ha ofrecido su apoyo inquebrantable por casi 20 años, durante los cuales hemos colaborado en trabajos de investigación y nos convertimos en mejores amigos. No estoy seguro si él califica para MENSA, pero mi coautor, el doctor Stephen Phinney, es un auténtico genio en el área de la nutrición.

Fue en 1994 que leí reveladores estudios acerca de experimentos que llevó a cabo a principios de los años ochenta en metabolismos adaptados a una dieta muy baja de carbohidratos. Una década después tengo la suerte de considerarlo un amigo cercano y colega. Muchos otros colegas han influenciado significativamente mis puntos de vista acerca de la nutrición y han impactado positivamente mi investigación. Los doctores María Luz Fernández, Richard Feinman y Richard Bruno son brillantes colaboradores en pasados y actuales proyectos de investigación cuyas relaciones atesoro. He tenido también el privilegio de trabajar con muchos incansables y talentoso estudiantes graduados a través de los años, quienes dedicaron incontables horas a realizar más de una docena de experimentos con el objetivo de comprender mejor cómo la dieta baja en carbohidratos mejora la salud.

Ha sido un placer trabajar con Eric Westman y Stephen Phinney. Es también necesario agradecer al doctor Robert C. Atkins, quien tuvo un extraordinario y permanente impacto en mi vida. Su reconocimiento a la importancia de la ciencia para validar su enfoque dietético y su generosa filantropía han sido las grandes razones por las que pude realizar investigaciones de vanguardia acerca de las dietas bajas en carbohidratos durante la década pasada.

Estoy por siempre agradecido con mi madre, Nina, y mi padre, Jerry, por su amor y apoyo incondicional, y todos los sacrificios que tuvieron que hacer para darme una mejor vida. A mis dos queridos chicos, al entusiasta Preston, quien recientemente cumplió dos años, y a Reese, que nació durante el tiempo en que este libro se escribió, me dieron un gran sentido de propósito y perspectiva. Llegar a casa con ellos es el perfecto antídoto después de un día de estresante trabajo. Aún más importante, gracias a mi amada esposa, Ana, quien me mantiene en equilibrio y hace la vida infinitamente más divertida.

Jeff S. Volek

Quiero agradecer primero por su amor y apoyo entusiasta a mi esposa, Gretchen, y a nuestros hijos, Laura, Megan y Clay. Aprendí a inclinarme como los molinos de vientos de mis padres, Jack C. y Nancy K. Westman, y hermanos, John C. Westman y D. Paul Westman. Innumerables amigos, colegas y ambientes basados en datos académicos hicieron posible este libro –y la ciencia detrás del mismo– para volverlo una realidad.

Deseo agradecer al doctor Robert C. Atkins y a Jackie Eberstain por invitarme a visitar su práctica clínica. Gracias a Veronica Atkins y al doctor Abby Bloch de la Fundación Atkins por continuar con su legado. Agradezco también a los doctores e investigadores que me permitieron conocer su práctica clínica y colaborar con ellos en sus investigaciones: Mary C. Vernon, Richard K. Bernstein, Joseph T. Hickey, Ron Rosedale, a los miembros de la Sociedad Norteamericana de Médicos Bariatras, William S. Yancy, Jr., James A. Wortman, Jeff S. Volek, Richard D. Fienman, Donald Layman, Manny Noakes y Stephen Phinney.

Eric C. Westman

Como equipo, queremos agradecer el esfuerzo titánico al reunir todos los componentes del libro por el proyecto de la editora Olivia Bell Buehl y la nutricionista Colette Heimowitz. A la dietista Brittanie Volk que desarrolló los planes alimenticios. También agradecemos a Monty Sharma y a Chip Bellamy de Nuttrimentos Atkins Inc., por su visión de la importancia de la publicación de este libro y su paciencia mientras cobraba vida propia.

Glosario

aceites hidrogenados: Aceites vegetales procesados para hacerlos sólidos y mejorar su vida útil. Véase *Grasas trans*.

aceites parcialmente hidrogenados: Véase *grasas trans*.

ácidos grasos esenciales (AGES): Dos clases esenciales de grasas que el cuerpo no puede producir por su cuenta y deben ser obtenidos o por alimentos o suplementos.

ácidos grasos Omega-3: Grupo esencial de grasas poliinsaturadas que podemos encontrar en algas verdes, peces de agua fría, aceite de linaza y algunas nueces y aceites vegetales.

ácidos grasos: Término médico de las grasas, que son un grupo de sustancias llamadas lípidos.

alcoholes azucarados: Endulzantes tales como la glicerina, manitol, eritritol, sorbitol, xilitol, que tienen poco o ningún efecto en el nivel de azúcar de la mayoría de las personas y por lo tanto se utilizan en algunos productos bajos en carbohidratos.

aminoácidos: Bloques que constituyen las proteínas.

antioxidantes: Sustancias que neutralizan los efectos dañinos de los radicales libres en el cuerpo.

aterosclerosis: Obstrucción, adelgazamiento y endurecimiento por depósitos de placa de los vasos sanguíneos.

azúcar en la sangre: Cantidad de glucosa en el torrente sanguíneo, también llamada glucosa sanguínea.

carbohidrato: Macronutrimento de las plantas y algunos otros alimentos que es descompuesto por la digestión en azúcares simples para proveer una fuente de energía.

carbohidratos netos: Carbohidratos en los alimentos que afectan el azúcar en la sangre; se calculan restando los gramos de fibra del total de gramos de nuestra comida. Cuando se trata de productos bajos en carbohidratos, el azúcar, el alcohol, la glicerina incluida, son también sustraídos.

células beta: Células especializadas en el páncreas que producen insulina.

cetoacidosis: Sobreproducción descontrolada de cetonas característica de la diabetes tipo 1 sin supervisión médica, en general de cinco a diez veces más alta que la cetosis nutricional.

cetonas: Sustancias que produce el hígado a partir de la grasa durante la descomposición de la grasa y que sirve como una fuente valiosa de energía para las células de todo el cuerpo.

cetosis: Un moderado y controlado nivel de cetonas en el torrente sanguíneo permite al cuerpo funcionar bien consumiendo pocos carbohidratos; también llamada cetosis nutricional.

colesterol LAD: Lipoproteína de alta densidad; el tipo de colesterol "bueno".

colesterol LBD: Lipoproteína de baja densidad. Comúnmente referido como colesterol "malo", pero no todo el LBD es "malo".

colesterol: Lípido, sustancia cerosa, esencial para muchas de las funciones del cuerpo, incluyendo la elaboración de hormonas y las membranas de las células.

diabetes tipo 1: Enfermedad generada cuando el páncreas produce tan poca insulina que el cuerpo no puede usar la glucosa en la sangre como energía, causando altos niveles de azúcar en la sangre de manera crónica así como una sobreproducción de cetonas.

diabetes tipo 2: Es la forma más común de diabetes se caracteriza por niveles altos de azúcar en la sangre causados por resistencia a la insulina o la incapacidad de usar la insulina de manera apropiada.

diabetes: Véase *diabetes tipo 1 y tipo 2.*

diurético: Cualquier cosa que permita la pérdida de líquidos a través del aumento de orina.

ejercicio de resistencia: Cualquier ejercicio que forje fuerza muscular, también llamada soporte de peso o ejercicio anaeróbico.

equilibrio de Carbohidratos de Atkins (ECA): Número de carbohidratos netos que una persona puede consumir sin ganar o perder peso.

estatina: Medicamento prescrito para bajar los niveles totales de colesterol y de colesterol LBD.

fibra: Partes comestibles de las plantas que son indigeribles o se digieren muy lentamente; tienen poco efecto sobre los niveles de glucosa en la sangre e insulina; a veces es llamada forraje.

gasto aeróbico: Ejercicio rítmico sostenido que incrementa el ritmo del corazón; también conocido como cardio.

glucógeno: Forma en que se guardan los carbohidratos en el cuerpo.

glucosa: Azúcar simple; véase también *azúcar en la sangre*.

grasa insaturada: Grasa monoinsaturada y poliinsaturada.

grasa monoinsaturada: Grasa de nuestra dieta que se encuentra en alimentos tales como el aceite de oliva, el aceite de canola, las nueces y los aguacates.

grasa poliinsaturada: Grasa con una estructura química que hace que se conserven en forma líquida en frío; aceites que provienen del maíz, soya, girasol, cártamo, algodón, semilla de uva, linaza, sésamo, algunas nueces y la grasa de pescado son generalmente altos en grasas poliinsaturadas.

grasa: Uno de los tres macronutrimentos; compuesto orgánico que se disuelve en otros aceites pero no en agua. Fuente de energía y constructor de los bloques de células.

grasas saturadas: Son las grasas que a temperatura ambiente son sólidas; como la mayor parte de la grasa que se encuentra en la mantequilla, la manteca de cerdo, el sebo, los aceites de palma y coco.

grasas trans: Se encuentran en los aceites parcialmente hidrogenados o en el aceite vegetal hidrogenado; se usan en frituras, alimentos horneados y otros productos. Una alta ingestión de grasas trans está asociada con el incremento de riesgo de ataque cardiaco.

hipertensión: Presión alta en la sangre.

IMC: Véase *índice de masa corporal.*

índice de masa corporal (IMC): Estimado de la masa corporal tomando en cuenta el peso y la estatura.

inflamación: Forma parte del delicado balance del sistema de defensa natural del cuerpo contra sustancias potencialmente dañinas. Una inflamación excesiva es asociada el incremento del riesgo de sufrir un ataque cardiaco, accidente cerebrovascular, diabetes y algunos tipos de cáncer.

insulina: Hormona producida por el páncreas que alerta a las células para que eliminen la glucosa y los aminoácidos del torrente sanguíneo y detiene la liberación de grasa de las células grasas.

leguminosas: Casi todos los miembros de la familias de los frijoles y los chícharos, incluidas las lentejas, garbanzos, soya y muchos otros.

lípidos sanguíneos: El factor total del colesterol, los triglicéridos, el LAD y LBD en la sangre.

lípidos: Grasas, incluidos los triglicéridos y el colesterol.

macronutrimentos: Grasa, proteína y carbohidratos; las fuentes alimenticias de calorías y nutrientes.

masa del cuerpo sin grasa o magra: Masa del cuerpo menos la grasa de los tejidos; incluidos los músculos, huesos, órganos y tejido conectivo.

metabolismo: Complejo proceso químico que convierte los alimentos en energía o en los bloques que constituyen nuestro cuerpo que en su momento se transforman en parte de órganos, tejido y células.

placa: Acumulación de colesterol, grasa, calcio y otras sustancias en las arterias, que pueden bloquear el flujo de sangre y provocar un ataque cardiaco o un accidente cerebrovascular.

prediabetes: Niveles de azúcar en la sangre más altos de lo normal, pero no en los niveles de una diabetes ya diagnosticada.

presión arterial: Presión que la sangre ejerce contra las paredes arteriales durante los latidos del corazón.

proteína reactiva C (PRC): Químico en la sangre que sirve como indicador de inflamación.

proteína: Es uno de los tres macronutrimentos que se encuentran en los alimentos; se usa como energía y para constituir bloques de células; cadenas de aminoácidos.

radicales libres: Moléculas dañinas que están en el ambiente y que nuestro cuerpo produce de manera natural. El exceso de radicales libres puede dañar las células y causar oxidación.

sacarosa: Azúcar de mesa, compuesta de glucosa y fructosa.

saciedad: La agradable sensación de estar lleno, satisfecho.

síndrome metabólico: Grupo de condiciones tales como hipertensión, triglicéridos altos, bajo colesterol LAD, azúcar e insulina más alta de lo normal en la sangre, así como peso cargado en el centro del cuerpo. También conocido como síndrome X o síndrome de resistencia a la insulina, predispone a enfermedades del corazón y diabetes tipo 2.

triglicéridos: Es la mayor parte de la grasa que circula por el torrente sanguíneo y que el cuerpo almacena en forma de grasa corporal.

vegetales de cimiento: Vegetales de hojas verdes y otros bajos en carbohidratos, libres de almidones apropiados para la Fase 1, la Inducción, y la base que se construye más tarde con la ingestión de una dieta baja en carbohidratos.

ventaja de Atkins: Beneficioso estado en el cual el metabolismo quema grasa y es causado por la restricción de carbohidratos, que hace posible perder peso y mantener esta pérdida sin hambre o antojos extremos: la ventaja metabólica.

Notas

CAPÍTULO 1. CONÓCETE

1. C. D. Gardner, A. Kiazand, S. Alhassan, S. Kim, R. S. Stafford, R. R. Balise *et al.*, "Comparison of the Atkins, Zone, Ornish, and LEARN Diets for Change in Weight and Related Risk Factors among Overweight Premenopausal Women: The A to Z Weight Loss Study: A Randomized Trial", *The Journal of the American Medical Association* 297 (2007), 969-977; I. Shai, D. Schwarzfuchs, Y. Henkin, D. R. Shahar, S. Witkow, I. Greenberg *et al.*, "Weight Loss with a Low-Carbohydrate, Mediterranean, or Low-Fat Diet", *The New England Journal of Medicine* 359 (2008), 229-241; J. S. Volek, M. L. Fernández, R. D. Feinman y S. D. Phinney, "Dietary Carbohydrate Restriction Induces a Unique Metabolic State Positively Affecting Atherogenic Dyslipidemia, Fatty Acid Partitioning, and Metabolic Syndrome", *Progress in Lipid Research* 47 (2008), 307-318.

2. Shai *et al.*, "Weight Loss With a Low-Carbohydrate, Mediterranean, or Low-Fat Diet"; A. J. Nordmann, A. Nordmann, M. Briel, U. Keller, W. S. Yancy, Jr., B. J. Brehm *et al.*, "Effects of Low-Carbohydrate vs Low-Fat Diets on Weight Loss and Cardiovascular Risk Factors: A Meta-analysis of Randomized Controlled Trials", *Archives of Internal Medicine* 166 (2006), 285-293.

3. C. D. Gardner *et al.*, "Comparison of the Atkins, Zone, Ornish, and LEARN Diets for change in weight and Related Risk Factors among Overweight Premenopausal Women".

4. G. Boden, K. Sargrad, C. Homko, M. Mozzoli y T. P. Stein, "Effect of a Low-Carbohydrate Diet on Appetite, Blood Glucose Levels, and

Insulin Resistance in Obese Patients with Type 2 Diabetes", *Annals of Internal Medicine* 142 (2005), 403-411; E. C. Westman, W. S. Yancy, Jr., J. C. Mavropoulos, M. Marquart y J. R. McDuffie, "The Effect of a Low-Carbohydrate, Ketogenic Diet Versus a Low-Glycemic Index Diet on Glycemic Control in Type 2 Diabetes Mellitus", "*Nutrition & Metabolism* (Londres) 5 (2008), 36.

5. E. H. Kossoff y J. M. Rho, "Ketogenic Diets: Evidence for Short-and Long-Term Efficacy", *Neurotherapeutics* 6 (2009), 406-414; J. M. Freeman, J. B. Freeman y M. T. Kelly, "The Ketogenic Diet: A Treatment for Epilepsy, 3a. ed. (Nueva York, Demos Health, 2000).

6. T. A. Wadden, J. A. Sternberg, K. A. Letizia, A. J. Stunkard y G. D. Foster, "Treatment of Obesity by Very Low Calorie Diet, Behavior Therapy, and Their Combination: A Five-Year Perspective, "*International Journal of Obesity* 13, supl. 2 (1989), 39-46.

7. Gardner *et al.*, "Comparison of the Atkins, Zone, Ornish, and LEARN Diets for Change in Weight and Related Risk Factors among Overweight Premenopausal Women: The A to Z Weight Loss Study: A Randomized Trial"; I Shai *et al.*, "Weight Loss With a Low-Carbohydrate, Mediterranean, or Low-Fat Diet".

8. G. Boden *et al.*, "Effect of at Low-Carbohydrate Diet on Appetite, Blood Glucose Levels, and Insulin Resistance in Obese Patients with Type 2 Diabetes"; J. S. Volek, M. J. Sharman, A. L. Gomez, D. A. Judelson, M. R. Rubin, G. Watson *et al.*, "Comparison of Energy-Restricted Very Low-Carbohydrate and Low-Fat Diets on Weight Loss and Body Composition Overweight Men and Women", *Nutrition & Metabolism* (Londres) 1 (2004), 13.

9. E. A. Sims, E. Danforth, Jr., E. S. Horton, G. A. Bray, J. A. Glennon y L. B. Salans, "Endocrine and Metabolic Effects of Experimental Obesity in Man", *Recent Progress in Hormonal Research* 29 (1973), 457-496; C. Bouchard, A. Tremblay, J. P. Despres, G. Theriault, A. Nadeau, P. J. Lupien *et al.*, "The Response to Exercise with Constant Energy Intake in Identical Twins", *Obesity Research* 2 (1994), 400-410.

10. Gardner *et al.*, "Comparison of the Atkins, Zone, Ornish, and LEARN Diets for Change in Weight and Related Risk Factors among Overweight Premenopausal Women: The A to Z Weight Loss Study: A Randomized Trial"; I. Shai *et al.*, "Weight Loss With a Low-Carbohydrate, Mediterranean, or Low-Fat Diet"; B. J. Brehm, R. J. Seeley, S. R. Daniels y D. A. D'Alessio, "A Randomized Trial Comparing a Very Low Carbohydrate Diet and a Calorie-Restricted Low Fat Diet on Body Weight and Cardiovascular Risk Factors in Healthy Women", *Journal of Clinical Endocrinology & Metabolism* 88 (2003), 1617-1623; M. L. Dansinger, J. A. Gleason, J. L. Griffith, H. P. Selker y E. J. Schaefer, "Comparison of the Atkins, Ornish, Weight Watchers, and Zone Diets for Weight Loss And Heart Disease Risk Reduction: A Randomized Trial", *The Journal of the American Medical Association* 293 (2005), 43-53; G. D. Foster, H. R. Wyatt, J. O. Hill, B. G. McGuckin, C. Brill, B. S. Mohammed *et al.*, "A Randomized Trial of a Low-Carbohydrate Diet for Obesity", *The New England Journal of Medicine* 348 (2003), 2082-2090; L. Stern, N. Iqbal, P. Seshadri, K. L. Chicano, D. A. Daily, J.McGrory *et al.*, "The Effects of Low-Carbohydrate Versus Conventional Weight Loss Diets in Severely Obese Adults: One-Year Follow-up of a Randomized Trial", *Annals of Internal Medicine* 140 (2004), 778-785; W. S. Yancy, Jr., M. K. Olsen, J. R. Guyton, R. P. Bakst y E. C. Westman, "A Low-Carbohydrate, Ketogenic Diet versus a Low-Fat Diet to Treat Obesity and Hyperlipidemia: A Randomized, Controlled Trial", *Annals of Internal Medicine* 140 (2004), 769-777.
11. H. M. Dashti, N. S. Al-Zaid, T. C. Mathew, M. Al-Mousawi, H. Talib, S. K. Asfar *et al.*, "Long Term Effects of Ketogenic Diet in Obese Subjects with High Cholesterol Level", *Molecular and Cellular Biochemistry* 286 (2006), 1-9.

CAPÍTULO 2. EL CAMINO POR DELANTE

1. J. S. Volek, M. J. Sharman, A. L. Gomez, D. A. Judelson, M. R. Rubin, G. Watson *et al.*, "Comparison of Energy-Restricted Very Low-Carbohydrate and Low-Fat Diets on Weight Loss and Body Composition

Overweight Men and Women", *Nutrition & Metabolism* (Londres) 1 (2004), 13; J. S. Volek, S. D. Phinney, C. E. Forsythe, E. E. Quann, R. J. Wood, M. J. Puglisi *et al.,* "Carbohydrate Restriction Has a More Favorable Impact on the Metabolic Syndrome than a Low Fat diet", *Lipids* 44 (2008), 297-309.

2. C. D. Gardner, A. Kiazand, S. Alhassan, S. Kim, R. S. Stafford, R. R. Balise *et al.,* "Comparison of the Atkins, Zone, Ornish, and LEARN Diets for Change in Weight and Related Risk Factors among Overweight Premenopausal Women: The A to Z Weight Loss Study: A Randomized Trial", *The Journal of the American Medical Association* 297 (2007), 969-977; I. Shai, D. Schwarzfuchs, Y. Henkin, D. R. Shahar, S. Witkow, I. Greenberg *et al.,* "Weight Loss with a Low-Carbohydrate, Mediterranean, or Low-Fat Diet", *The New England Journal of Medicine* 359 (2008), 229-241; J. S. Volek *et al.,* "Carbohydrate Restriction Has a More Favorable Impact on the Metabolic Syndrome than a Low Fat Diet".

CAPÍTULOL 3. LOS CARBOHIDRATOS CORRECTOS
EN LAS CANTIDADES CORRECTAS

1. Véase www.ers.usda.gov/publications/sb965/sb965h.pdf.
2. S. S. Elliot, N. L. Keim, J. S. Stern, K. Teff y P. J. Havel, "Fructose, Weight Gain, and the Insulin Resistance Syndrome", *American Journal of Clinical Nutrition* 76 (2002), 911-922; G. A. Bray, S. J. Nielsen y B. M. Popkin, "Consumption of High-Fructose Corn Syrup in Beverages May Play a Role in the Epidemic of Obesity", *American Journal of Clinical Nutrition* 79 (2004), 537-543.
3. Nielsen Bray y M. B. Popkin, "Consumption of High-Fructose Corn Syrup in Beverages May Play a Role in the Epidemic of Obesity".
4. www.cspinet.org/new/pdf/final_soda_petition.pdf.
5. K. L. Teff, J. Grudziak, R. R. Townsend, T. N. Dunn, R. W. Grant, S. H. Adams *et al.,* "Endocrine and Metabolic Effects of Consuming Fructose-and Glucose-Sweetened Beverages with Meals in Obese Men and Women: Influence of Insulin Resistance on Plasma Triglyceri-

de Responses", *Journal of Clinical Endocrinology & Metabolism* 94 (2009) 1562-1569.

6. C. Bouchard, A. Tremblay, J. P. Despres, A. Nadeau, P. J. Lupien, G. Theriault *et al.,* "The Response to Long-Term Overfeeding in Identical Twins", *The New England Journal of Medicine* 322 (1990), 1477-1482.

7. C. Bouchard, A. Tremblay, J. P. Despres, G. Theriault, A. Nadeau, P. J. Lupien *et al.,* "The Response to Exercise with Constant Energy Intake in Identical Twins", *Obesity Research* 2 (1994), 400-410.

CAPÍTULO 4. EL PODER DE LAS PROTEÍNAS

1. G. H. Anderson y S. E. Moore, "Dietary Proteins in the Regulation of Food Intake and body weight in Humans", *The Journal of Nutrition* 134 (2004), 974S-979S.

2. E. Jequier, "Pathways to Obesity", *International Journal of Obesity and Related Metabolic Disorders* 26, supl. 2 (2002), S12-S17.

3. F.Q. Nuttall, K. Schweim, H. Hoover y M. C. Gannon, "Metabolic Effect of a LoBAG30 Diet in Men with type 2 Diabetes", *American Journal of Physiology – Endocrinology and Metabolism* 291 (2006), E786-E791; D. K. Layman, P. Clifton, M. C. Gannon, R. M. Krauss y F. Q. Nuttall, "Protein in Optimal Health: Heart Disease and type 2 Diabetes", *American Journal of Clinical Nutrition* 87 (2008), 1571S-1575S.

4. J. W. Krieger, H. S. Sitren, M. J. Daniels y B.Langkamp-Henken, "Effects of Variation in Protein and Carbohydrate Intake on Body Mass and Composition during Energy Restriction: A Meta-regression", *American Journal of Clinical Nutrition* 83 (2006), 260-274.

5. L. J. Hoffer, B. R. Bistrian, V. R. Young, G. L. Blackburn y D. E. Matthews, "Metabolic Effects of Very Low Calorie Weight Reduction Diets", *The Journal of Clinical Investigation* 73 (1984), 750-758; P. G. Davis y S. D. Phinney, "Differential Effects of Two Very Low Calorie Diets on Aerobic Performance", *International Journal of Obesity* 14 (1990), 779-787.

6. R. P. Heaney y D. K. Layman, "Amount and Type of Protein Influen-

ces Bone Health", *American Journal of Clinical Nutrition* 87 (2008), 1567S-1570S.

7. *Idem.*

CAPÍTULO 5. CONOCE A TU NUEVA AMIGA: LA GRASA

1. "Trends in Intake of Energy and Macronutrients – United States, 1971-2000", *Morbidity and Mortality Weekly Report* (MMWR) 53 (2004), 80-82.

2. S. Klein y R. R. Wolfe, "Carbohydrate Restriction Regulates the Adaptive Response to Fasting", *American Journal of Physiology* 262 (1992), E631-E636.

3. D. Mozaffarian, E. B. Rimm y D. M. Herrington, "Dietary Fats, Carbohydrate, and Progression of Coronary Atherosclerosis in Postmenopausal Women", *American Journal of Clinical Nutrition* 80 (2004), 1175-1184.

4. J. S. Volek, M. J. Sharman y C. E. Forsythe, "Modification of Lipoproteins by Very Low-Carbohydrate Diets", *The Journal of Nutrition* 135 (2005), 1339-1342.

5. *Idem*; R. M. Krauss, "Dietary and Genetic Probes of Atherogenic Dyslipidemia", *Arteriosclerosis, Thrombosis, and Vascular Biology* 25 (2005), 2265-2272; R. M. Krauss, P. J. Blanche, R. S. Rawlings, H. S. Fernstrom y P. T. Williams , "Separate Effects of Reduced Carbohydrate Intake and Weight Loss on Atherogenic Dyslipidemia", *American Journal of Clinical Nutrition* 83 (2006), 1025-1031.

6. C. E. Forsythe, S. D. Phinney, M. L. Fernandez, E. E. Quann, R. J. Wood, D. M. Bibus *et al.*, "Comparison of Low Fat and Low Carbohydrate Diets on Circulating Fatty Acid Composition and Markers of Inflammation", *Lipids* 43 (2008), 65-77.

7. R. Micha y D. Mozaffarian, "Trans Fatty Acids: Effects on Cardiometabolic Health and Implications for Policy", *Prostaglandins, Leukotrienes and Essential Fatty Acids* 79 (2008), 147-152.

8. D. Mozaffarian, A. Aro y W. C. Willett, "Health Effects of Trans – Fatty Acids: Experimental and Observational Evidence", *European Journal of Clinical Nutrition* 63, supl. 2 (2009), S5-S21.

9. W. S. Harris, D. Mozaffarian, E. Rimm, P. Kris-Etherton, L. L. Rudel, I. J. Appel *et al.*, "Omega 6 Fatty Acids and Risk for Cardiovascular Disease: A Science Advisory from the American Heart Association Nutrition Subcommittee of the Council on Nutrition, Physical Activity, and Metabolism; Council on Cardiovascular Nursing; and Council on Epidemiology and Prevention", *Circulation* 119 (2009), 902-907.

10. S. D. Phinney, A. B. Tang, S. B. Johnson y R. T. Holman, "Reduced Adipose 18:3 Omega −3, with weight Loss by Very Low Calorie Dieting", *Lipids* 25 (1990), 798-806.

11. C. E. Forsythe, S. D. Phinney, M. L. Fernández, E. E. Quann, R. J. Wood, D. M. Bibus *et al.*, "Comparison of Low Fat and Low Carbohydrate Diets on Circulating Fatty Acid Composition and Markers of Inflammation", *Lipids* 43 (2008), 65-77.

CAPÍTULO 6. AKTINS PARA TI: PERSONALÍZALA

1. L. E. Amstrong, D. J. Casa, C. M. Maresh y M. S. Ganio, "Caffeine, Fluid-Electrolyte Balance, Temperature Regulation, and Exercise-Heat Tolerance", *Exercise and sport Sciences Reviews* 35 (2007), 135-140.

2. D. L. Costill, G. P. Dalsky y W. J. Fink, "Effects of Caffeine Ingestion on Metabolism and Exercise Performance", *Medicine & Science in Sports & Exercise* 10 (1978), 155-158.

3. S. D. Phinney, B. R. Bistrian, W. J. Evans, E. Gervino y G. L. Blackburn, "The Human Metabolic Response to Chronic Ketosis Without Caloric Restriction: Preservation of Submaximal Exercise Capability with Reduced Carbohydrate Oxidation", *Metabolism* 32 (1983), 769-776; S. D. Phinney, B. R. Bistrian, R. R. Wolfe y G. L. Blackburn, "The Human Metabolic Response to Chronic Ketosis Without Caloric Restriction: Physical and Biochemical Adaptation", *Metabolism* 32 (1983), 757-768.

4. E. E. Quann, T. P. Scheett, K. D. Ballard, M. J. Puglusi, C. E. Forsythe, B. M. Volk *et al.*, "Carbohydrate Restriction and Resistance Training Have Additive Effects on Body Composition During Weight Loss in Men", *Journal of the American Dietetic Association* (resumen), 107(8) (abril de 2007), A14.

5. C. Bouchard, A. Tremblay, J. P. Despres, G. Theriault, A. Nadeau, P. J. lupien *et al.*, "The Response to Exercise with Constant Energy Intake in Identical Twins", *Obesity Research* 2 (1994), 400-410.

CAPÍTULO 7. BIENVENIDO A LA FASE 1, INDUCCIÓN

1. E. Lopez-Garcia, R. M. Van Dam, S. Rajpathak, W. C. Willett, J. E. Manson y F. B. Hu, "Changes in Caffeine Intake and Long-Term Weight Change in Men and Women", *American Journal of Clinical Nutrition* 83 (2006), 674-680.

2. A. G. Dulloo, C. A. Geissler, T. Horton, A. Collins, D. S. Miller, "Normal Caffeine Consumption: Influence on Thermogenesis and Daily Energy Expenditure in Lean and Postobese Human Volunteers", *American Journal of Clinical Nutrition* 49 (1989), 44-50; K. J. Acheson, G. Gremaud, L. Meirim, F. Montigon, Y. Krebs, L. B. Fay, I. J. Gay, P. Schneiter, C. Schindler y L. Tappy, "Metabolic Effects of Caffeine in Humans: Lipid Oxidation or Futile Cycling?", *American Journal of Clinical Nutrition* 79 (2004), 40-46.

3. A. I. Qureshi, F. K. Suri, S. Ahmed, A. Nasar, A. A. Divani y J. F. kirmani, "Regular Egg Consumption Does Not Increase the Risk of Stroke and Cardiovascular Diseases", *Medical Science Monitor* 13 (2007), CR1-CR8.

4. J. S. Vander Wal, A. Gupta, P. Kholsa y N. V. Dhurandhar, "Egg Breakfast Enhances Weight Loss", *International Journal of Obesity (Londres)* 32 (2008), 1545-1551.

5. J. S. Vander Wal, J. M. Marth, P. Khosla, K. L. Jen y N. V. Dhurandhar, "Short-Term Effect of Eggs on Satiety in Overweight and Obese Subjects", *Journal of the American College of Nutrition* 24 (2005), 510-515.

6. G. Mutungi, J. Ratliff, M. Puglisi, M. Torres-Gonzalez, U. Vaishnav, J. O. Leite et al., "Dietary Cholesterol from Eggs Increases Plasma HDL Cholesterol in Overweight Men Consuming a Carbohydrate-Restricted Diet", *The Journal of Nutrition* 138 (2008), 272-276.

CAPÍTULO 10. MANTENTE ESBELTO: CONSERVACIÓN PERMANENTE

1. J. O. Hill y H. R. Wyatt, "Role of Physical Activity in Preventing and Treating Obesity", *Journal of Applied Physiology* 99 (2005), 765-770.

CAPÍTULO 13. EL SÍNDROME METABÓLICO Y LA SALUD CARDIOVASCULAR

1. B. V. Howard, J. E. Manson, M. L. Stefanick, S. A. Beresford, G. Frank, B. Jones et al., "Low-Fat Dietary Pattern and Weight Change over 7 Years: The Women's Health Initiative Dietary modification Trial", *The Journal of the American Medical Association* 295 (2006), 39-49; L. F. Tinker, D. E. Bonds, K. L. Margolis, J. E. Manson, B. V. Howard, J. Larson et al., "Low-Fat Dietary Pattern and Risk of Treated Diabetes Mellitus in Postmenopausal Women: The Women's Health Initiative Randomized Controlled Dietary Modification Trial", *Archives of Internal Medicine* 168 (2008), 1500-1511; S. A. Beresford, K. C. Johnson, C. Ritenbaugh, N. L. Lasser, L. G. Snetselaar, H. R. Black et al., "Low-Fat Dietary Pattern and Risk of Colorectal Cancer; The Women's Health Initiative Randomized Controlled Dietary Modification Trial", *The Journal of the American Medical Association* 295 (2006), 643-654; R. L. Prentice, C. A. Thomson, B. Cann, F. A. Hubbell, G. L. Anderson, S. A. Beresford et al., "Low-Fat Dietary Pattern and Cancer Incidence in the Women's Health Initiative Dietary Modification Randomized Controlled Trial", *Journal of the National Cancer Institute* 99 (2007), 1534-1543.

2. E. S. Ford, W. H. Giles y W. H. Dietz, "Prevalence of the Metabolic Syndrome among US Adults; Findings from the Third National Health and Nutrition Examination Survey", *The Journal of the American Medical Association* 287 (2002), 356-359.

3. G. M. Reaven, "Banting Lecture 1988: Role of Insulin Resistance in Human Disease", *Diabetes* 37 (1988), 1595-1607.

4. S. M. Grundy, H. B. Brewer, Jr., J. I. Cleeman, S. C. Smith, Jr., y C. Lenfant, "Definition of Metabolic Syndrome: Report of the National Heart, Lung, and Blood Institute/American Heart Association

Conference on Scientific Issues Related to Definition", *Circulation* 109 (2004), 433-438.

5. J. S. Volek, M. J. Sharman y C. E. Forsythe, "Modification of Lipoproteins by Very Low-Carbohydrate Diets", *The Journal of Nutrition* 135 (2005), 1339-1342; J. S. Volek y R. D. Feinman, "Carbohydrate Restriction Improves the Features of Metabolic Syndrome. Metabolic Syndrome May Be Defined by the Response to Carbohydrate Restriction", *Nutrition & Metabolism* (Londres) 2 (2005), 31.

6. G. Boden, K. Sargrad, C. Homko, M. Mozzoli y T. P. Stein, "Effect of al Low-Carbohydrate Diet on Appetite, Blood Glucose Levels, and Insulin Resistance in Obese Patients with type 2 Diabetes", *Annals of Internal Medicine* 142 (2005), 403-411.

7. J. S. Volek, M. J. Sharman, D. M. Love, N. G. Avery, A. L. Gomez, T. P. Scheett *et al.*, "Body Composition and Hormonal Responses to a Carbohydrate-Restricted Diet", *Metabolism* 51 (2002), 864-870.

8. M. D. Jensen, M. Caruso, V. Heiling y J. M. Miles, "Insulin Regulation of Lipolysis in Nondiabetic and IDDM Subjects", *Diabetes* 38 (1989), 1595-1601.

9. S. D. Phinney, B. R. Bistrian, R. R. Wolfe y G. L. Blackburn, "The Human Metabolic Response to Chronic Ketosis Without Caloric Restriction: Physical and Biochemical Adaptation", *Metabolism* 32 (1983), 757-768.

10. M. U. Jakobsen, E. J. O'Reilly, B. L. Heitmann, M. A. Pereira, K. Balter, G. E. Fraser *et al.*, "Major Types of Dietary Fat and Risk of Coronary Heart Disease: A Pooled Analysis of 11 Cohort Studies", *American Journal of Clinical Nutrition* 89 (2009), 1425-1432.

11. "Trends in Intake of Energy and Macronutrients – United States, 1971-2000", *Morbidity and Mortality Weekly Report* (MMWR) 53 (2004), 80-82.

12. L. Wang, A. R. Folsom, Z. J. Zheng, J. S. Pankow y J. H. Eckfeldt, "Plasma Fatty Acid Composition and Incidence of Diabetes in Middle-Aged Adults: The Atherosclerosis Risk in Communities (ARIC) Study", *American Journal of Clinical Nutrition* 78 (2003), 91-98; E. Warensjo, U. Riserus y B. Vessby, "Fatty Acid Composition of Serum Lipids

Predicts the Development of the Metabolic Syndrome in Men", *Dia-betologia* 48 (2005), 1999-2005.

13. C. E. Forsythe, S. D. Phinney, M. L. Fernández, E. E. Quann, R. J. Wood, D. M. Bibus *et al.*, "Comparison of Low Fat and Low Carbo-hydrate Diets on Circulating Fatty Acid Composition and Markers of Inflammation", *Lipids* 43 (2008), 65-77.

14. J. S. Volek, M. L. Fernandez, R. D. Feinman y S. D. Phinney, "Die-tary Carbohydrate Restriction Induces a Unique Metabolic State Positively Affecting Atherogenic Dyslipidemia, Fatty Acid Partitio-ning, and Metabolic Syndrome", *Progress in Lipid Research* 47 (2008), 307-318.

15. S. K. Raatz, D. Bibus, W. Thomas y P. Kris-Etherton, "Total Fat Intake Modifies Plasma Fatty Acid Composition in Humans", *The Journal of Nutrition* 131 (2001), 231-234; I. B. King, R. N. Lemaitre y M. Kestin, "Effect of a Low-Fat Diet on Fatty Acid Composition in red Cells, Plasma Phospholipids, and Cholesterol Esters: Investigation of a Biomarker of Total Fat Intake", *American Journal of Clinical Nutri-tion* 83 (2006), 227-236.

16. John Rae, *John Rae's correspondence with Hudson's Bay Company on the Artic Exploration,* 1844-1855 (Londres, Hudson's Bay Record Society, 1953).

17. E. A. Stackpole, *The Long Artic Search: The Narrative of Lt. Frederick Schwatka* (Mystic, Connecticut, Marine Historical Association, 1965).

18. E. F. Dubois y W.S. McClellan, "Clinical Calorimetry, XLV: Prolon-ged Meat Diets with a Study of Kidney Function and Ketosis", *The Journal of Biological Chemistry* 87 (1930), 651-668; V. R. Rupp, M. C. McClellan y V. Toscani, "Clinical Calorimetry, XLVI: Prolonged Meat Diets with a Study of the Metabolism of Nitrogen, Calcium and Phos-phorus", *The Journal of Biological Chemistry* 87 (1930), 669-680.

19. M. G. Peterman, "The Ketogenic Diet in Epilepsy", *The Journal of the American Medical Association* 84 (1925), 1979-1983.

20. H. F. Helmholz, "The Treatment of Epilepsy in Childhood: Five Years' Experience with the Ketogenic Diet", *The Journal of the American Medi-cal Association* 88 (1927), 2028-2032.

21. H. M. Keith, *Convulsive Disorders in Children* (Boston, Little, Brown, 1963), 167-172.

22. E. H. Kossoff y J. M. Rho, "Ketogenic Diets: Evidence for Short- and Long-Term Efficacy", *Neurotherapeutics* 6 (2009), 406-414.

23. M. J. Sharman, A. L. Gomez, W. J. Kraemer y J. S. Volek, "Very Low-Carbohydrate and Low-Fat Diets Affect Fasting Lipids and Postprandial Lipemia Differently in Overweight Men", *The Journal of Nutrition* 134 (2004), 880-885.

24. M. J. Sharman, W. J. Kraemer, D. M. Love, N. G. Avery, A. L. Gomez, T. P. Scheett *et al.*, "A Ketogenic Diet Favorably Affects Serum Biomarkers for Cardiovascular Disease in Normal-Weight Men", *The Journal of Nutrition* 132 (2002), 1879-1885; J. S. Volek, M. J. Sharman, A. L. Gomez, T. P. Scheett y W. J. Kraemer, "An Isoenergetic Very Low-Carbohydrate Diet Improves Serum HDL Cholesterol and Triacylglycerol Concentrations, the Total Cholesterol to HDL Cholesterol Ratio and Postprandial Pipemic Responses Compared with a Low Fat Diet in Normal Weight, Normolipidemic Women", *The Journal of Nutrition* 133 (2003), 2756-2761.

25. P. P. Toth, "High-Density Lipoprotein as a Therapeutic Target: Clinical Evidence and Treatment Strategies", *American Journal of Cardiology* 96 (2005), 50K-58K; análisis: 34K-35K.

26. J. S. Volek, M. J. Sharman y C. E. Forsythe," Modification of Lipoproteins by Very Low-Carbohydrate Diets", *The Journal of Nutrition* 135 (2005), 1339-1342.

27. J. S. Volek *et al.*, "An Isoenergetic Very Low-Carbohydrate Diet Improves Serum HDL Cholesterol and Triacylglycerol Concentrations, the Total Cholesterol to HDL Cholesterol Ratio and Postprandial Pipemic Responses Compared with a Low Fat Diet in Normal Weight, Normolipidemic Women".

28. B. V. Howard, L. Van Horn, J. Hsia, J. E. Manson, M. L. Stefanick, S. Wassertheil-Smoller *et al.*, "Low-Fat Dietary Pattern and Risk of Cardiovascular Disease: The Women's Health Initiative Randomized

Controlled Dietary Modification Trial", *The Journal of the American Medical Association* 295 (2006), 655-666.

29. D. M. Dreon, H. A. Fernstrom, B. Miller y R. M. Krauss, "Low Density Lipoprotein Subclass Patterns and Lipoprotein Response to a Reduced-Fat Diet In Men", *The FASEB Journal* 8 (1994), 121-126; D. M. Dreon, H. A. Fernstrom, P. T. Williams y R. M. Krauss, "A Very Low-Fat Diet Is Not Associated with Improved Lipoprotein Profiles in Men With a Predominance of Large, Low-Density Lipoproteins", *American Journal of Clinical Nutrition* 69 (1999), 411-418.

30. Volek, Sharman y Forsythe, "Modification of Lipoproteins by Very Low-Carbohydrate Diets, 'R. M. Krauss', Dietary and Genetic Pro-bes of Atherogenic Dyslipidemia", *Arteriosclerosis, Thrombosis, and Vascular Biology* 25 (2005), 2265-2272.

31. Krauss, "Dietary and Genetic Probes of Atherogenic Dyslipidemia".

32. A. Aljada, J. Friedman, H. Ghanim, P. Mohanty, D. Hofmeyer, A. Chaudhuri *et al.*, "Glucose Ingestion Induces an Increase Intranu-clear Nuclear Factor kb, a Fall in Celular Inhibitor kb, and an Increa-se in Tumor Necrosis Factor Alpha Messenger RNA by Mononuclear Cells in Healthy Human Subjects", *Metabolism* 55 (2006), 1177-1185; P. Mohanty, W. Hamouda, R. Garg, A. Aljada, H. Ghanim y P. Dan-dona, "Glucose Challenge Stimulates Reactive Oxygen Species (ROS) Generation by Leucocytes", *Journal of Clinical Endocrinology & Metabo-lism* 85 (2000), 2970-2973.

33. S. E. Kasim-KaraKas, A. Tsodikov, U. Singh y Jialal, "Responses of Inflammatory Markers to a Low-Fat, High-Carbohydrate Diet: Effects of Energy Intake", *American Journal of Clinical Nutrition* 83 (2006), 774-779; S. Liu, J. E. Manson, J. E. Buring, M. J. Stampfer, W. C. Willet y P. M. Ridker, "Relation between a Diet with a High Glycemic Load and Plasma Concentrations of High-Sensitivity C-reactive Protein in Middle-Aged Women", *American Journal of Clinical Nutrition* 75 (2002), 492-498.

34. M. L. Dansinger, J. A. Gleason, J. L. Griffith, H. P. Selker y E. J. Schae-fer, "Comparison of the Atkins, Ornish, Weight Watchers and Zone

Diets for Weiyh Loss an Heart Disease Risk Reduction: A Random-
ized Trial", *The Journal of the American Medical Association* 293 (2005),
43-53; K. A. McAuley, C. M. Hopkins, K. J. Smith, R. T. McLay,
S. M. Williams, R. W. Taylor et al., "Comparison of High-Fat and
High-Protein Diets and High-Carbohydrate Diet in Insulin-Resistant
Obese Women", *Diabetologia* 48 (2005), 8-16.

35. P. Seshadri, N. Iqbal, L. Stern, M. Williams, K. L. Chicano, D. A.
Daily et al., "A Randomized Study Comparing the Effects of al Low-
Carbohydrate Diet and a conventional Diet on Lipoprotein Subfrac-
tions and C-reactive Protein Levels in Patients with Severe Obesity",
The American Journal of Medicine 117 (2004), 398-405.

36. C. E. Forsythe, S. D. Phinney, M. L. Fernandez, E. E. Quann, R. J.
Wood, D. M. Bibus et al., "Comparison of Low Fat and Low Carbo-
hydrate Diets on Circulating Fatty Acid Composition and Markers of
Inflammation", *Lipids* 43 (2008), 65-77.

37. P. C. Calder, "Polyunsaturated Fatty Acids and Inflammation", *Prostaglandins, Leukotrienes and Essential Fatty Acids* 75 (2006), 197-202.

38. T. A. Jacobson, "Secondary Prevention of Coronary Artery Disease with Omega −3 Fatty Acids", *American Journal Cardiology* 98 (2006),
61i-70i.

39. H. O. Steinberg, H. Chaker, R. Leaming, A. Johnson, G. Brechtel y
A. D. Baron, "Obesity/Insulin Resistance Is Associated with Endothelial Dysfunction. Implications for the Syndrome of Insulin Resistance", *The Journal of Clinical Investigation* 97 (1996), 2601-2610.

40. M. C. Correti, T. J. Anderson, E. J. Benjamin, D. Celermajer,
F. Charbonneau, M. A. Creager et al., "Guidelines for the Ultrasound
Assessment of Endothelial-Dependent Flow-Mediated Vasodilation
of the Brachial Artery. A Report of the International Brachial Artery
Reactivity Task Force", *Journal of the American College of Cardiology* 39
(2002), 257-265.

41. A. Ceriello, C. Taboga, L. Tonutti, L. Quagliaro, L. Piconi, B. Bais
et al., "Evidence for an Independent and Cumulative Effect of Postprandial Hypertriglyceridemia and Hyperglycemia on Endothelial

Dysfunction and Oxidative Stress Generation: Effects of Short-and Long-Term Simvastatin Treatment", *Circulation* 106 (2002), 1211-1218; M. J. Williams, W. H. Sutherland, M. P. McCormick, S. A. De Jong, R. J. Walker y G. T. Wilkins, "Impaired Endothelial Function Following a Meal Rich in Used Cooking Fat", *Journal of the American College of Cardiology* 33 (1999), 1050-1055; M. C. Blendea, M. Bard, J. R. Sowers y N. Winer, "High-Fat Meal Impairs Vascular Compliance in a Subgroup of Young Healthy Subjects", *Metabolism* 54 (2005), 1337-1344.

42. *Idem.*

43. M. J. Sharman, A. L. Gomez, W. J. Kraemer y J. S. Volek, "Very Low-Carbohydrate and Low-Fat Diets Affect Fasting Lipids and Postprandial Lipemia Differently in Overweight Men", *The Journal of Nutrition* 134 (2004), 880-885; J. S. Volek, M. J. Sharman, A. L. Gomez, T. P. Scheett y W. J. Kraemer, "An Isoenergetic Very Low-Carbohydrate Diet Improves Serum HDL Cholesterol and Triacylglycerol Concentrations, the Total Cholesterol to HDL Cholesterol Ratio and Postprandial Pipemic Responses Compared with a Low Fat Diet in Normal Weight, Normolipidemic Women", *The Journal of Nutrition* 133 (2003), 2756-2761.

44. J. S. Volek, K. D. Ballard, R. Silvestre, D. A. Judelson, E. E. Quann, C. E. Forsythe et al., "Effects of Dietary Carbohydrate Restriction versus Low-Fat Diet on FLow-Mediated Dilation", *Metabolism* 58 (2009), 1769-1777.

45. J. S. Volek y R. D. Feinman, "Carbohydrate Restriction Improves the Features of Metabolic Syndrome. Metabolic Syndrome May Be Defined by the Response to Carbohydrate Restriction", *Nutrition & Metabolism* (Londres) 2 (2005), 31; J. S. Volek, M. L. Fernandez, R. D. Feinman y S. D. Phinney, "Dietary Carbohydrate Restriction Induces a Unique Metabolic State Positively Affecting Atherogenic Dyslipidemia, Fatty Acid Partitioning, and Metabolic Syndrome", *Progress in Lipid Research* 47 (2008), 307-318.

NOTAS

CAPÍTULO 14: CÓMO CONTROLAR LA DIABETES, LA ENFERMEDAD
BRAVUCONA

S. D. De Ferranti y N. Rifai, "C-reactive Protein: A Nontraditio-
nal serum Marker of Cardiovascular Risk", *Cardiovascular Pathology* 16
(2007), 14-21; P. M. Ridker, "Inflammatory Biomarkers and Risks of
Myocardial Infarction, Stroke, Diabetes, and Total Mortality: Implications for Longevity", Nutrition Reviews 65 (2007), S253-S259.

2. A. D. Pradhan, J. E. Manson, N. Rifai, J. E. Burning y P. M. Ridker, "C-reactive Protein, Interleukin 6, and Risk of Developing
type 2 Diabetes Mellitus", *The Journal of the American Medical Association* 286 (2001), 327-334; J. I. Barzilay, L. Abraham, S. R. Heck-
bert, M. Cushman, L. H. Kuller, H. E. Resnick *et al.*, "The Relation
of Markers of Inflammation to the Development of Glucose Disorders in the Elderly: The Cardiovascular Health Study", *Diabetes* 50
(2001), 2384-2389; G. Hu, P. Jousilahti, J. Tuomilehto, R. Anti-
kainen, J. Sundvall y V. Salomaa, "Association of Serum C-Reactive
Protein Level with Sex-Specific type 2 Diabetes Risk: A Prospec-
tive Finnish Study", *Journal of clinical Endocrinology & Metabolism* 94
(2009), 2009-2105.

3. B. R. Bistrian, G. L. Blackburn, J. P. Flatt, J. Sizer, N. S. Scrimshaw
y M. Sherman, "Nitrogen Metabolism and Insulin Requirements in
Obese Diabetic Adults on a Protein-Sparing Modified Fast", *Diabetes*
25 (1976), 494-504.

4. G. Boden, K. Sargrad, C. Homko, M. Mozzoli y T. P. Stein, "Effect
of al Low-Carbohydrate Diet on Appetite, Blood Glucose Levels, and
Insulin Resistance in Obese Patients with type 2 Diabetes", *Annals of
Internal Medicine* 142 (2005), 403-411.

5. M. E. Daly, R. Paisey, B. A. Millward, C. Eccles, K. Williams *et al.*,
"Short-Term Effects of Severe Dietary Carbohydrate-Restriction
Advice in type 2 Diabetes-A Randomized Controlled Trial", *Diabetic
Medicine* 23 (2006), 15-20.

6. E. C. Westman, W. S. Yancy, Jr., J. C. Mavropoulos, M. Marquart y
J. R. McDuffie, "The Effect of a Low-Carbohydrate, Ketogenic Diet

Versus a Low-Glycemic Index Diet on Glycemic Control in Type 2 Diabetes Mellitus", *Nutrition & Metabolism* (Londres) 5 (2008), 36.

7. A. Daily, "Use of Insulin and weight Gain: Optimizing Diabetes Nutrition Therapy", *Journal of the American Dietetic Association* 107 (2007), 1386-1393.

8. H. C. Gerstein, M. E. Miller, R. P. Byington, D. C. Goff, Jr., J. T. Bigger, J. B. Buse *et al.*, "Effects of Intensive Glucose Lowering in type 2 Diabetes", *The New England Journal of Medicine* 358 (2008), 2545-2559.

9. N. G. Boule, E. Haddad, G. P. Kenny, G. A. Wells y R. J. Sigal, "Effects of Exercise on Glycemic Control and Body Mass in Type 2 Diabetes Mellitus: A Meta-analysis of Controlled Clinical Trials", *The Journal of the American Medical Association* 286 (2001), 1218-1227.

10. J. P. Bantle, J. Wylie-Rosett, A. L. Albrigth, C. M. Apovian, N. G. Clark, M. J. Franz *et al.*, "Nutrition Recommendations and Interventions for Diabetes: A Position Statement of the American Diabetes Association", *Diabetes Care* 31 supl. 1 (2008), S61-S78.

Acerca de los autores

Doctor STEPHEN D. PHINNEY. Ha estudiado durante 30 años las dietas, el ejercicio, los ácidos grasos esenciales y la inflamación. Ha ocupado cargos en la Universidad de Vermont, en la Universidad de Minnesota y en la Universidad de California en Davis. Seguido de un temprano retiro de la Universidad de California como profesor de medicina, ha trabajado como líder y después como consultor en biotecnología de la nutrición. El doctor Phinney ha publicado más de 70 estudios entre la comunidad científica y tiene varias patentes. Se graduó como médico en la Universidad de Stanford y tiene un doctorado en bioquímica nutricional por el Instituto de Tecnología de Massachusetts. También se capacitó como posgraduado en la Universidad de Vermont y en la Universidad de Harvard.

Doctor JEFF S. VOLEK. Actualmente trabaja como profesor asociado e investigador de las áreas de ejercicio y nutrición del Departamento de Kinesiología de la Universidad de Connecticut. En la década pasada público más de 200 estudios entre la comunidad científica, incluyendo un trabajo seminal de las dietas bajas en carbohidratos, señalando la Dieta de Atkins como una poderosa herramienta para perder peso y mejorar la salud metabólica. Ha contribuido con algunas de las evidencias más contundentes acerca de los alimentos grasos: aun las grasas saturadas pueden ser saludables dentro del esquema de una dieta baja en carbohidratos.

Doctor ERIC C. WESTMAN. Es profesor asociado de medicina en el Sistema de Salud de la Universidad de Duke y director de la Clínica de Medicina del Estilo de Vida de la misma universidad. Combina la investigación clínica con el estudio clínico del estilo de vida para el desarrollo de tratamientos para la obesidad, la diabetes y el tabaquismo. Es un reconocido investigador internacional por su trabajo en dietas nutricionales bajas en carbohidratos. Actualmente es vicepresidente de la Sociedad Norteamericana de Médicos Bariatras y socio de la Sociedad para la Obesidad y de la Sociedad de Medicina Interna General.